Kohlhammer

Neurologische Fallbesprechungen

Der Patient im Fokus

Eine Übersicht aller lieferbaren und im Buchhandel angekündigten Bände der Reihe finden Sie unter:

 https://shop.kohlhammer.de/neuro-fall-reihe

Der Herausgeber

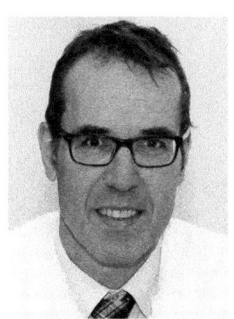

Prof. Dr. med. Mathias Mäurer, Facharzt für Neurologie, ist Chefarzt der Klinik für Neurologie und Ärztlicher Direktor des Klinikums Würzburg Mitte, Würzburg.

Mathias Mäurer (Hrsg.)

Multiple Sklerose

Diagnostik – Therapie –
Patientenzentrierte Netzwerke

Verlag W. Kohlhammer

Dieses Werk einschließlich aller seiner Teile ist urheberrechtlich geschützt. Jede Verwendung außerhalb der engen Grenzen des Urheberrechts ist ohne Zustimmung des Verlags unzulässig und strafbar. Das gilt insbesondere für Vervielfältigungen, Übersetzungen, Mikroverfilmungen und für die Einspeicherung und Verarbeitung in elektronischen Systemen.

Pharmakologische Daten, d. h. u. a. Angaben von Medikamenten, ihren Dosierungen und Applikationen, verändern sich fortlaufend durch klinische Erfahrung, pharmakologische Forschung und Änderung von Produktionsverfahren. Verlag und Autoren haben große Sorgfalt darauf gelegt, dass alle in diesem Buch gemachten Angaben dem derzeitigen Wissensstand entsprechen. Da jedoch die Medizin als Wissenschaft ständig im Fluss ist, da menschliche Irrtümer und Druckfehler nie völlig auszuschließen sind, können Verlag und Autoren hierfür jedoch keine Gewähr und Haftung übernehmen. Jeder Benutzer ist daher dringend angehalten, die gemachten Angaben, insbesondere in Hinsicht auf Arzneimittelnamen, enthaltene Wirkstoffe, spezifische Anwendungsbereiche und Dosierungen anhand des Medikamentenbeipackzettels und der entsprechenden Fachinformationen zu überprüfen und in eigener Verantwortung im Bereich der Patientenversorgung zu handeln. Aufgrund der Auswahl häufig angewendeter Arzneimittel besteht kein Anspruch auf Vollständigkeit.

Die Wiedergabe von Warenbezeichnungen, Handelsnamen und sonstigen Kennzeichen in diesem Buch berechtigt nicht zu der Annahme, dass diese von jedermann frei benutzt werden dürfen. Vielmehr kann es sich auch dann um eingetragene Warenzeichen oder sonstige geschützte Kennzeichen handeln, wenn sie nicht eigens als solche gekennzeichnet sind.

Es konnten nicht alle Rechtsinhaber von Abbildungen ermittelt werden. Sollte dem Verlag gegenüber der Nachweis der Rechtsinhaberschaft geführt werden, wird das branchenübliche Honorar nachträglich gezahlt.

Dieses Werk enthält Hinweise/Links zu externen Websites Dritter, auf deren Inhalt der Verlag keinen Einfluss hat und die der Haftung der jeweiligen Seitenanbieter oder -betreiber unterliegen. Zum Zeitpunkt der Verlinkung wurden die externen Websites auf mögliche Rechtsverstöße überprüft und dabei keine Rechtsverletzung festgestellt. Ohne konkrete Hinweise auf eine solche Rechtsverletzung ist eine permanente inhaltliche Kontrolle der verlinkten Seiten nicht zumutbar. Sollten jedoch Rechtsverletzungen bekannt werden, werden die betroffenen externen Links soweit möglich unverzüglich entfernt.

1. Auflage 2023

Alle Rechte vorbehalten
© W. Kohlhammer GmbH, Stuttgart
Gesamtherstellung: W. Kohlhammer GmbH, Stuttgart

Print:
ISBN 978-3-17-034645-1

E-Book-Formate:
pdf: ISBN 978-3-17-034646-8
epub: ISBN 978-3-17-034647-5

Verzeichnis der Autorinnen und Autoren

Dr. med. Caroline Eilers-Petri
Klinik für Neurologie und Neurologische Frührehabilitation
Klinikum Würzburg Mitte, Standort Juliusspital
Salvatorstr. 7
97070 Würzburg

Prof. Dr. med. Peter Flachenecker
Neurologisches Rehabilitationszentrum
Quellenhof Bad Wildbad
Kuranlagenallee 2
75323 Bad Wildbad

ao. Univ-Prof. Priv.-Doz. Dr. med. univ. Barbara Kornek
Associate Professor of Neurology
Universitätsklinik für Neurologie
Medizinische Universität Wien
Währinger Gürtel 18-20
A – 1090 Vienna, Austria

Prof. Dr. med. Mathias Mäurer
Klinik für Neurologie und Neurologische Frührehabilitation
Klinikum Würzburg Mitte, Standort Juliusspital
Salvatorstr. 7
97070 Würzburg

Marianne Moldenhauer
Rechtsanwältin
Glücksburger Str. 8a
34225 Baunatal

Dr. med. Annika Oberhagemann
Klinik für Neurologie und Neurologische Frührehabilitation
Klinikum Würzburg Mitte, Standort Juliusspital
Salvatorstr. 7
97070 Würzburg

Dr. phil. Alexander Tallner
Friedrich-Alexander-Universität Erlangen-Nürnberg
Department für Sportwissenschaft und Sport
Arbeitsbereich Bewegung und Gesundheit
Gebbertstraße 123b
91058 Erlangen

Dr. med. Christoph Uibel
Klinik für Neurologie und Neurologische Frührehabilitation
Klinikum Würzburg Mitte, Standort Juliusspital
Salvatorstr. 7
97070 Würzburg

Inhalt

Verzeichnis der Autorinnen und Autoren 5

Abkürzungsverzeichnis 9

Vorwort 13

1   Erstes demyelinisierendes Ereignis 15
       Mathias Mäurer

2   Schubförmige Multiple Sklerose 29
       Mathias Mäurer

3   Chronisch progrediente Multiple Sklerose 51
       Caroline Eilers-Petri und Mathias Mäurer

4   Das radiologisch isolierte Syndrom (RIS) 65
       Annika Oberhagemann und Mathias Mäurer

5   Symptomatische Therapie der Multiplen Sklerose 78
       Peter Flachenecker

6   Rehabilitation bei Multipler Sklerose 95
       Peter Flachenecker

7   Komplementäre Therapien 108
       Mathias Mäurer

8   Kindliche Multiple Sklerose 121
       Barbara Kornek

9   Multiple Sklerose bei älteren Menschen 136
       Christoph Uibel und Mathias Mäurer

10   Multiple Sklerose und Kinderwunsch 148
       Mathias Mäurer

11   Multiple Sklerose und körperliche Aktivität 162
       Alexander Tallner und Mathias Mäurer

12	Ausbildung, Studium, Bewerbung und berufliche Praxis mit Multipler Sklerose	178
	Marianne Moldenhauer	
13	Übersicht der MS-Therapeutika	195
	Mathias Mäurer	

Stichwortverzeichnis 213

Abkürzungsverzeichnis

9-HPT	9-Hole-Peg-Test
ACE	Angiotensin Converting Enzym
ADEM	Akute demyelinisierende Enzephalomyelitis
ADS-L	Allgemeine Depressionsskala Langform
AGG	Allgemeines Gleichbehandlungsgesetz
AHB	Anschlussheilbehandlung
ALT	Alanin-Aminotransferase
ANA	Antinukleäre Antikörper
AOMS	Adult onset MS
AQ-4	Aquaporin-4
ARAT	Action-Research-Arm-Test
ATL	Aktivitäten des täglichen Lebens
AzUVO	Arbeitszeit- und Urlaubsverordnung Baden-Württemberg
BAG	Bundesarbeitsgericht
BBG	Bundesbeamtengesetz
BBiG	Berufsbildungsgesetz
BEM	Betriebliches Eingliederungsmanagement
BetrVG	Betriebsverfassungsgesetz
BGB	Bürgerliches Gesetzbuch
BGK	Bewegungsbezogene Gesundheitskompetenz
BICAMS	Brief International Cognitive Assessment for MS
BSA-F	Fragebogen zur Erfassung der Bewegungs- und Sportaktivitäten
BSG	Blutsenkungsgeschwindigkeit
CADASIL	Cerebrale Autosomal-Dominante Arteriopathie mit Subkortikalen Infarkten und Leukenzephalopathie
CBA	Cell-based assay
CBD	Cannabidiol
CIS	Klinisch isoliertes Syndrom
CMV	Cytomegalievirus
CRP	C-reaktives Protein,
DGN	Deutschen Gesellschaft für Neurologie
DGNR	Deutschen Gesellschaft für Neurologische Rehabilitation
DHA	Docosahexaensäure
DMF	Dimethylfumarat
DMT	Disease Modifying Therapy

DRF	Diroximelfumarat
EBV	Epstein Barr Virus
EDSS	Expanded Disability Status Scale
EOMS	Early onset multiple sclerosis
EPA	Eicosapentaensäure
FOTT	Fazioorale Training
FSMC	Fatigue Skala für Motorik und Kognition
GA	Glatirameracetat
GABA-A	Gamma Aminobuttersäure
GbD	Grad der Behinderung
GG	Grundgesetzes
GGT	Gamma-Glutamyl-Transferase
GLAT	Glatirameracetat
GOT	Glutamat-Oxalacetat-Transaminase
GPT	Glutamat-Pyruvat-Transaminase
GRV	Gesetzlichen Rentenversicherung
HHV	Humanes Herpesvirus
HIV	Humanen Immundefizienz-Virus
HMGB1	High mobility group box 1-Protein
HN	Hirnnerven
HTLV	Humanes T-lymphotropes Virus
HUrlVO	Hessische Urlaubsverordnung
HWK	Halswirbelkörper
IPMMSG	International pediatric Multiple Sclerosis Study Group
ITP	Immunthrombozytopenie
IVIG	Intravenöse Immunglobuline
KBB	Komplettes Blutbild
KKNMS	Kompetenznetzwerks Multiple Sklerose
KSchG	Kündigungsschutzgesetz
LAG	Landesarbeitsgericht
LETM	Longitudinal extensive transverse myelitis
LOMS	Late onset multiple sclerosis
MDEM	Multiphasische demyelinisierende Enzephalomyelitis
MEP	Motorisch evozierte Potenziale
MFIS	Modified Fatigue Impact Scale
MI	Myokardinfarkt
MMF	Monomethylfumarat
MOG	Myelin Oligodendrozyten Glykoprotein
MOGAD	MOG-associated disease
MRZ-Reaktion	Masern/Röteln/Zoster-Reaktion
MSFC	Multiple Sclerosis Functional Composite
MSIS-29	Multiple Sclerosis Impact Scale 29
MSSS-88	Multiple Sclerosis Spasticity Scale
MSWS-12	Multiple Sclerosis Walking Scale-12
NAA	N-Acetylaspartat
NEDA	No Evidence of Disease Activity
NfL	Neurofilament Leichtketten

NMDA-Rezeptor	N-Methyl-D-Aspartat,
NMO	Neuromyelitis optica
NMOSD	Neuromyelitis optica Spektrum Erkrankung
NRS	Numerical Rating Scale
OKB	Oligoklonale Banden
OLG	Oberlandesgericht
ON	Optikusneuritis
OVG	Oberverwaltungsgericht
PCR	Polymerase Chain Reaction
PML	Progressive multifokale Leukenzephalopathie
PmMS	Personen mit Multipler Sklerose
PNF	Propriozeptive neuromuskuläre Fazilitation
PPMS	Primär chronisch progrediente MS
PRES	Posteriores reversibles Enzephalopathiesyndrom
PUFA	Polyunsaturated fatty acids (ungesättigte Fettsäure)
RBN	Retrobulbärneuritis
RCT	Randomisierte kontrollierte Studien
RIS	Radiologisch-isoliertes Syndroms
RRMS	Relapsing Remitting Multiple Sclerosis (Schubförmige Remittierende MS)
SchbAwV	Schwerbehindertenausweisverordnung
SchwbAV	Schwerbehinderten-Ausgleichsabgabeverordnung
SDMT	Symbol Digit Modalities Test
SDMT	Symbol Digit Modality Test
SFA	saturated fatty acids (gesättigte Fettsäure)
SGB VI	Sechstes Buch des Sozialgesetzbuches – Gesetzliche Rentenversicherung
SPMS	Secondary Progressive Multiple Sclerosis (Sekundär Progrediente MS)
SSEP	Somatosensorisch evozierte Potenziale
TAP	Testbatterie zur Aufmerksamkeitsprüfung
THC	Tetrahydrocannabinol
TM	Transverse Myelitis
VEP	Visuell evozierte Potenziale
VZV	Varizella-Zoster-Virus
Walk 12	Deutsche Version des Multiple Sclerosis Walking Scale-12
WEIMuS	Würzburger Erschöpfungsinventar Multiple Sklerose

Vorwort

Innerhalb der Reihe »Neurologische Fallbesprechungen« des Kohlhammer Verlags beschäftigt sich dieser Band mit der Besprechung der Multiplen Sklerose (MS), der häufigsten entzündlichen Autoimmunerkrankung des zentralen Nervensystems.

Das zunehmende Verständnis des Immunsystems und der Entstehung von Autoimmunität hat zu einem enormen Wissenszuwachs geführt. Dies war die Grundlage für die Entwicklung einer großen Anzahl effizienter Immuntherapien, wodurch sich die Behandlung der MS in den letzten Jahren enorm verbessert hat.

Die Vielzahl der Behandlungsmöglichkeiten wirft aber viele spezifische Fragen auf: Wie und zu welchem Zeitpunkt soll ein MS-Patient mit welchem Medikament behandelt werden? Angesichts der Fülle an Daten tut sich der klinisch tätige Neurologe zunehmend schwerer den Überblick zu behalten.

Vor diesem Hintergrund kann ein Lehrbuch, dass versucht anhand von klinischen Fällen und Situationen die aktuellen Behandlungsalgorithmen zu erläutern, hilfreich sein. Dafür folgt das vorliegende Buch einem einheitlichen didaktischen Konzept. Jedem Kapitel sind typische Fallbeispiele vorangestellt, Merksätze und Tabellen sollen dem Leser den Zugang erleichtern und der Schwerpunkt wurde primär auf die Patientenversorgung gelegt.

Ich möchte mich ganz herzlich bei allen Kolleginnen und Kollegen bedanken, die bei der Erstellung dieses Buches mitgewirkt haben und ihre Expertise aus verschiedenen Teilgebieten der Versorgung von MS-Patienten eingebracht haben. Ich würde mir wünschen, dass unsere Arbeit eine interessierte Leserschaft findet, die einen Gewinn für ihre praktische Arbeit aus dem Lesen dieses Buches ziehen. Den MS-Patienten wünsche ich, dass das Buch eine zeitgemäße Darstellung der Erkrankung bietet und zur Verbesserung ihrer Versorgung beitragen kann.

Zugunsten einer lesefreundlichen Darstellung wird in der Regel die neutrale bzw. männliche Form verwendet. Diese gilt für alle Geschlechtsformen (weiblich, männlich, divers).

Würzburg, im September 2022
Mathias Mäurer

1 Erstes demyelinisierendes Ereignis

Mathias Mäurer

Fallbeispiel 1.1

Eine 31-jährige Lehrerin, bis auf eine bekannte Migräne ohne relevante neurologische oder internistische Vorerkrankungen, stellt sich zur weiteren neurologischen Abklärung einer linksseitigen Visusstörung vor. Sie habe eine Woche zuvor Schmerzen »der Augenhöhle« beim Blick nach links verspürt. Im weiteren Verlauf bemerkte sie beim Lesen ein verschwommenes Sehen des linken Auges (»wie durch eine Milchglasscheibe«). Zusätzlich habe sich die Farbsättigung (v. a. blau) vermindert. Die augenärztliche Untersuchung ergab keine Auffälligkeiten. Der augenärztliche Kollege hatte daher unter V. a. Retrobulbärneuritis (RBN) eine neurologische Vorstellung empfohlen. Der neurologische Untersuchungsbefund war altersentsprechend unauffällig. Bei der Untersuchung der Hirnnerven wurde zwar weiterhin ein verschwommenes Sehen mit dem linken Auge angegeben, der Visus betrug aber beidseits 1.0, ein Gesichtsfelddefekt bestand nicht. Bei Ableitung der VEP zeigte die P100-Antwort eine signifikante Amplitudendifferenz zuungunsten links, darüber hinaus war die P100-Latenz mit links 117 ms gegenüber rechts mit 99,3 ms (Normwert < 120 ms) signifikant verzögert. Die Ableitung von SSEP und MEP war unauffällig. Die kraniale MRT zeigte mehrere periventrikuläre und juxtakortikale Herdsetzungen (8 T2-Läsionen) ohne Kontrastmittel (KM)-Aufnahme (▶ Abb. 1.1), der N. opticus links zeigte in der Bildgebung einen unauffälligen Befund.

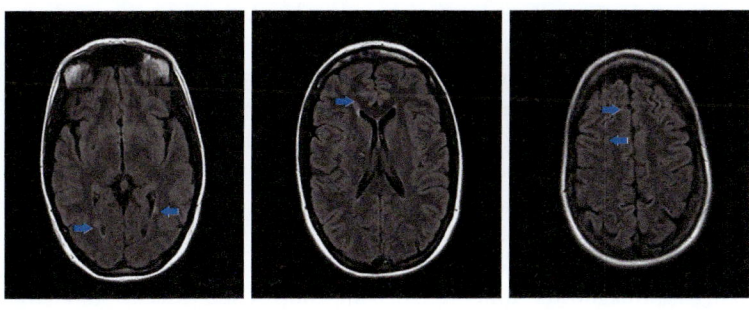

Abb. 1.1: FLAIR-Sequenz einer 31-jährigen Patientin mit Retrobulbärneuritis. Die Pfeile markieren Herdsetzungen im periventrikulären und juxtakortikalen Marklager (mit freundlicher Genehmigung von Dr. Isabel Distelmaier und Dr. Wolfgang Küsters, Institut für diagnostische und interventionelle Radiologie, Klinikum Würzburg Mitte)

Die spinale MRT des gesamten Myelons war unauffällig. Es wurde eine Lumbalpunktion durchgeführt, die eine milde Pleozytose mit 13 Zellen/µl zeigte. Es fand sich eine autochthone IgG-Produktion, darüber hinaus konnten positive oligoklonale Banden im Liquor (Typ II) nachgewiesen werden. Die weitere Labordiagnostik, die unter differenzialdiagnostischen Überlegungen durchgeführt wurde, war nicht wegweisend. In Rücksprache mit der Patientin wurde auf eine Kortisongabe verzichtet, da sich die Sehstörung im Rahmen der diagnostischen Abklärung fast vollständig zurückgebildet hatte – im weiteren Verlauf berichtete sie über eine komplette Symptomrückbildung. Aufgrund der klinischen, elektrophysiologischen und bildgebenden Befunde wurde auf der Grundlage der McDonald-Kriterien (Revision 2017; Thompson et al. 2018) die Diagnose einer (moderaten) schubförmigen MS gestellt und die Einleitung einer immunmodulatorischen Therapie empfohlen. Die Patientin entschied sich nach ausführlicher Information in einem Prozess der gemeinsamen Entscheidungsfindung für die Behandlung mit einem Interferon-beta-Präparat (Plegridy®). Drei Monate nach Therapiebeginn wurde eine erneute MRT-Kontrolle (als Re-Baselining) durchgeführt, die das Hinzukommen einer weiteren periventrikulären kranialen T2-Läsion dokumentierte. Die Folge-MRT-Aufnahmen (initial in halbjährlichen, später in jährlichen Abständen) zeigten keine weitere Läsionszunahme – analog hierzu kam es auch bisher nicht zu weiteren klinischen Schüben.

Das Wichtigste im Überblick

Die Retrobulbärneuritis (RBN) – wie im Fall der im Fallbeispiel 1.1 beschriebenen Patientin charakterisiert durch Bulbusbewegungsschmerz, Visusminderung und Farbentsättigung – ist ein typisches demyelinisierendes Ereignis, das auf das Vorliegen einer chronisch entzündlichen ZNS-Erkrankung hindeuten kann. Die RBN (21 %) und die sog. Symptome der »langen Bahnen« (Paresen, Sensibilitätsstörungen, 46 %) sind die häufigsten Erstsymptome einer Multiplen Sklerose (MS) und sollten – wenn sie als klinisch isoliertes Syndrom (CIS) auftreten – den Ausschluss einer örtlich und zeitlich disseminierten Erkrankung nach sich ziehen. Nach wie vor ist der Nachweis einer örtlich und zeitlich disseminierten Symptomatik die wesentliche Grundlage für die Diagnose einer MS.

Um eine örtliche und zeitliche Dissemination nachzuweisen, spielt neben der Anamnese und Befunderhebung des aktuellen oder ggf. auch vorangegangener demyelinisierender Ereignisse die (labor)technische Zusatzdiagnostik eine wichtige Rolle. Dazu gehören

- Zerebrale und spinale MRT
- Liquoranalyse (Zellzahl, Eiweiß, oligoklonale Banden)
- Evozierte Potenziale (VEP, SSEP, MEP)
- Labordiagnostik (unter diffenzialdiagnostischen Gesichtspunkten)

Belegt die diagnostische Abklärung eine örtlich und zeitlich disseminierte Erkrankung und ergibt sich aufgrund differenzialdiagnostischer Überlegungen keine andere Erklärung für das demyelinisierende Ereignis als

> eine MS, so sollte die Diagnose gestellt werden und möglichst frühzeitig mit einer Immuntherapie begonnen werden.
>
> Die Auswahl eines geeigneten Medikamentes sollte anhand ärztlicher Erwägungen zur Schwere der Erkrankung (mild/moderat vs. (hoch)aktiv) erfolgen, wobei hierfür sowohl die MRT-Parameter (Anzahl und Lokalisation der Läsionen) als auch die Schwere des ersten demyelinisierenden Ereignisses einbezogen werden sollten. Auch die komplette Rückbildung der Symptomatik mit oder ohne Schubtherapie ist ein zu berücksichtigendes Kriterium. Die Entscheidung für ein bestimmtes Medikament sollte unter Hinzuziehen der Präferenzen der oder des Betroffenen im Sinne einer gemeinsamen Entscheidungsfindung erfolgen.

1.1 Diagnostisches Vorgehen beim ersten demyelinisierenden Ereignis – Erstdiagnose Multiple Skerlose

Für die Diagnose einer MS gibt es keinen definitiven klinischen Test, vielmehr beruht die Diagnosestellung auf der Betrachtung einer Vielzahl klinischer und zusatzdiagnostischer Modalitäten, mit deren Hilfe der Nachweis einer örtlich und zeitlich disseminierten Erkrankung erbracht wird und aus deren »Gesamteindruck« sich schließlich die Diagnose einer MS ergibt. In der Mehrzahl der Fälle ist die Diagnosestellung bei Beachtung bestimmter Grundsätze einfach, was aber nicht darüber hinwegtäuschen soll, dass eine sorgfältige differenzialdiagnostische Aufarbeitung (insbesondere zu Beginn) und ein gewisses Maß an klinischer Erfahrung und Kritikfähigkeit absolut essenziell sind, um Fehldiagnosen zu vermeiden – denn diese haben sowohl für die betroffene Person als auch für das Gesundheitssystem negative Konsequenzen.

Für die Diagnose einer MS ist der »Gesamteindruck« entscheidend

Die Existenz von Diagnosekriterien – wie im Fall der MS die McDonald-Kriterien – ist didaktisch wertvoll und hilfreich. Ein starres »Abhaken« und alleiniges Festhalten an den Kriterien ist allerdings wenig zielführend. Man sollte sich vergegenwärtigen, dass die Kriterien ursprünglich für klinische Studien entworfen wurden, (1) mit dem Ziel, die Kernspintomografie in der MS-Diagnostik zu implementieren und dadurch (2) eine frühe Diagnose und Therapie der MS möglich zu machen. Daher sind die McDonald-Kriterien (insbesondere durch die letzten Revisionen) immer sensitiver geworden, was zwangsläufig zu Lasten ihrer Spezifität geht.

Auch die McDonald-Kriterien basieren auf der bereits von J. M. Charcot im Jahr 1877 definierten Grundannahme, dass die MS eine Erkrankung ist, die zu verschiedenen Zeitpunkten an verschiedenen Orten im zentralen Nervensystem neurologische Reiz- oder Ausfallserscheinungen hervorruft (zeitliche und örtliche Dissemination). Daher erlauben die Diagnosekrite-

Die McDonald-Diagnosekriterien nutzen die MRT zum Nachweis der örtlichen und zeitlichen Dissemination

rien der MS bei anamnestischem Nachweis von zwei oder mehr Krankheitsschüben und dem Nachweis von Störungen in zwei oder mehr Funktionssystemen/Lokalisationen die Diagnose einer MS – allerdings unter der wesentlichen Voraussetzung, dass keine bessere differenzialdiagnostische Erklärung als eine MS existiert (»no better explanation than MS«).

Tab. 1.1: Vergleich der Revision der McDonald-Kriterien von 2010 und 2017 bezüglich der örtlichen und zeitlichen Dissemination bei klinisch isoliertem Ereignis (auf der Grundlage von Polman et al. 2011 und Thompson et al. 2018)

	McDonald-Kriterien 2010	McDonald-Kriterien 2017
Örtliche Disseminierung	≥ **1 T2-Läsion** in mindestens **zwei** der vier Regionen: • periventrikulär • juxtakortikal • infratentoriell • spinal (symptomatische Hirnstamm-/spinale Läsionen werden **nicht** mitgezählt)	≥ **1 T2-Läsion** in mindestens **zwei** der vier Regionen: • periventrikulär • kortikal/juxtakortikal • infratentoriell • spinal
Zeitliche Disseminierung	a) **Gleichzeitiger** Nachweis asymptomatischer Gd-anreichender und nicht anreichender Läsionen in **einer Untersuchung** **oder** b) Nachweis einer **neuen** T2-Läsion und/oder Gd-anreichenden Läsion in einer Follow-Up-MRT (**unabhängig** vom zeitlichen Abstand zwischen den Untersuchungen)	a) **Gleichzeitiger** Nachweis Gd-anreichender und nicht-anreichender Läsionen in **einer Untersuchung** **oder** b) Nachweis einer **neuen** T2-Läsion und/oder Gd-anreichenden Läsion in einer Follow-Up-MRT (**unabhängig** vom zeitlichen Abstand zwischen den Untersuchungen) **oder** c) **positive OKB**

Häufig stellen sich Patienten aber – wie das Fallbeispiel der 31-jährigen Patientin mit RBN illustriert – mit einem isolierten klinischen Ereignis vor und weisen auch in der klinisch-neurologischen Untersuchung nur Auffälligkeiten in einem Funktionssystem auf. In diesem Fall wird die örtliche und zeitliche Dissemination auf der Grundlage der McDonald-Kriterien mithilfe der Zusatzdiagnostik belegt, wobei vor allem die MRT-Befunde eine zentrale Rolle spielen. Die Revision der McDonald-Kriterien von 2017 erlaubt den Nachweis einer örtlichen Dissemination, wenn sich ≥ 1 Herd in mindestens zwei der vier typischen Regionen nachweisen lassen, wobei nicht (mehr) zwischen symptomatischen und asymptomatischen Läsionen unterschieden wird. Die zeitliche Dissemination kann nicht nur durch den Nachweis neuer MRT-Läsionen in einem Folge-MRT oder dem Nebeneinander von neuen KM-aufnehmenden Läsionen und älteren nicht KM-aufnehmenden Läsionen nachgewiesen werden, sondern ist jetzt auch beim Nachweis positiver oligoklonaler Banden erfüllt (▶ Tab. 1.1).

1.1 Diagnostisches Vorgehen beim ersten demyelinisierenden Ereignis

Nachteil der hohen Sensitivität der McDonald-Kriterien ist jedoch – wie oben bereits erwähnt – das Nachlassen der Spezifität. Das birgt das Risiko, dass bei einer unkritischen Anwendung der Diagnosekriterien die Gefahr von Fehldiagnosen steigt. Dementsprechend sollten bei der Diagnosestellung bestimmte »Red Flags« beachtet werden. Dabei handelt es sich nicht um Ausschlusskriterien, jedoch sollte das Vorliegen dieser Kriterien den Untersucher zumindest nachdenklich stimmen und zu einem kritischen Hinterfragen der Diagnose MS führen (▶ Kasten 1.1). Zu nennen wären vor allem das Auftreten nicht typischer MS-Symptome wie psychiatrische oder peripher neurologische Symptome, auch paroxysmale Symptome oder das akute, schlagartige Auftreten von Symptomen.

Die McDonald-Kriterien sind sehr sensitiv, allerdings wenig spezifisch. Bei unkritischer Anwendung besteht die Gefahr falsch positiver Diagnosen

---

Kasten 1.1: »Red Flags« bei der Diagnosestellung einer MS – cave: keine Ausschlusskriterien

- keine typischen MS-Symptome (z. B. RBN, Blasenstörung, Lhermitte, partielle Querschnittssymptomatik)
- Symptome der »grauen Substanz« (z. B. Demenz, Anfälle, Aphasie etc.)
- psychiatrische Symptome
- systemische Symptome (z. B. Fieber, Nachtschweiß, allgemeines Krankheitsgefühl etc.)
- periphere neurologische Symptome (z. B. Faszikulationen)
- Auffälligkeiten nur in isolierter Lokalisation – fehlende örtliche Dissemination
- fehlende zeitliche Dissemination – progressiver Verlauf
- fehlende oligoklonale Banden (i. d. R. bei 5 % der MS-Patienten)
- akuter Beginn (z. B. akute Hemiparese), sehr früher (Kindheit) oder sehr später Beginn (>65 Jahre)

Darüber hinaus sollte bei Erstdiagnose einer MS eine sorgfältige differenzialdiagnostische Abklärung stattfinden, damit auch wirklich »keine andere Erklärung als die MS« übersehen wird.

Es gibt eine Vielzahl von Erkrankungen, die sich wie eine MS präsentieren können. Hierbei handelt es sich vor allem um entzündlich-autoimmune Erkrankungen aus dem rheumatischen Formenkreis und infektiöse Erkrankungen. Als Differenzialdiagnosen chronisch progredienter Verlaufsformen müssen zudem auch langsam progrediente hereditäre Erkrankungen berücksichtigt werden. Tabelle 1.2 gibt einen Überblick über die wichtigsten Differenzialdiagnosen (▶ Tab. 1.2).

In aller Regel sollte es möglich sein, die überwiegende Mehrzahl der Differenzialdiagnosen anhand von klinischen, bildgebenden und labordiagnostischen Parametern zu identifizieren bzw. auszuschließen. Daher ist es aber notwendig – insbesondere im Rahmen der Erstdiagnose – eine strukturierte Anamneseerhebung und zusatzdiagnostische Abklärung vorzunehmen. Ein pragmatisches diagnostisches Procedere bei Erstdiagnose ist in Kasten 1.2 dargestellt (▶ Kasten 1.2).

Tab. 1.2: Wichtige Differenzialdiagnosen der MS

Kategorien	Mögliche Differenzialdiagnosen einer MS
Autoimmunerkrankungen	• Neuromyelitis optica • Systemischer Lupus erythematodes • Antiphospholipidsyndrom • Sjögren-Syndrom • Neurosarkoidose • M. Behçet • Systemische Vaskulitiden mit zerebraler Beteiligung • Isolierte ZNS-Vaskulitis
Infektionen	• Neuroborreliose • Herpes-Viren (CMV, VZV, EBV) • Progressive multifokale Leukenzephalopathie (PML) • HTLV-1-Myelopathie • Lues • HIV/Aids
Metabolisch	• Vitamin B12-Mangel • Endokrine Orbitopathie
Hereditär/Degenerativ	• Hereditäre Ataxien • Spastische Spinalparalysen • Leukodystrophien
Vaskulär	• Spinale vaskuläre Malformationen • CADASIL
Psychiatrisch	• Konversionssyndrome

> **Merke**
>
> Für die Diagnose einer MS ist immer der Gesamteindruck entscheidend. Zu Beginn sollte daher immer eine sorgfältige und komplette differenzialdiagnostische Abklärung stehen. Diagnosekriterien können hilfreich sein, ihr striktes »Abhaken« birgt jedoch die Gefahr von Fehldiagnosen, da die Kriterien sehr sensitiv, aber wenig spezifisch sind. Von daher ist eine klinische Herangehensweise und die Beachtung von »Red Flags« bei der Diagnosestellung von großer Wichtigkeit.

Kasten 1.2: Diagnostisches Vorgehen nach einem ersten demyelinisierenden Ereignis/Erstdiagnose MS

- kraniale und spinale MRT mit Kontrastmittel (wenn möglich vor Steroidgabe)
- evozierte Potenziale (VEP, SEP, MEP)
- Lumbalpunktion
- Borrelien/Lues Serologie in Liquor und Serum
- Routinelabor

- BSG, CRP
- ANA/ANCA
- Anti-Aquaporin-4-Antikörper/Anti-MOG-Antikörper
- Antiphospholipid-Antikörper
- ACE
- basales TSH
- Vitamin B12
- bei männlichen Patienten mit progredienten spinalen Symptomen: überlange Fettsäuren (VLCA)

1.2 Einleitung einer immunmodulatorischen Therapie

Bei der MS kommt es bereits in frühen Stadien der Erkrankung zu einem entzündlich bedingten Verlust von Axonen (Kuhlmann et al. 2002). Diese Erkenntnisse aus der Neuropathologie haben dazu geführt, dass in der heutigen Zeit ein konsequenter und früher Einsatz von immunmodulatorischen Substanzen propagiert wird. Ziel ist es, die autoimmune entzündliche Aktivität und den damit verbundenen axonalen Verlust zu reduzieren und dadurch langfristig die entzündlich getriggerte Neurodegeneration und die Progression von Behinderung zu verhindern. Klinischen Studien zur Frühtherapie der MS unterstreichen diese Sichtweise (Havrdova et al. 2017; Kinkel et al. 2006), denn es konnte durch den frühen Einsatz der MS-Therapien nicht nur das Auftreten von weiteren Schüben verzögert werden, letztlich stellt sich auch der Langzeitverlauf der frühzeitig behandelten Patienten vorteilhafter dar als es die Daten zum natürlichen Verlauf der Erkrankung erwarten ließen (Signori et al. 2016). Auch angesichts dieser Studiendaten ist die frühe und konsequente immunmodulatorische Therapie derzeit eines der wichtigsten Konzepte bei der Behandlung von MS-Patienten und sollte daher jedem Patienten mit einem ersten demyelinisierenden Ereignis und/oder der Frühdiagnose einer MS angeboten werden (▶ Fallbeispiel 1.1).

Bei der Auswahl einer geeigneten Therapie kann der Blick in die Therapieleitlinien hilfreich sein. In früheren Jahren richtete sich die Auswahl einer geeigneten Therapie nach dem angenommenen Schweregrad der Erkrankung (milde/moderate vs. (hoch)aktive MS-Verläufe), die aktuellen Leitlinien versuchen eine Einteilung der unterschiedlichen MS-Präparate aufgrund ihrer Wirkstärke, die allerdings aufgrund fehlender kontrollierter Vergleichsstudien zu den meisten der verfügbaren Medikamente arbiträr ist (▶ Abb. 1.2).

Ein wichtiges Konzept der modernen MS-Therapie ist die möglichst frühzeitige Therapie der Erkrankung

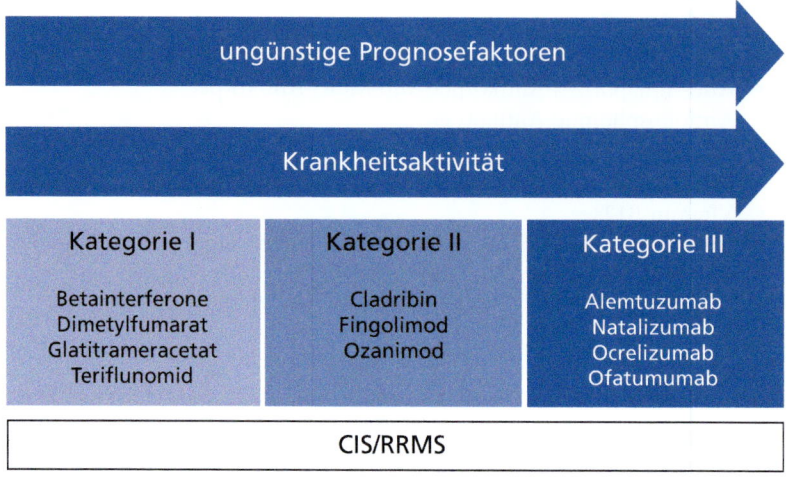

Abb. 1.2: Therapiealgorithmus bei Ersteinstellung und Eskalation. CIS = klinisch isoliertes Syndrom, RRMS = schubförmige MS (relapsing-remitting MS) (mod. nach Hemmer et al. 2021)

Nach den neuen Leitlinien soll sowohl die aktuelle Krankheitsaktivität als auch ungünstige prognostische Faktoren (▶ Kap. 1.4) die Auswahl der auszuwählenden Kategorie bestimmen. Nicht selten wird bei Erstdiagnose auf Therapien der Kategorie I zurückgegriffen – hierzu zählen vier Interferon-beta-Präparate (Avonex™, Betaferon®, Extavia®, Rebif®) und Glatirameracetat (Copaxone®, Clift®). Als orale Therapiealternativen zu diesen injizierbaren Substanzen finden sich Teriflunomid (Aubagio®) und Dimethylfumarat (Tecfidera™). Außerdem wurde pegyliertes Interferon-beta 1a als zweiwöchentliche subkutane Gabe im Juli 2014 zugelassen und kann ebenfalls als Alternative herangezogen werden.

Bedingungen und Bedürfnisse von Patientenseite sollten die Auswahl eines MS-Therapeutikums bestimmen

Grundsätzlich gelten die Präparate innerhalb der jeweiligen Kategorien als gleichwertig. Daher kann die Frage, welches Präparat bei welchem Patienten eingesetzt werden soll, letztlich nur individuell beantwortet werden. Hier spielen vor allem Bedingungen und Bedürfnisse von Patientenseite (Kinderwunsch, Begleiterkrankungen, Adhärenz-Verhalten) eine wichtige Rolle für die Entscheidung für oder gegen eine bestimmte Therapieform.

1.3 Partizipative Entscheidungsfindung (»shared decision making«)

Die partizipative Entscheidungsfindung ist eine Interaktion zwischen Arzt und Patient, die auf geteilter Information und gleichberechtigter Entscheidungsfindung basiert (Colligan et al. 2017). Entscheidend hierfür ist der gegenseitige Informationsaustausch. Patienten teilen ihr subjektives Wissen über die Erkrankung mit und stellen dem Behandler Informationen bezüglich ihrer Lebensumstände und ihrer persönlichen Bedürfnisse und Befürchtungen zur Verfügung. Der Arzt vermittelt sein fachliches Wissen auf der Grundlage der evidenzbasierten Medizin und teilt seine klinische Erfahrung. Im weiteren Prozess werden auf der Basis dieser Informationen Präferenzen ermittelt. Es werden Behandlungsalternativen abgewogen und schließlich die Umsetzung einer gewählten Therapie beschlossen (▶ Abb. 1.3).

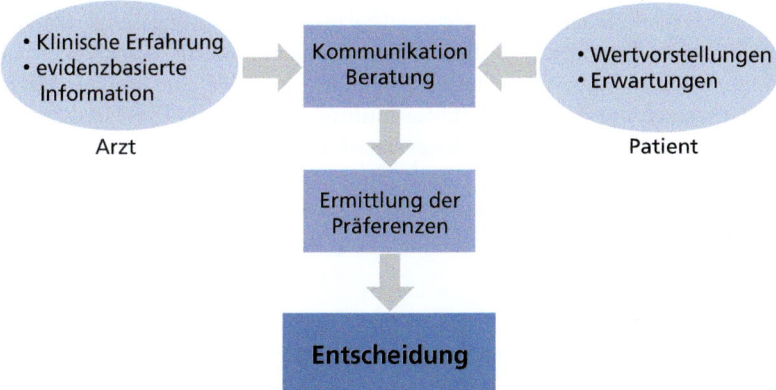

Abb. 1.3: Partizipative Entscheidungsfindung (»shared decision making«)

Das Konzept der partizipativen Entscheidungsfindung ist vor allem bei chronischen Erkrankungen geeignet, bei denen mehrere gleichwertige Behandlungsalternativen mit individuell unterschiedlichen Nutzen und Risiko existieren. Diese Situation trifft auf die Behandlung von MS-Patienten zu. Darüber hinaus ist aus Befragungen von MS-Patienten bekannt, dass sich die Mehrzahl der Patienten eine Beteiligung an der Therapieentscheidung wünscht.

Der Vorteil einer partizipativen Entscheidungsfindung liegt darin, dass Patienten realistischere Erwartungen über den Krankheitsverlauf bekommen und insgesamt zufriedener sind, da sich Entscheidungskonflikte reduzieren. Das alles trägt letztlich zu einer erhöhten Therapieadhärenz bei und somit zu einem besseren Ergebnis der Therapie (Ben-Zacharia et al. 2018).

Partizipative Entscheidungsfindung erhöht die Therapieadhärenz

Nachteilig ist sicherlich der hohe Zeitaufwand der partizipativen Entscheidungsfindung, was dazu führt, dass dieses effektive Instrument nicht regelhaft angewendet wird. Gerade bei Erstdiagnose einer MS ist diese Maßnahme allerdings für den weiteren Umgang und die Bewältigung der Erkrankung für Betroffene essenziell.

Fallbeispiel 1.2

Die 41-jährige Patientin stellte sich am Abend in der Notaufnahme vor. Sie berichtete über ein pelziges Gefühl der linken Körperhälfte, das im Verlauf des Tages zugenommen hätte. Bei Tätigkeiten im Haushalt habe sie eine Feinmotorikstörung der linken Hand bemerkt, beim Gehen würde zudem das linke Bein wegknicken. Sie leide unter einer Migräne mit visueller Aura, ansonsten keine relevanten Vorerkrankungen, keine neurologischen Reiz- oder Ausfallerscheinungen in der Vergangenheit, keine regelmäßige Medikation. Bei der neurologischen Untersuchung wurde ein periorales Taubheitsgefühl angegeben. Es fand sich eine Pronation mit Absinken im Armvorhalteversuch links. Das Gangbild war unsicher mit fehlender Kontrolle und Hängenbleiben des linken Beines, der Hackenstand links war nicht möglich, Einbeinhüpfen war ebenfalls nicht möglich. Die Muskeleigenreflexe waren linksseitig gesteigert, keine Pyramidenbahnzeichen. Bei der Sensibilitätsprüfung Angaben einer paramedian begrenzten Hypästhesie links. Es wurde eine kraniale MRT-Untersuchung durchgeführt, die multiple periventrikuläre Herdsetzungen zeigte, davon ein größerer Herd im Marklager rechts mit KM-Aufnahme. Dieser Herd dürfte mutmaßlich für die neurologischen Ausfälle der Patientin verantwortlich sein. Darüber ein Herd im dorsalen Bereich der Pons und eine Herdsetzung im zervikalen Rückenmark auf Höhe HWK1 (▶ Abb. 1.4).

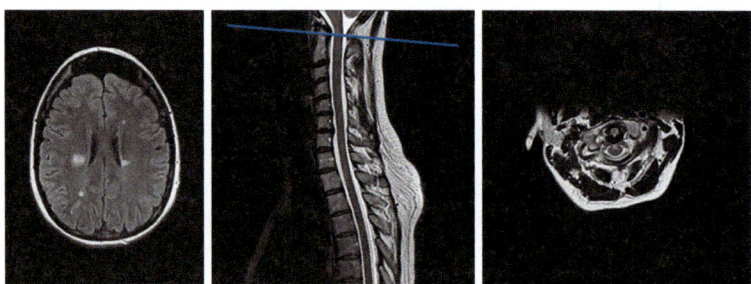

Abb. 1.4: MRT einer 41-jährigen Patientin mit subakut aufgetretener sensomotorischer Hemiparese links. Es fanden sich multiple periventrikuläre Herde (Pfeil: Herd mit Kontrastmittel-Aufnahme) und eine spinale Läsion auf Höhe HWK1 (mit freundlicher Genehmigung von Dr. Isabel Distelmaier und Dr. Wolfgang Küsters, Institut für diagnostische und interventionelle Radiologie, Klinikum Würzburg Mitte)

Unter dem Verdacht einer chronisch-entzündlichen ZNS-Erkrankung wurde eine Lumbalpunktion durchgeführt. Diese zeigte eine diskret erhöhte Zellzahl (6/μl), eine autochthone IgG-Produktion und positive oligoklonale Banden im Liquor. Die übrige Labordiagnostik war nicht wegweisend. Eine hochdosierte Steroidgabe führte nur zu einer geringen Besserung der Hemiparese. Die Diagnose einer klinisch sicheren MS nach den McDonald-Kriterien 2017 wurde gestellt und die Einleitung einer Immuntherapie empfohlen.

> **Das Wichtigste im Überblick**
>
> Es handelt sich um eine 41-jährige Patientin mit einer subakut aufgetretenen sensomotorischen Hemisymptomatik links als erstes demyelinisierendes Ereignis. Angesichts der typischen Symptomatik (»lange Bahnen« betroffen) und dem Nachweis einer örtlichen Dissemination (> 10 Herdsetzungen, periventrikulär und infratentoriell) und einer zeitlichen

Dissemination (nebeneinander von KM- und nicht KM-aufnehmenden Herden, Revision der McDonald-Kriterien 2017 unterscheidet nicht mehr zwischen symptomatischen und nicht symptomatischen Herden) in der MRT wurde die Diagnose einer MS gestellt. Der Liquor zeigte zudem einen typischen Befund mit Nachweis von oligoklonalen Banden und die differenzialdiagnostische Abklärung ergab keine alternativen Erklärungen für die Symptomatik.

Der Fall weist aber im Gegensatz zum ersten Fallbericht in diesem Kapitel (▶ Fallbeispiel 1.1) einige wesentliche Unterschiede auf. Während sich die erste Patientin mit einer monofokalen Symptomatik (isolierte RBN) präsentierte, weist die Patientin in diesem Fallbeispiel eine multifokale Symptomatik auf. In der neurologischen Untersuchung sind mehrere Funktionssysteme betroffen (motorisches System, sensibles System, Hirnstamm). Des Weiteren findet sich bereits initial eine hohe Läsionslast (> 10 Läsionen) und ein infratentorieller Befall. Schließlich ist nach Steroidgabe und im weiteren Verlauf eine inkomplette Erholung zu beobachten – es handelt sich somit um einen schweren Schub bei Erstdiagnose.

Diese Faktoren zusammengenommen sprechen eher für eine aktive Erkrankung und damit für einen ungünstigeren Langzeitverlauf der MS. In einem solchen Fall kann daher überlegt werden, direkt auf eine höherwirksame MS-Therapie zurückzugreifen.

1.4 Prognostische Faktoren

Insbesondere nach dem ersten demyelinisierenden Ereignis ist es schwierig, den weiteren Verlauf einer MS abzuschätzen. Es ist allerdings von großer Bedeutung, so früh wie möglich festzulegen, ob ein Patient eher einen milden Verlauf zu erwarten hat, oder ob es sich um eine aktivere und schwere Erkrankung handelt. Da wir den Anspruch haben, die entzündliche Aktivität der Erkrankung von Anfang an effizient zu kontrollieren, möchten wir bereits zu Beginn der Erkrankung Medikamente auswählen, die in der Lage sind, das Geschehen zu kontrollieren. Denn jede entzündliche Aktivität, egal ob in der MRT oder als klinischer Schub nachweisbar, führt zu einem deutlichen Schaden am Hirnparenchym. Da unterschiedliche Wirksamkeitskategorien von MS-Medikamenten zur Verfügung stehen, ist eine möglichst frühzeitige Einschätzung der Erkrankungsschwere notwendig, denn diese Einschätzung bestimmt letztlich die Auswahl und damit die Effizienz der gewählten Therapiestrategie.

Daher hat man in der Vergangenheit Patienten mit einem ersten demyelinisierenden Ereignis gezielt über längere Zeiträume nachbeobachtet. Primärer Zielparameter war die Entwicklung von klinischer Behinderung

> Die initiale MRT ist wichtig für die Prognoseabschätzung – hierbei spielen Anzahl (> 10 Herde) und Lokalisation der Läsionen (z. B. infratentoriell) eine wichtige Rolle

gemessen am EDSS. Es zeigte sich, dass vor allem eine hohe MRT-Läsionslast (> 10 Herde) bei Erstdiagnose ein wichtiger prognostischer Faktor im Hinblick auf die Entwicklung von Behinderung ist (Tintore et al. 2015; Tintore et al. 2020). Auch die Lokalisation der Herde ist von Bedeutung. So wird ein EDSS-Wert von 3 im Beobachtungszeitraum wesentlich häufiger von Patienten erreicht, die bei Erstdiagnose infratentorielle Herdsetzungen aufweisen (Arrambide et al. 2018). Diese wissenschaftlichen Arbeiten machen das MRT bei Erstdiagnose mittlerweile zu einem der wichtigsten Biomarker im Hinblick auf den zu erwartenden Krankheitsverlauf. Auch klinische Parameter können Einfluss auf die Bewertung des Verlaufs haben, wobei betont werden muss, dass die Aussagekraft im Einzelfall wahrscheinlich eher gering ist. Tabelle 1.3 gibt einen Überblick über prognostisch günstige und ungünstige klinische Faktoren, die den Behandler bei der Ersteinschätzung unterstützen können (▶ Tab. 1.3).

Tab. 1.3: Für den Verlauf der MS prognostisch eher günstige und eher ungünstige Faktoren

Eher günstig	Eher ungünstig
Monosymptomatischer Beginn	Polysymptomatischer Beginn
Ausschließlich sensible Symptome	Motorische und zerebelläre Symptome
Gute Rückbildung der Schübe	Nur partielle Rückbildung der Schübe
Kurze Schubdauer	Lang andauernde Schübe
Erkrankungsbeginn vor dem 35. Lebensjahr	Früh pathologische SEP und MEP

Bei hochaktiver MS ist der frühzeitige Einsatz hochwirksamer Therapien von Vorteil

Für den Fall, dass sich insbesondere anhand der bildgebenden Parameter bei der Erstdiagnose der Verdacht auf einen aktiven und ungünstigen Verlauf ergibt, sollte erwogen werden, in einem solchen Fall die Behandlung unmittelbar mit einem höherwirksamen Medikament zu beginnen (▶ Abb. 1.2). Mehrere Studien, vor allem mit Daten aus den großen MS-Registern, sprechen dafür, dass ein möglichst frühzeitiger Einsatz von hochwirksamen Substanzen mit einem günstigeren Verlauf der Erkrankung einhergeht (Brown et al. 2019). Da diese Substanzen aber meist auch ein besonderes Sicherheitsprofil aufweisen, ist eine sorgfältige Identifikation von Patienten, bei denen bereits nach dem ersten Ereignis eine hochwirksame Therapie gegeben wird, anzustreben.

> **Merke**
>
> Bei Diagnosestellung ist es schwer verlässliche Aussagen über die Prognose und der Verlauf der Erkrankung zu machen. Dennoch haben Verlaufsbeobachtungen von Patienten mit erstem klinischem Ereignis gezeigt, dass Patienten mit einer hohen initialen Läsionslast in der MRT und spinalen Läsionen häufig einen ungünstigeren Verlauf nehmen.

Darüber hinaus hat sich gezeigt, dass der frühzeitige Einsatz hochwirksamer Therapien sich vorteilhaft auf den weiteren Verlauf der Erkrankung auswirken kann. Es sollte daher angestrebt werden, schon ab der Diagnosestellung eine optimale Therapie für einen individuellen Patienten auszusuchen.

1.5 Zusammenfassung

- Nach einem ersten demyelinisierenden Ereignis, das typisch für das Vorliegen einer chronisch entzündlichen ZNS-Erkrankung ist (z. B. RBN, inkomplette transverse Myelitis), sollte mithilfe der Zusatzdiagnostik eine örtliche und zeitliche Dissemination der Erkrankung nachgewiesen werden – das kennzeichnende Element der Multiplen Sklerose.
- Für den Nachweis der örtlichen und zeitlichen Dissemination wird in erster Linie die Kernspintomografie von Gehirn und Rückenmark verwendet.
- Unter Einbezug der MRT-Befunde kann mit den McDonald-Kriterien sehr früh und sehr sensitiv die Diagnose einer sicheren MS gestellt werden.
- Da die Spezifität der McDonald-Kriterien allerdings niedrig ist, besteht bei unkritischer Anwendung die Gefahr von falsch positiven Diagnosen.
- Aus diesem Grund sollte nach dem ersten demyelinisierenden Ereignis eine sorgfältige differenzialdiagnostische Abklärung erfolgen.
- Nach Diagnosestellung ist eine möglichst frühzeitige Therapie anzustreben, um weitere entzündliche Schädigungen des ZNS abzuwenden.
- Die Auswahl der Therapie richtet sich nach der Einschätzung des zu erwartenden Verlaufes, die allerdings gerade zu Beginn der Erkrankung schwierig ist. Anzahl und Lokalisation der MRT-Läsionen nach Diagnosestellung sind hierfür neben klinischen Prognoseparametern hilfreich.
- Die Auswahl der Therapie sollte nach den Grundsätzen der partizipativen Entscheidungsfindung (shared decision making) erfolgen.

Literatur

Arrambide G, Rovira A, Sastre-Garriga J, Tur C, Castilló J, Río J, Vidal-Jordana A et al. (2018) Spinal cord lesions: A modest contributor to diagnosis in clinically isolated syndromes but a relevant prognostic factor. Mult Scler 24(3): 301–312.

Ben-Zacharia A, Adamson M, Boyd A, Hardeman P, Smrtka J, Walker B, Walker T (2018) Impact of Shared Decision Making on Disease-Modifying Drug Adherence in Multiple Sclerosis. Int J MS Care 20(6): 287–297.

Brown JWL, Coles A, Horakova D, Havrdova E, Izquierdo G, Prat A et al. (2019) Association of Initial Disease-Modifying Therapy with Later Conversion to Secondary Progressive Multiple Sclerosis. JAMA 321(2): 175–187.

Colligan E, Metzler A, Tiryaki E (2017) Shared decision-making in multiple sclerosis. Mult Scler 23(2): 185–190.

Havrdova E, Arnold DL, Cohen JA, Hartung HP, Fox EJ, Giovannoni G et al. (2017) Alemtuzumab CARE-MS I 5-year follow-up: Durable efficacy in the absence of continuous MS therapy. Neurology 89(11): 1107–1116.

Hemmer B. et al., Diagnose und Therapie der Multiplen Sklerose, Neuromyelitis-optica-Spektrum-Erkrankungen und MOG-IgG-assoziierten Erkrankungen, S2k-Leitlinie, 2021, in: Deutsche Gesellschaft für Neurologie (Hrsg.), Leitlinien für Diagnostik und Therapie in der Neurologie. Online: www.dgn.org/leitlinien (Zugriff am 20.05.2021).

Kinkel RP, Kollman C, O'Connor P, Murray TJ, Simon J, Arnold D et al. (2006) IM interferon beta-1a delays definite multiple sclerosis 5 years after a first demyelinating event. Neurology 66(5): 678–84.

Kuhlmann T, Lingfeld G, Bitsch A, Schuchardt J, Brück W (2002) Acute axonal damage in multiple sclerosis is most extensive in early disease stages and decreases over time. Brain 125(Pt 10): 2202–12.

Polman CH, Reingold SC, Banwell B, Clanet M, Cohen JA, Filippi M et al. (2011) Diagnostic criteria for multiple sclerosis: 2010 revisions to the McDonald criteria. Ann Neurol 69(2): 292–302.

Signori A, Gallo F, Bovis F, Di Tullio N, Maietta I, Sormani MP (2016) Long-term impact of interferon or Glatiramer acetate in multiple sclerosis: A systematic review and meta-analysis. Mult Scler Relat Disord 6: 57–63.

Thompson AJ, Banwell BL, Barkhof F, Carroll WM, Coetzee T, Comi G et al. (2018) Diagnosis of multiple sclerosis: 2017 revisions of the McDonald criteria. Lancet Neurol 17(2): 162–173.

Tintore M, Rovira À, Río J, Otero-Romero S, Arrambide G, Tur C et al. (2015) Defining high, medium and low impact prognostic factors for developing multiple sclerosis. Brain 138(Pt 7): 1863–74.

Tintore M, Arrambide G, Otero-Romero S, Carbonell-Mirabent P, Río J, Tur C et al. (2020) The long-term outcomes of CIS patients in the Barcelona inception cohort: Looking back to recognize aggressive MS. Mult Scler 26(13): 1658–1669.

2 Schubförmige Multiple Sklerose

Mathias Mäurer

Fallbeispiel 2.1

Bei der 37-jährigen Produktmanagerin wurde vor fünf Jahren nach einer Retrobulbärneuritis rechts eine Multiple Sklerose diagnostiziert. Die Patientin hat ansonsten keine Vorerkrankungen, sie ist Mutter einer sechsjährigen Tochter. Bei Diagnosestellung fanden sich multiple entzündungstypische supratentorielle Herde (> 10) in der kranialen MRT, auch die spinale MRT zeigt eine Signalgebung im oberen zervikalen Rückenmark. Der Liquorbefund zeigte eine Pleozytose mit 12 Zellen/µl, die oligoklonalen Banden waren positiv. Die Patientin erhielt eine Steroidpulstherapie, die Beschwerden am rechten Auge besserten sich rasch. Danach erfolgte die unmittelbare Einstellung auf eine MS-Therapie mit Glatirameracetat (Copaxone 3 x 40 mg/Woche s. c). Die Therapie wurde gut vertragen. Die Patientin berichtete allerdings, dass es ca. zwei Jahre nach Beginn der Therapie zu einem erneuten MS Schub gekommen sei. Sie habe eine Sensibilitätsstörung beider Beine bemerkt, die Sensibilität sei ab dem Bauchnabel eingeschränkt gewesen, außerdem sei sie zu diesem Zeitpunkt unsicher gelaufen – die Beschwerden hätten sich aber bereits wieder deutlich gebessert, als sie ihren Neurologen konsultierte. Daher habe man keine weiteren Maßnahmen unternommen und auch keine Diagnostik durchgeführt. Die Medikation mit Glatirameracetat habe sie unverändert weiter eingenommen. Die aktuelle Vorstellung erfolgte zur Therapieberatung – zum einen habe sie zunehmende Schwierigkeiten mit den subkutanen Injektionen von Glatirameracetat, des Weiteren leide sie unter einer ausgeprägten Fatigue, die es für sie zunehmend schwieriger macht, ihren Beruf auszuüben. Die neurologische Untersuchung war bis auf eine Reflexdifferenz PSR und ASR links > rechts altersentsprechend (EDSS 1.0). Bei Durchsicht der Unterlagen fiel auf, dass seit über vier Jahren keine MRT-Kontrolle mehr durchgeführt wurde, was die Patientin bestätigte (»weil es ihr gut gegangen sei«).

Aufgrund der deutlichen Fatigue (Modified Fatigue Impact Scale, MFIS, 64 Punkte) und einer alters-inadäquaten Leistung im SDMT (Symbol Digit Modality Test) wurde im nächsten Schritt eine spinale und kraniale MRT-Kontrolle durchgeführt (▶ Abb. 2.1). Im Vergleich mit den verfügbaren Voraufnahmen (zum Zeitpunkt der Diagnosestellung) zeigte sich eine Zunahme der spinalen und zerebralen Läsionslast und darüber hinaus die Darstellung von sieben Kontrastmittel-aufnehmenden Herden. Das klinische Korrelat dieser Entzündungsaktivität ist mit hoher

Wahrscheinlichkeit die ausgeprägte Fatigue und die reduzierte kognitive Funktion.

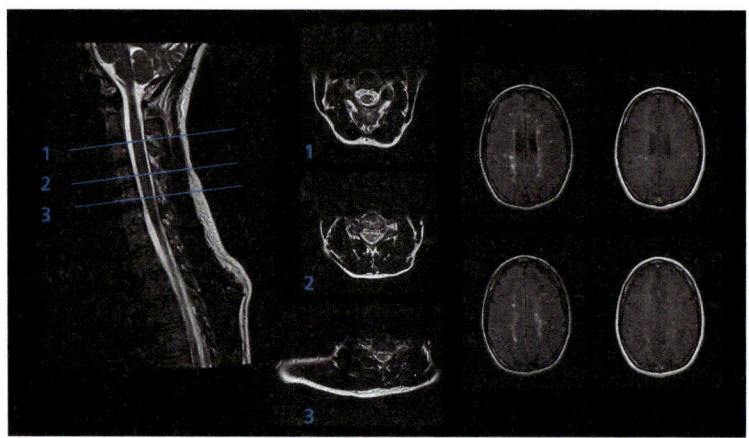

Abb. 2.1: Spinale und zerebrale MRT-Kontrollaufnahmen (repräsentative Schichten) einer 37-jährigen Patientin unter regelmäßiger Therapie mit Glatirameracetat. Spinal finden sich multiple exzentrische Herdsetzung auf verschiedenen Höhen. Zerebral bereits deutliche periventrikuläre Läsionsbelastung (FLAIR) mit neuen Kontrastmittel-aufnehmenden Herden in den korrespondierenden T1+Gd Schichten. Der Befund weist auf eine aktive Erkrankung trotz angemessener krankheitsmodifizierender Therapie hin (mit freundlicher Genehmigung von Dr. Isabel Distelmaier und Dr. Wolfgang Küsters, Institut für diagnostische und interventionelle Radiologie, Klinikum Würzburg Mitte)

Aufgrund der Krankheitsaktivität trotz angemessener Therapie mit Glatirameracetat wurde der Patientin eine Therapieoptimierung angeraten. Hier wurden insbesondere zum Einsatz von MS-Medikamenten geraten, die eine Zulassung für (hoch)aktive Verlaufsformen haben (Fingolimod, Ozanimod, Natalizumab, Ocrelizumab, Alemtuzumab und Cladribin).

Nach ausführlicher Beratung über Risiken und Nutzen der einzelnen Optionen entschied sich die Patientin in einem Prozess der gemeinsamen Entscheidungsfindung für eine Fortsetzung der Therapie mit Ocrelizumab.

Das Wichtigste im Überblick

Wie in Kapitel 1 skizziert, sollte die Diagnose einer Multiplen Sklerose möglichst früh nach dem ersten klinischen Ereignis gestellt werden, um Patienten die Anwendung einer immunmodulatorischen Therapie zu ermöglichen. Ohne eine immunmodulierende Behandlung ist in der Folgezeit mit weiteren Krankheitsschüben zu rechnen, die sich nicht immer komplett zurückbilden und zu bleibender Behinderung führen können. Darüber hinaus führt die unbehandelte entzündliche Aktivität auch zu einer im Hintergrund fortschreitenden Neurodegeneration, sodass der anfänglich schubförmige Verlauf bei mehr als der Hälfte der nicht oder suboptimal behandelten Patienten nach ca. 1–2 Jahrzehnten in eine sekundär chronisch progrediente Erkrankung (SPMS) übergeht. Auch in dieser Phase treten noch Krankheitsschübe auf, sie stehen aber deutlich im Hintergrund. Im Vordergrund steht hingegen die progrediente schubunabhängige Verschlechterung der Patienten mit kontinuierlicher Akkumulation von Behinderung. In dieser Phase sind auch die therapeutischen Möglichkeiten deutlich eingeschränkt.

Ziel muss es daher sein, die Erkrankung in der schubförmigen Phase (RRMS) maximal effizient zu kontrollieren, insbesondere um den »point of no return« der sekundären Krankheitsprogression zu verhindern oder zumindest so lange wie möglich aufzuschieben (▶ Abb. 2.1).

In der Regel wird dies zum einen durch einen möglichst frühen Einsatz krankheitsmodifizierender Therapien erreicht, wobei bisher keine Anhaltspunkte existieren welcher Patient von welchem Therapieansatz am besten profitiert. Daher wird in Deutschland in der Regel ein eskalierendes, sicherheitsgetriebenes Therapiekonzept bevorzugt. Das bedeutet, man beginnt – wie auch im Falle der Patientin im Fallbeispiel 2.1 – mit einem moderat wirksamen MS-Medikament (hier Glatirameracetat), das ein gutes Sicherheitsprofil besitzt.

Bei einem solchen eskalierenden Ansatz ist es aber essenziell, dass man den Therapieerfolg regelmäßig überprüft und festlegt, ob das gewählte moderat wirksame Medikament in der Lage ist, die Erkrankung ausreichend zu kontrollieren. Dafür sind regelmäßige klinischen und bildgebende Kontrollen notwendig. Da Veränderungen in der MRT ca. 10 x häufiger vorkommen als klinische Schübe sind vor allem regelmäßige MRT-Kontrollen von Bedeutung – nach aktuellen Leitlinien mindestens einmal pro Jahr.

Dieser Grundsatz wurde bei der Patientin im Fallbeispiel 2.1 nicht befolgt, aber auch bezüglich der klinischen Symptomatik wurden keine Konsequenzen gezogen. Denn bereits der (sensible) Schub zwei Jahre nach Beginn der moderat wirksamen Therapie mit Glatirameracetat hätte durchaus in einer Therapieoptimierung mit einem stärker wirksamen Präparat resultieren können. Häufig scheuen sich aber Behandler bei nur »milder Symptomatik« einen Therapiewechsel auf ein stärker wirksames, aber auch nebenwirkungsreicheres MS Medikament vorzunehmen. Dennoch sollten die Risiken und Nebenwirkungen einer Therapie immer gegen die lebenslangen Auswirkungen einer bleibenden Behinderung durch unzureichende Krankheitskontrolle abgewogen werden.

Dementsprechend ist neben dem frühen Therapiebeginn auch die frühe Therapieoptimierung ein wesentlicher Grundsatz bei der Therapie der schubförmigen Multiplen Sklerose (▶ Abb. 2.2).

Der Fall demonstriert auch, dass das Monitoring nicht motorischer Symptome wie Fatigue und Kognition für die Beurteilung der Krankheitsaktivität von Bedeutung ist und in die Therapieentscheidung mit einbezogen werden sollte.

Merke

Die Risiken und Nebenwirkungen einer Therapie sollten gegen die lebenslangen Auswirkungen einer bleibenden Behinderung durch unzureichende Krankheitskontrolle abgewogen werden.

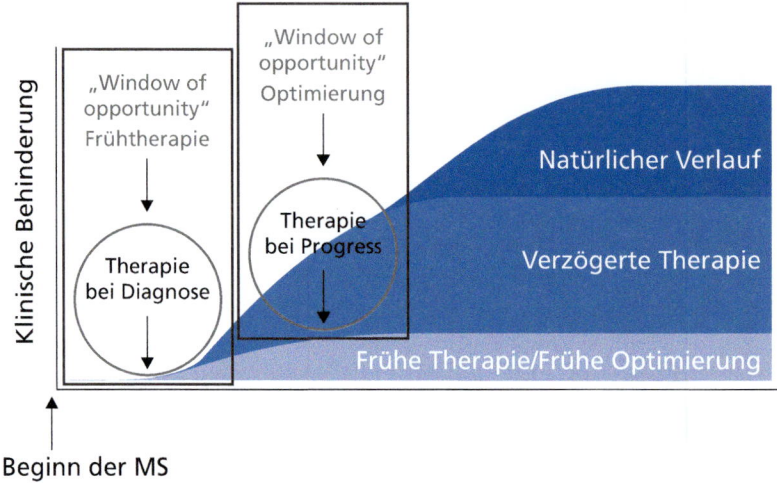

Abb. 2.2: Früher Therapiebeginn und frühe Therapieoptimierung als wesentliche Therapiekonzept bei schubförmiger MS zur Abmilderung des natürlichen Verlaufes (Darstellung nach Tintoré 2007)

2.1 Schubförmige Multiple Sklersose – Therapieziele

Die Multiple Sklerose ist in Deutschland die häufigste Ursache für nicht traumatisch bedingte Behinderungen bei jungen Erwachsenen. Die Inzidenz der Erkrankung nimmt weltweit zu. In Deutschland lag die jährliche Diagnoseprävalenz der MS auf Basis krankenkassenübergreifender Daten im Jahr 2015 bei 0,32 %. Frauen waren fast 2,5-mal häufiger betroffen als Männer. Die höchste Prävalenz fand sich für beide Geschlechter in der Altersgruppe der 45–54-Jährigen. Die geschätzte kumulative Inzidenz betrug 18 Neuerkrankungen pro 100.000 Versicherte (Holstiege et al. 2017).

Ein klinisch isoliertes Syndrom (CIS), d. h. eine akut auftretende neurologische Einzelsymptomatik (▶ Kap. 1), ist oft der erste klinische Hinweis auf eine beginnende Multiple Sklerose. Meistens entwickeln sich in der Folge weitere Schübe, die subakut ein bis zu mehreren Wochen dauerndes Plateau erreichen und sich dann wieder allmählich zurückbilden. Die schubförmig verlaufende MS (RRMS) ist mit 85–90 % der Fälle die häufigste Form der MS. Im Verlauf von zwei Jahrzehnten geht die Erkrankung bei unbehandelten Patienten in mehr als der Hälfte der Fälle der unbehandelten Patienten in eine Phase mit allmählicher Behinderungsprogression über, die von den Krankheitsschüben unabhängig ist: Die Häufigkeit der Schübe nimmt ab und die Zunahme der Behinderung chronifiziert sich (sekundär progrediente MS, SPMS). Bei 5–15 % der Patienten verläuft die Erkrankung bereits initial nicht schubförmig, sondern zeigt bereits von Beginn der klinischen Manifestation an einen Verlauf mit allmählich zunehmender Behinderung (primär progrediente MS, PPMS) (Dobson und Giovannoni 2019).

Die MS wird primär mit MS-spezifischen, verlaufsmodifizierenden Therapien (Disease Modifying Therapies, DMTs) behandelt. Die zentralen Therapieziele umfassen neben der Reduktion der klinischen und subklinischen Krankheitsaktivität vor allem eine Reduktion und Verlangsamung der Behinderungsprogression. Ein wichtiges Prinzip der Behandlung der RMS ist die »Freiheit von Krankheitsaktivität« (No Evidence of Disease Activity, NEDA). Dieses hat sich aus dem Verständnis entwickelt, dass klinische Krankheitsschübe nur die Spitze des Eisbergs einer andauernden Entzündungsaktivität im Gehirn sind. Hinzu kommt, dass eine beschleunigte Hirnatrophie bei MS auch ohne im MRT fassbare läsional-entzündliche Aktivität beobachtet wird.

Ein wichtiges Prinzip der Behandlung der RMS ist die »Freiheit von Krankheitsaktivität« (NEDA)

> **Merke**
>
> Die entzündliche Aktivität bei MS führt ohne entsprechende Behandlung zu einer kumulativen Schädigung des Gehirns, wahrscheinlich nicht nur durch die direkte entzündliche Schädigung, sondern auch durch das Anstoßen intrinsischer, schubunabhängiger entzündlicher Aktivität im ZNS. Von daher ist das möglichst frühzeitige Unterbinden von entzündlicher Aktivität ein wichtiges Therapieprinzip. Das Therapieziel ist daher »Freiheit von Krankheitsaktivität« (NEDA). Zum Erreichen dieses Ziels muss so schnell wie möglich ein wirksames Konzept gefunden werden. Dabei müssen die Risiken und Nebenwirkungen einer Therapie gegen die lebenslangen Auswirkungen einer bleibenden Behinderung durch unzureichende Krankheitskontrolle abgewogen werden. Das alleinige Betrachten von potenziellen Therapienebenwirkungen ist nicht zielführend.

2.2 Langzeittherapie zur Immunmodulation der schubförmigen MS

Die Therapiealgorithmen der MS sehen vor, dass jeden Patienten mit der Diagnose einer schubförmigen MS zur Kontrolle der Erkrankung eine immunprophylaktische Therapie angeboten wird. Derzeit wird in erster Linie ein Therapiekonzept angewendet, dass auf Therapieoptimierung ausgerichtet ist. Es wird mit moderat wirksamen, aber relativ nebenwirkungsarmen Medikamenten begonnen mit dem Ziel, Schübe zu verhindern und die Zunahme des Behinderungsgrades aufzuhalten. Anhand der Studienlage reicht aber die Wirkstärke bei ca. einem Drittel der MS-Patienten langfristig nicht zur Kontrolle der Erkrankung aus (Mäurer et al. 2011). In diesem Fall sollte dann die Umstellung auf eine Immuntherapie mit höherer Wirksam-

Die derzeit praktizierte MS-Therapie ist auf Therapieoptimierung ausgerichtet und verfolgt einen eskalativen Ansatz. Auch dieser sollte so früh wie möglich erfolgen

keit erfolgen. Diese Umstellung sollte aber rechtzeitig erfolgen. Dazu gilt es, die Patienten engmaschig zu überwachen, um Krankheitsaktivität unter laufender Therapie frühzeitig zu erkennen. Die aktuelle europäische Leitlinie der ECTRIMS/EAN empfiehlt die Umstellung von moderat wirksamen auf hochwirksame DMT für Patienten, die unter Therapie früh Anzeichen von Krankheitsaktivität zeigen (Schübe, Behinderungsprogression oder im MRT erkennbare Krankheitsaktivität binnen sechs bzw. zwölf Monaten nach Behandlungsbeginn) (Montalban et al. 2018).

2.2.1 Moderat wirksame krankheitsmodifizierende Therapien

Interferon-beta-Präparate

Das erste Interferonpräparat, das zur Behandlung der schubförmigen MS zugelassen wurde, war Betaferon® (Interferon-beta 1b 1b). Betaferon® zeigte innerhalb seiner Zulassungsstudie eine signifikante Reduktion der jährlichen Schubrate um 28–33 % gegenüber Placebo in allen drei Behandlungsjahren für die 8 MIU Gruppe. Betaferon® wird in einer Dosierung von 8 MIU (250 µg/ml) jeden zweiten Tag s. c. injiziert. Für die initiale Behandlung wird eine Dosistitration zur Minderung der grippeähnlichen Nebenwirkungen empfohlen.

Betaferon® besitzt neben der Zulassung für schubförmige MS-Patienten auch eine Zulassung für Patienten mit sekundär progredient verlaufender MS, die sich noch in einem akuten Krankheitsstadium befinden, d. h. weiterhin unter klinischen Schüben leiden. Seit Januar 2009 steht mit Extavia® ein weiteres Interferon-beta-1b-Präparat zur Verfügung, das in Bezug auf Herstellung, Dosierung und die Indikationsgruppen mit Betaferon® identisch ist.

Avonex® (Interferon-beta 1a) wird als einziges Interferon einmal wöchentlich i. m. appliziert. Die Dosis beträgt 30 µg. Im Rahmen der Zulassungsstudie konnte eine Minderung der Progression sowie eine Schubreduktion um ein Drittel durch Avonex® gezeigt werden. Eine Wirkungssteigerung durch Applikation der doppelten Dosis (60 µg 1 x wöchentlich i. m.) konnte nicht belegt werden. Ebenso verlief eine Studie zur Behandlung von Patienten mit sekundär chronisch progredienter MS ohne signifikanten Erfolg.

Rebif® (Interferon-beta 1a) steht in zwei Dosierungen zur Verfügung: entweder 22 µg oder 44 µg 3 x wöchentlich s. c., wobei die empfohlene Dosierung mit 44 µg angegeben wird und die niedrigere Dosierung von 22 µg dauerhaft nur für Patienten gedacht ist, die die höhere Dosis nicht vertragen. Die Zulassung erfolgte für Patienten mit einer schubförmigen MS. Basierend auf den Daten der Zulassungsstudie reduziert die Gabe von Rebif® die Schubhäufigkeit gegenüber Placebo um 30 %, außerdem konnte eine signifikante Reduktion der Behinderungsprogression erreicht werden. Die Prüfung von Rebif® in der Indikation sekundär chronisch progrediente MS ergab hingegen nur in der Untergruppe von Patienten mit Hinweisen für eine entzündliche Krankheitsaktivität einen Effekt auf die Krankheitsprogression.

Die häufigsten Nebenwirkungen der Interferone sind grippeähnliche Symptome nach der Injektion. Diese umfassen Fieber, Schüttelfrost, Muskel- und Gliederschmerzen, Kopfschmerzen und Schwitzen. Die grippeähnlichen Nebenwirkungen sind potenziell zu Beginn der Therapie am stärksten und nehmen im Laufe der Behandlung in der Regel ab. Eine Minderung der Beschwerden kann durch eine Dosistitration zu Beginn der Behandlung und durch die adjuvante Gabe von Paracetamol oder Ibuprofen erreicht werden.

Bei den s. c. zu injizierenden Interferonen (Betaferon®, Extavia®, Rebif®) kommt es häufig zu Reaktionen an der Injektionsstelle mit Rötung, Schwellung, Jucken, Überwärmung bis hin zu Hautinfektionen und Nekrosen. Eine Hautreaktion kann durch die Zuhilfenahme von Injektionshilfen und Kühlung der Injektionsstellen gemindert werden.

Während der Behandlung mit Interferonen kann es zu Veränderungen des Blutbildes (Lymphopenie, Leukopenie, seltener Thrombopenie) und der Lebertransaminasen kommen. Regelmäßige Laborkontrollen (großes Blutbild, GOT, GPT, GGT) werden daher empfohlen (Jarius und Hohlfeld 2004).

> Die häufigsten Nebenwirkungen der Interferone sind grippeähnliche Symptome nach der Injektion

Glatirameracetat (GLAT)

Glatirameracetat (Copaxone®, Clift®) ist ein synthetisch hergestelltes Oligopeptid, das aus vier Aminosäuren (Glutamin, Lysin, Alanin, Tyrosin) zusammengesetzt wird. Copaxone® wurde ursprünglich täglich in einer Dosierung von 20 mg s. c. injiziert, was auch aktuell noch für die Gabe von Clift® gilt. Seit 2015 ist Copaxone allerdings auch in der dreimal wöchentlichen Gabe der doppelten Dosis (40 mg s. c.) zugelassen, was sich bei den Patienten einer deutlich höheren Beliebtheit erfreut

Zur klinischen Wirksamkeit von GLAT existieren mehrere Studien: In einer ersten größeren multizentrischen und Placebo-kontrollierten Phase 3-Studie bei Patienten mit schubförmiger MS zeigte sich eine Reduktion der zwei Jahres-Schubrate um 29 %. Patienten unter GA zeigten seltener eine Verschlechterung bzw. häufiger eine Verbesserung um wenigstens einen Punkt auf der EDSS-Skala während der 24-monatigen Beobachtungszeit. Diese Besserung war allerdings als »bestätigte« Änderung (nach 90 Tagen) nicht signifikant. In der ersten größeren, Placebo-kontrollierten MRT-Studie an 239 Patienten über neun Monate konnte anhand monatlicher MRT eine signifikante Reduktion aktiver sowie neuer T2-Läsionen Läsionen gezeigt werden. Signifikante Differenzen hinsichtlich aktiver Läsionen zwischen GA-und Placebo-behandelten Patienten traten ab dem 6. Behandlungsmonat auf (Johnson et al. 1995; Comi et al. 2001).

In zwei großen Vergleichsstudien konnte gezeigt werden, dass die Wirksamkeit von GA sowie Betainterferonen hinsichtlich des primären Studienendpunktes (Krankheitsschübe) gleich ist. In die BEYOND-Studie wurden 2.244 Patienten eingeschlossen und auf die drei Behandlungsarme, Interferon-beta 1b 250 µg oder 500 µg jeden zweiten Tag s. c. oder GA s. c. 20 mg täglich verteilt (O´Connor et al. 2009). Es konnten keine signifikanten Unterschiede für die Schubrate, EDSS-Progression sowie das T1-hypointense

Läsionsvolumen gefunden werden. Unterschiede zugunsten der beiden Betainterferon-Dosierungen ergaben sich für die Änderung des T2-Läsionsvolumens sowie das kumulative Volumen (nicht jedoch die Anzahl) Kontrastmittel-aufnehmender Läsionen. In der REGARD-Studie wurden 764 Patienten entweder mit Interferon beta 1a s. c. 44 µg 3 x wöchentlich oder GA 20 mg s. c. täglich behandelt (Mikol et al. 2008). Es gab keinen Unterschied zwischen den Behandlungen hinsichtlich der Zeit bis zum ersten Schub bzw. der Schubrate. An sekundären Endpunkten fand sich keine Überlegenheit eines Präparates hinsichtlich Änderung des T2-Läsionsvolumens oder der Änderung des Volumens Kontrastmittel aufnehmender Herde, auch wenn die Beta-Interferon-behandelten Patienten weniger aktive Herde hatten. Aufgrund der vorliegenden Daten sind Beta-Interferone und Glatirameracetat als gleichwertige Therapieoptionen in der Therapie der schubförmigen MS anzusehen.

> Beta-Interferone und Glatirameracetat sind als gleichwertige Therapieoptionen in der Therapie der schubförmigen MS anzusehen

Die Behandlung mit GLAT ist insgesamt sehr gut verträglich. An den Injektionsstellen können Hautveränderungen vorkommen, die in milder Form bei etwa 80 % der behandelten Patienten auftreten. Es kann zu Rötungen, Schwellungen, Juckreiz und Gewebsindurationen bis hin zu Fettgewebsatrophien kommen. Regionale und auch generalisierte Lymphknotenschwellungen können auftreten. Eine seltene Nebenwirkung ist die systemische Postinjektionsreaktion (SPIR), bei der es zu Herzrasen, Atemnot, Schweißausbrüchen, Blutdruckabfällen und thorakalem Engegefühl kommt. Die Symptome treten innerhalb von Minuten nach der Injektion auf und halten in der Regel nicht länger als 30 Minuten an. Eine SPIR tritt im Verlauf der Behandlung bei etwa 15 % der Patienten meistens einmalig auf. Die Reaktion ist letztlich harmlos, Patienten sollten aber ausführlich vorab über dieses Phänomen aufgeklärt werden.

Dimethylfumarat (DMF)

Fumarsäurepräparate werden schon seit vielen Jahren mit sehr gutem Erfolg in der Dermatologie zur Behandlung der Psoriasis eingesetzt. Da die Psoriasis immunologisch einige Ähnlichkeiten mit der MS besitzt, war es rational, dieses Konzept auch in der Behandlung der MS zu testen. Die Wirksamkeit und Sicherheit von Dimethylfumarat (Tecfidera®) wurde innerhalb von zwei Placebo-kontrollierten, randomisierten, multizentrischen Studien (DEFINE und CONFRIM) nachgewiesen (Gold et al. 2012; Fox et al. 2012) Die Zulassung der oralen Substanz in Europa erfolgte Anfang 2014.

In der DEFINE Studie wurden 1.237 Patienten mit schubförmiger MS zu gleichen Anteilen entweder auf DMF 2 x 240 mg/Tag bzw. 3 x 240 mg/Tag oder auf ein Placebopräparat randomisiert. Für die Bestimmung des primären Endpunktes der Studie wurde der Anteil von Patienten, die innerhalb der Studiendauer von zwei Jahren einen erneuten MS-Schub erlitten hatten, miteinander verglichen. Während dies in der Placebogruppe bei 46 % der Patienten der Fall war, erlitten nur 27 % (2 x 240 mg) bzw. 26 % (3 x 240 mg) der mit DMF behandelten Patienten einen erneuten Schub (p < 0.001 für beide Vergleiche). Die jährliche Schubrate betrug 0.17 in der 3 x 240 mg DMF-Gruppe und 0.19 in der 2 x 240 mg DMF-Gruppe, was gegenüber der Placebogruppe (Schubrate 0.36) einer relativen Risikoreduktion von 53 % bzw. 48 % entspricht. Der Anteil der Patienten mit einer Behinderungsprogression betrug nach zwei Jahren Studiendauer 16 % bei zweimal täglicher Gabe von DMF und 18 % bei dreimal täglicher Gabe von DMF. In der Placebogruppe waren hingegen 27 % der Probanden progredient. Somit resultierte die zweimalige Gabe von DMF in einer relativen Risikoreduktion von 38 % (p < 0.005) und die dreimalige Gabe in einer relativen Risikoreduktion von 34 % (p < 0.01) für das Fortschreiten einer neurologischen Behinderung. Darüber hinaus verminderte DMF die in der MRT gemessene Aktivität signifikant gegenüber Placebo – in einer Größenordnung zwischen 70 und 90 % in Abhängigkeit von dem untersuchten Parameter.

Wesentliche Ergebnisse der DEFINE Studie konnten durch die parallel durchgeführte CONFIRM Studie bestätigt werden. Auch in diese Studie wurden ausschließlich Patienten mit schubförmiger MS (n = 1.430) eingeschlossen und die Wirkung von 2 x 240 mg bzw. 3 x 240 mg DMF mit Placebo verglichen. Es wurde jedoch zusätzlich noch eine Gruppe, die GLAT 20 mg s. c./Tag als aktive Vergleichssubstanz erhielt, mitbeobachtet (1 : 1 : 1 : 1 Randomisierung). Es ist jedoch in diesem Zusammenhang erwähnenswert, dass die Studie statistisch nicht dafür ausgelegt war, eine Über- bzw. Unterlegenheit von DMF gegenüber Copaxone® nachzuweisen. Der primäre Endpunkt der Studie war die jährliche Schubrate während des Studienzeitraumes von zwei Jahren. Nach zwei Jahren betrug die Schubrate in der Placebogruppe 0.4, in der 2 x 240 mg DMF Gruppe 0.22, in der 3 x 240 mg DMF Gruppe 0.20 und in der GLAT Gruppe 0.29, was einer statistisch signifikanten Reduktion der jährlichen Schubrate in allen Therapiearmen gegenüber Placebo entspricht (relative Risikoreduktion: zweimal täglich DMF 44 % p < 0.001, dreimal täglich DMF 51 % p < 0.001, Copaxone 29 % p = 0.01). Auch die MRT Läsionen konnten durch beide DMF Dosierungen signifikant reduziert werden. Diese Reduktion war in der mit Copaxone behandelten Gruppe zwar geringer ausgeprägt, aber ebenfalls signifikant gegenüber Placebo reduziert. Hingegen konnte die Behinderungsprogression in keinem der Behandlungsarme signifikant gegenüber Placebo verzögert werden – bei diesem wichtigen sekundären Endpunkt konnten somit die Ergebnisse der DEFINE Studie nicht reproduziert werden.

Die Sicherheitsdaten der Studien zeigten für DMF insgesamt ein günstiges Sicherheitsprofil. Gegenüber Placebo waren bei der Behandlung mit DMF eine Flush-Symptomatik, gastrointestinale Symptome, erhöhte Leberwerte, eine Lymphopenie und eine Mikroalbuminurie häufiger anzutreffen. Insbesondere die Flush-Symptomatik und die gastrointestinalen Nebenwirkungen sind häufige Begleiterscheinungen der DMF Therapie in der Anfangsphase (etwa 30 % der Patienten) und waren demnach auch ein häufiger Grund (etwa 3–4 %) für den Abbruch der Therapie. In der Postmarketing-Phase wurden wenige Fälle einer progressiven multifokalen Leukenzephalopathie (PML) berichtet. Die meisten dieser Fälle zeigten eine ausgeprägte

> DMF sollte bei länger anhaltender Lymphopenie < 500/µl abgesetzt werden. Ein regelmäßiges Monitoring des Differenzialblutbildes insbesondere zu Beginn der Therapie ist daher angezeigt

Lymphopenie. Daher sollte DMF aus Sicherheitserwägungen bei länger anhaltender Lymphopenie < 500/µl abgesetzt werden. Regelmäßiges Monitoring des Differenzialblutbildes ist daher angezeigt.

Ende 2021 wurde Diroximelfumarat (Vumerity®) zur Behandlung der MS zugelassen, Bioäquivalenzstudien konnten zeigen, dass gleiche Mengen des wirksamen Stoffwechselproduktes Monomethylfumarat (MMF) bei der Einnahme von Diroximelfumarat (DRF) und DMF erzeugt werden, weswegen der Hersteller von einer gleichartigen Wirksamkeit ausgeht. Studien zu DRF gegen eine zweckmäßige Vergleichstherapie existieren allerdings bisher noch nicht. In der einarmigen EVOLVE-2 Studie konnten aber gezeigt werden, dass seltener gastrointestinale Nebenwirkungen in den erste fünf Wochen bei Einnahme von Diroximelfumarat auftreten (Naismith et al. 2020). Daher kann bei intolerablen Nebenwirkungen bei Einnahme von DMF ein Wechsel auf DRF erwogen werden. DRF wird in Kapseln mit 231 mg ausgeliefert, die Zieldosis beträgt 2 x 462 mg/Tag (entspricht der Einnahme von 2 x 2 Kapseln). Sowohl bei DMF als auch bei DRF empfiehlt sich eine langsame Auftitration bis zur Zieldosis zur Abmilderung von Nebenwirkungen.

Teriflunomid

Teriflunomid (Aubagio®) ist der aktive Metabolit von Leflunomid, einer Substanz, die in Deutschland schon seit dem Ende der 90er Jahre des letzten Jahrhunderts mit gutem Erfolg in der Therapie der rheumatoiden Arthritis eingesetzt wird. Teriflunomid inhibiert reversibel die Dihydroorotat-Dehydrogenase, ein Schlüsselenzym der de novo Pyrimidin Synthese und ist damit ein entscheidender Faktor für die DNS-Replikation. Teriflunomid führt über diesen Mechanismus zu einer verminderten Aktivierung, Proliferation und Funktion von T- und B-Zellen bei der Immunantwort. Auf Grundlage der TEMSO Studie, die die Wirkung von oral appliziertem Teriflunomid (in den Dosierungen 7 mg und 14 mg als tägliche Einmalgabe) bei Patienten mit schubförmiger MS untersucht hat, erfolgte in Europa die Zulassung für 14 mg Teriflunomid im Herbst 2013.

In die doppelblinde, Placebo-kontrollierte TEMSO Studie wurden 1.088 Patienten eingeschlossen, die zu gleichen Anteilen (1:1:1) entweder auf Placebo, Teriflunomid 7 mg/1 x pro Tag oder Teriflunomid 14 mg/1 x pro Tag randomisiert wurden. Bezüglich der jährlichen Schubrate betrug die relative Risikoreduktion von Teriflunomid gegenüber Placebo 31,2 % für die 7 mg Dosis und 31,5 % für die 14 mg Dosis (Placebo: 0.54 Schübe/Jahr vs. Teriflunomid 7 mg/14 mg: 0,37 Schübe/Jahr; p < 0.001). Der Anteil der Patienten mit bestätigter Behinderungsprogression betrug 27,3 % in der Placebogruppe und 21,7 % in der Teriflunomid 7 mg Gruppe (p = 0.08) bzw. 20,2 % in der Teriflunomid 14 mg Gruppe (p = 0.03). Ein signifikanter Unterschied gegenüber Placebo zeigte sich somit nur in der Gruppe, die Teriflunomid 14 mg eingenommen hatte. Neben den klinischen Parametern zeigte Teriflunomid auch eine Überlegenheit bei den meisten MRT-Parametern, wie bei der Entwicklung der T2-Läsionslast oder dem Auftreten von Gd+ Läsionen. Die Hirn-Parenchym Fraktion als Maß für die Hirnatrophie zeigte keinen Unterschied zwischen den Versuchsgruppen.

Hinsichtlich des Sicherheitsprofils von Teriflunomid zeigte die TEMSO Studie zufriedenstellende Ergebnisse. Es gab zwischen den Gruppen keine Unterschiede bezüglich schwerwiegender Nebenwirkungen, Todesfälle traten in der TEMSO Studie nicht auf. Die häufigsten Nebenwirkungen von Teriflunomid im Vergleich zu Placebo waren Durchfall, Übelkeit und eine Abnahme der Haardichte. Bei den Laborwerten zeigte sich häufiger eine Erhöhung der GPT, deutliche Erhöhungen der Leberenzyme über das dreifache der Normwerte fanden sich jedoch selten und ohne signifikanten Unterschied zwischen den Behandlungsgruppen und der Placebogruppe. Die gleiche Aussage gilt für schwerwiegende Infektionen, insbesondere wurden keine opportunistischen Infektionen berichtet. Maligne Neoplasien traten bei insgesamt vier Patienten auf, drei davon wurden mit Placebo behandelt.

2.2.2 Hochwirksame krankheitsmodifizierende Substanzen

S1P-Modulatoren (Fingolimod, Ozanimod, Ponesimod)

S1P-Modulatoren wirken als funktionelle Antagonisten auf die S1P-Rezeptoren der Lymphozyten und blockierend dadurch die Migration von Lymphozyten aus den Lymphknoten, mit der Folge einer Reduktion der Anzahl zirkulierender Lymphozyten.

Der erste zugelassene Sphingosin-1-Phosphat (S1P)-Rezeptor-Modulator war Fingolimod (Gilenya®) im Jahr 2011. Zu diesem Zeitpunkt wurde die Zulassung bei hochaktiver RRMS erteilt: Eine Behandlungsindikation bestand bei Krankheitsaktivität trotz suffizienter Behandlung mit einem DMT oder bei rasch fortschreitender schwerer RRMS, definiert durch zwei oder mehr Schübe mit Behinderungsprogression in einem Jahr, und mit einer oder mehr Gadolinium anreichernden Läsionen in der MRT des Gehirns oder mit einer signifikanten Erhöhung der T2-Läsionen im Vergleich zu einer kürzlich durchgeführten MRT.

Mehrere randomisierte kontrollierte Studien (RCT) konnten zeigen, dass Fingolimod die Schubrate bei Patienten mit RRMS wirksam senkt, unter anderem auch im direkten Vergleich mit Interferon-beta 1a i. m (Cohen et al. 2010).

> Fingolimod zeigt im direkten Vergleich eine bessere Wirksamkeit als Interferon-beta 1a i. m

Fingolimod wird mit 0,5 mg einmal täglich oral als Kapsel verabreicht. Da S1P-Rezeptoren unter anderem auch am Reizleitungssystem des Herzens exprimiert werden, findet sich zu Therapiebeginn häufig eine vorübergehende Abnahme der Herzfrequenz (symptomatische Bradykardie). Höhergradige Rhythmusstörungen sind sehr selten, trotzdem ist ein Monitoring während der Erstgabe des Medikaments für sechs Stunden erforderlich. Die Leberwerte sollten unter Fingolimod regelmäßig überprüft werden, bei einem Anstieg von über das 3–5-fache der Norm sollte eine Alternative gesucht werden – ein Pausieren der Medikation hat häufig keinen klärenden Effekt.

Bei 0,5 % der mit Fingolimod behandelten Patienten wurden Makulaödeme mit oder ohne visuelle Symptome beobachtet. Diese traten vorwiegend in den ersten 3–4 Behandlungsmonaten auf, weswegen zu diesem Zeitpunkt eine Kontrolle des Augenhintergrundes erfolgen sollte. Patienten mit Diabetes mellitus oder anamnestisch bekannter Uveitis sollten vor Behandlungsbeginn und während der Behandlung ophthalmologisch kontrolliert werden.

Aufgrund der Häufung von Basalzellkarzinomen empfiehlt sich unter Fingolimod, wie grundsätzlich auch bei anderen Immuntherapien, ein regelmäßiges Screening der Haut. Ebenso kann es zu einer erhöhten Inzidenz von Herper zoster Infektionen kommen. Auch PML Fälle wurden unter Fingolimod beschrieben, allerdings in einer wesentlich geringeren Häufigkeit als unter Tysabri.

Außerdem ist zu beachten, dass es nach der Beendigung einer Fingolimod-Therapie zu Rebound-Phänomenen (überschießende Rückkehr von Krankheitsaktivität) kommen kann, das häufig zu einer deutlichen Verschlechterung der MS führt. Im Jahr 2020 wurden mit Siponimod (Mayzent®) und Ozanimod (Zeposia®) zwei weitere S1P-Modulatoren zugelassen – Siponimod allerdings in Europa nur für die aktive sekundäre chronisch progrediente MS. Ozanimod erhielt auf der Grundlage der Phase III Studie SUNBEAM und RADIANCE, in denen der Wirkstoff ebenfalls gegen Interferon-beta 1a i. m. untersucht wurde, die Zulassung für die aktive schubförmige MS. Ozanimid wird langsam über eine Woche auf seine Zieldosis von 0,92 mg/1 x Tag auftitiert. In beiden Studien senkte Ozanimod signifikant die jährliche Schubrate gegenüber dem Interferonpräparat, hinsichtlich der Behinderungsprogression konnte allerdings kein Unterschied zwischen den Gruppen festgestellt werden (Cohen et al. 2019; Comi et al 2019).

Anfang 2021 wurde mit Ponesimod (Ponvory®) ein weiterer S1P-Modulator zur Behandlung der schubförmigen MS zugelassen. Die Wirkung von Ponesimod bei RMS wurde in der Phase III Studie OPTIMUM untersucht (Kappos et al. 2021). In diese Studie wurden insgesamt 1.133 Patienten (medianes Alter 37,0 [18–55] Jahre, 735 Frauen [64,9 %]) eingeschlossen und 1 : 1 auf entweder 20 mg Ponesimod (n = 567) oder 14 mg Terifluomid (n = 566) jeweils einmal täglich als orale Gabe randomisiert. Ponesimod wurde in 2 mg Schritten über 14 Tage bis auf die Zieldosis von 20 mg aufdosiert, um die »Fist-dose« Effekte der Substanz abzumildern. Die jährliche Schubrate der Ponesimod-Gruppe betrug 0,202 gegenüber 0,290 in der Teriflunomid-Gruppe. Dies entspricht einer relativen Risikoreduktion von 30,5 % (0,202 vs. 0,290; $P < .001$). Das relative Risiko für neue (aktive) MRT-Läsionen konnte signifikant um 56 % gegenüber Teriflunomid gesenkt werden (1.405 vs. 3.164; $P < .001$). Kein signifikanter Unterschied zeigte sich beim Vergleich der nach 12 und 24 Wochen bestätigten Behinderungsprogression (10,1 % vs. 12,4 %; $P = .29$ und 8,1 % vs. 9,9; $P = .37$).

Bei Ozanimod und Ponesimod handelt es sich im Vergleich zu Fingolimod um selektivere S1P-Modulatoren, deren Verträglichkeit zudem durch eine langsame Auftitration weiter verbessert wurde. Daher muss bei diesen Substanzen nur bei auffälligem Eingangs-EKG und einer kardialen Vorgeschichte eine Überwachung bei Erstgabe vorgenommen werden. Insgesamt muss man aber davon ausgehen, dass es sich bei den oben genannten Nebenwirkungen von Fingolimod um Klasseneffekt der S1P-Modulatoren handelt, die auch bei selektiveren S1P-Modulatoren ähnliche Gegenanzeigen und Vorsichtsmaßnahmen zur Folge haben.

> Ozanimod und Ponesimod wirken selektiver als Fingolimod. Eine Überwachung ist nur noch bei Patienten mit kardialen Vorerkrankung notwendig

Ozanimod und Ponesimod besitzen jedoch im Gegensatz zu Fingolimod formal eine deutlich »offenere« Zulassung, was letztlich bedeutet, dass Ozanimod und auch Ponesimod bei entsprechender Aktivität der MS auch als Erstlinientherapie eingesetzt werden kann, was zu Folge hat, dass mit der Markteinführung neuer Medikamente die eindeutigen Grenzen zwischen moderat-wirksamen und hochwirksamen Medikamenten immer mehr verschwimmen. Ein kleiner Unterschied in der Zulassung der beiden neuen Substanzen ist aber dennoch erwähnenswert: Während die Zulassung von Ozanimod (Zeposia®) sich auf Patienten mit schubförmig-remittierender MS (RRMS) bezieht, nennt der Zulassungstext von Ponesimod (Ponvory®) als Indikation Patienten mit schubförmiger MS (RMS) – d. h. das theoretisch auch Patienten mit sekundär-chronisch progredienten MS und weiterhin bestehender Schubaktivität durch die Zulassung abgedeckt sind.

> Bei den Nebenwirkungen der S1P-Modulatoren handelt es sich wahrscheinlich um Klasseneffekte

Natalizumab

Der 2006 in der EU zugelassene monoklonale Antikörper Natalizumab (Tysabri®) wird angewendet bei Patienten mit RRMS, die trotz einer angemessenen Behandlung mit einer Immuntherapie weiterhin Erkrankungsaktivität zeigen oder bei denen von Beginn an eine hohe Krankheitsaktivität besteht. Natalizumab bindet an die α4-Untereinheit des humanen Adhäsionsmoleküls VLA-4 auf der Oberfäche von aktivierten Lymphozyten. Durch das Andocken an das α4-Integrin blockiert Natalizumab die Adhäsion der Zellen am Endothel der Blut-Hirn-Schranke und unterbindet damit deren Transmigration ins ZNS, wodurch die Entzündungsaktivität im Gehirn reduziert und die weitere Rekrutierung von Immunzellen in entzündliches Gewebe eingeschränkt wird.

Die Therapie mit Natalizumab bei Patienten mit RRMS konnte in Studien eine deutliche Reduktion der Schübe und eine Verzögerung bzw. einen Stillstand der Behinderungsprogression erreichen. In der randomisierten, doppelblinden, Placebo kontrollierten Phase-III-Studie AFFIRM bei 942 RRMS-Patienten reduzierte Natalizumab das Risiko einer über 24 Wochen anhaltenden Behinderungsprogression in einem Zeitraum von zwei Jahren gegenüber Placebo um 54 % (bzw. um 64 % bei Patienten mit hochaktiver MS) (Polman et al. 2006; Havrdova et al. 2009).

> Natalizumab war der erste zugelassene monoklonale Antikörper zur Behandlung der MS

Natalizumab 300 mg wird als monatliche Infusion verabreicht. Die Anwendung von Natalizumab ist in der Praxis relativ sicher und nebenwir-

> Die Therapie mit Natalizuamb ist allerdings mit einem erhöhten Risiko für die Entwicklung einer progressiven multifokalen Leukenzephalopathie (PML) assoziiert

kungsarm, relevante Infusionsreaktionen sind sehr selten. Die Therapie mit Natalizuamb ist allerdings mit einem erhöhten Risiko für die Entwicklung einer progressiven multifokalen Leukenzephalopathie (PML) assoziiert, die durch das JC-Virus (JCV) hervorgerufen wird. Identifizierte Risikofaktoren für die Entwicklung einer PML unter Natalizumab sind längere Behandlungsdauer, ein positiver JCV-Antikörper-Status (der in der Regel eine latente Infektion anzeigt) sowie eine Vorbehandlung mit Immunsuppressiva (Ho et al. 2017). Vor Therapie sollte der JCV Antikörper-Index bestimmt werden. Bei negativen Patienten gilt die Therapie als relativ sicher, wobei regelmäßige sechsmonatliche Kontrollen des Antikörper-Index angezeigt sind. Bei JCV-positiven Patienten sollte eine sorgfältige Nutzen-Risiko Abwägung stattfinden. Seit der Verfügbarkeit weiterer hochwirksamer MS-Therapien werden in der Praxis immer seltener JCV positive Patienten mit Natalizumab therapiert. Wenn trotz positivem JCV Status Natalizumab gegeben wird, sollte die Gabe mit einem extendierten Infusionsprotokoll (EID, alle sechs Wochen) erwogen werden, außerdem sind spätestens ab Monat 18 nach Therapiebeginn regelmäßige MRT-Kontrollen zur Risikominimierung durchzuführen

Cladribin

Im Jahr 2017 wurde Cladribin (Mavenclad®) für die Therapie der hochaktiven schubförmigen MS, definiert durch klinische oder bildgebende Befunde, zugelassen. Cladribin ist ein Purinnukleosidanalogon, das als Prodrug intrazellulär aktiviert wird und zur Apoptose der Zielzelle führt. Da Cladribin vornehmlich in Lymphozyten kumuliert, kommt es präferenziell zur Apoptose von T- und B-Lymphozyten. Die B-Zellzahlen fallen rascher ab und regenerieren in der Regel nach ca. sechs Monaten, während die T-Zellreduktion weniger stark ausgeprägt ist, aber länger anhält.

Cladribin führt nach zweimaliger gepulster Gabe zu einer langanhaltenden T-Zellreduktion

Die zweijährige randomisierte, doppelblinde, Placebo-kontrollierte Phase-III-Studie CLARITY schloss 1.326 Patienten mit RRMS ein. Im Vergleich zu Placebo reduzierte eine Behandlung mit Cladribin (zwei Zyklen mit je zehn Therapietagen in Jahr 1 und Jahr 2) die jährliche Schubrate um knapp 58 % und verminderte die Wahrscheinlichkeit einer nach drei Monate bestätigten Behinderungsprogression um 33 % (Giovannoni et al. 2010). In der zweijährigen Verlängerungsphase der CLARITY-Studie blieben 75 % der mit Cladribin behandelten Patienten in Jahr 3 und 4 ohne erneute Therapie schubfrei. Ein dritter Zyklus erbrachte keine wesentliche Verbesserung der Verläufe (Giovannoni et al. 2018).

Cladribin wird oral als Tablette in einer kumulativen Dosis von 3,5 mg/kg Körpergewicht über zwei Jahre angewendet, aufgeteilt in zwei Behandlungsphasen. Jede Behandlungsphase besteht aus zwei Behandlungswochen, eine zu Beginn des ersten Monats und eine zu Beginn des zweiten Monats des jeweiligen Behandlungsjahres. Nach Abschluss der zwei Behandlungsphasen ist keine weitere Behandlung mit Cladribin in den Jahren 3 und 4 erforderlich (und auch nicht durch die Zulassung gedeckt).

Latente Infektionen können unter Cladribin aktiviert werden, daher muss vor Therapiebeginn in Jahr 1 und Jahr 2 ein Screening auf latente Infektionen, vor allem auf Tuberkulose und Hepatitis B und C, erfolgen. Die Lymphopenie stellte die am häufigsten beobachtete Nebenwirkung einer Cladribin-Therapie dar. Die Lymphozytenzahl sollte daher vor Behandlungsbeginn mit Cladribin in Jahr 1 und 2 sowie zwei und sechs Monate nach Behandlungsbeginn in jedem Behandlungsjahr bestimmt werden. Zudem bestätigte sich eine erhöhte Inzidenz von Herpes-Zoster-Infektionen in der Behandlungsgruppe.

Die Lymphopenie ist die am häufigsten beobachtete Nebenwirkung von Cladribin

Alemtuzumab

Bei Alemtuzumab (Lemtrada®) handelt es sich um eine intravenöse gepulste Immunrekonstitutionstherapie. Der seit dem Jahr 2013 in der EU verfügbare monoklonale Antikörper richtet sich gegen CD52-exprimierende Leukozyten. Im Jahr 2019 wurde die Gabe von Alemtuzumab eingeschränkt auf Patienten mit hochaktiver Erkrankung trotz vollständiger und angemessener Behandlung mit mindestens einer krankheitsmodifizierenden Therapie oder Patienten mit rasch fortschreitender schwerer schubförmig-remittierender MS, definiert durch zwei oder mehr Schübe mit Behinderungsprogression in einem Jahr, und mit einer oder mehr Gadolinium-anreichernden Läsionen in der MRT des Gehirns oder mit einer signifikanten Erhöhung der T2-Läsionen im Vergleich zu einer kürzlich durchgeführten MRT.

Das Zielantigen CD52 kommt in hohen Konzentrationen auf der Zelloberfläche von T- und B-Lymphozyten sowie in geringeren Konzentrationen auf natürlichen Killerzellen, Monozyten und Makrophagen vor. Alemtuzumab wirkt durch antikörperabhängige, zellvermittelte Zytolyse und komplementvermittelte Lyse nach Zelloberflächenbindung. Dies resultiert nach jeder Behandlungsphase in einer Depletion der zirkulierenden T- und B-Lymphozyten. Im Laufe der Zeit kommt es zu einer Repopulation der Lymphozyten mit einer Erholung der B-Zellen, die in der Regel innerhalb von sechs Monaten abgeschlossen ist. Die CD3+- und CD4+-Lymphozytenzahlen steigen langsamer auf normale Werte.

Daten aus Zulassungsstudien zeigten, dass Alemtuzumab die jährliche Schubrate deutlich wirksamer senkte als Interferon-beta 1a. Die randomisierte, kontrollierte Phase-III-Studie CARE-MS I untersuchte Alemtuzumab versus Interferon beta-1a bei 563 Patienten mit RRMS, die bisher keine Vortherapie erhalten hatten. Nach zwei Jahren lag der Patientenanteil mit Krankheitsschüben in der Alemtuzumab-Gruppe deutlich niedriger (22%) als bei einer Behandlung mit Interferon-beta 1a (40%) (Cohen et al. 2012). In einer Extensionsphase der Studie senkte Alemtuzumab das Risiko einer anhaltenden Behinderungsprogression über einen Zeitraum von fünf Jahren um 72% und die Schubrate um 69% im Vergleich zu Interferon-beta 1a (Havrdova et al. 2017). Die CARE-MS II-Studie verglich Alemtuzumab mit Interferon-beta 1a bei 628 Patienten, die zuvor bereits erfolglos mit einer Immuntherapie behandelt wurden. Die CARE MS II Studie greift somit

Im direkten Vergleich senkt Alemtuzumab die jährliche Schubrate deutlich wirksamer als Interferon-beta 1a

durch ihr Studiendesign das oben beschriebene Konzept der Therapieoptimierung auf. Nach zwei Jahren verringerte Alemtuzumab den Anteil der Patienten mit Krankheitsschüben ebenfalls deutlich (35 % gegenüber 53 % mit Interferon-beta 1a) (Coles et al. 2012).

Die empfohlene Dosis von Alemtuzumab beträgt 12 mg/Tag. Der erst Zyklus wird an fünf aufeinanderfolgenden Tagen verabreicht, der zweite im Abstand von einem Jahr an drei aufeinanderfolgenden Tagen. Bei Bedarf können auch mehr Behandlungsphasen notwendig sein. Da es unter der Anwendung von Alemtuzumab zu Infusionsreaktionen kommen kann, sollten Patienten an jedem Tag einer Behandlungsphase mit Kortikosteroiden, Antihistaminika und/oder Antipyretika prämediziert werden. Mit einer solchen Prophylaxe ist die Anwendung von Alemtuzumab meist unproblematisch.

In den ersten Monaten nach der Alemtuzumab Infusion sind die Patienten anfälliger für Infekte, Einzelfälle mit opportunistischer Infektionen, wie pulmonale Nokardiose, aktive Zytomegalievirus-Infektion und Listerien-Meningitis, wurden beobachtet. Daher sollte in dieser Phase bei Problemen niederschwellig ärztliche Hilfe gesucht werden – auch eine »Schwangerschaftsdiät« ist in dieser Phase sinnvoll. Darüber hinaus wird eine orale Prophylaxe gegen Herpes-Infektionen empfohlen, die über einen Monat fortgeführt werden sollte. Ebenso ist vor der Behandlung eine Impfung gegen das Varizella-Zoster-Virus (VZV) bei Antikörper-negativen Patienten zu prüfen.

> Die Behandlung mit Alemtuzumab führt zu einem erhöhten Risiko für potenziell schwerwiegende Autoimmunerkrankungen

Im weiteren Verlauf führt die Behandlung mit Alemtuzumab zu einem erhöhten Risiko für potenziell schwerwiegende Autoimmunerkrankungen. Zu nennen sind in erster Linie Autoimmunerkrankungen der Schilddrüse und die Immunthrombozytopenie (ITP) sowie Einzelfälle mit einer Nephropathie. Daher sollte vor Beginn und nach der Behandlung regelmäßig die Schilddrüsenfunktion und die Serum-Kreatinin-Spiegel kontrolliert sowie monatlich ein großes Blutbild mit Differenzialblutbild (Hinweise auf ITP) erstellt werden. Die Sicherheitsnachbeobachtung muss bis 48 Monate nach der Gabe der letzten Dosis fortgeführt werden.

B-Zell-Depletion mit Ocrelizumab und Ofatumumab

Ocrelizumab (Ocrevus®) ist ein monoklonaler Anti-CD20-Antikörper, der seit Januar 2018 in der EU verfügbar ist. Als bislang einzige verlaufsmodifizierende MS-Therapie ist Ocrelizumab in der EU zugelassen sowohl für die Behandlung der schubförmig verlaufenden MS (RMS) mit aktiver Erkrankung (definiert durch klinischen Befund oder Bildgebung) als auch für die Behandlung der frühen PPMS, charakterisiert anhand der Krankheitsdauer und dem Grad der Behinderung sowie durch Bildgebungsmerkmale, die typisch für eine Entzündungsaktivität sind.

Das Zelloberflächenantigen CD20 wird auf Prä-B-Zellen, reifen B-Zellen und B-Gedächtniszellen exprimiert. Nach der Bindung an die Zelloberfläche depletiert Ocrelizumab selektiv CD20-exprimierende B-Zellen. Die Fähigkeit der B-Zell-Rekonstitution und die vorbestehende humorale Immunität bleiben dabei erhalten. Ebenso werden die angeborene Immunität und die Anzahl der T-Zellen nicht beeinträchtigt.

Die Wirksamkeit von Ocrelizumab bei schubförmig verlaufender MS (RMS) wurde in den zweijährigen randomisierten, doppelblinden, kontrollierten Phase-III-Studien OPERA I und OPERA II bei 821 bzw. 825 Patienten untersucht. Die beiden Studien OPERA I und OPERA II bei RMS hatten ein identisches Design. Im Vergleich zur Therapie mit Interferon-beta 1a konnte Ocrelizumab die jährliche Schubrate hier um 46 % bzw. 47 % reduzieren. Das Risiko für eine über 12 bzw. 24 Wochen bestätigte Behinderungsprogression verringerte sich in der gepoolten Analyse beider Studien gegenüber Interferon-beta 1a um 40 %. Auch die in der kranialen MRT-Bildgebung nachweisbare Läsionsaktivität war in den Ocrelizumab-Gruppen gegenüber Interferon-beta 1a erheblich reduziert (Hauser et al. 2017).

Im direkten Vergleich zeigte Ocrelizumab eine bessere Wirksamkeit als Interferon-beta 1a in Bezug auf Schubratenreduktion, Behinderungsprogression und MRT-Aktivität

Ocrelizumab wird zu Beginn der Behandlung im Abstand von zwei Wochen mit je 300 mg als Infusion verabreicht. Nach diesen beiden initialen Infusionen wird der Antikörper alle sechs Monate in Einzeldosen von jeweils 600 mg gegeben. Vor jeder Infusion sollte eine Prämedikation mit 100 mg Methylprednisolon i. v. (oder Äquivalent) sowie einem Antihistaminikum erfolgen. In den Zulassungsstudien zeigte sich der Anteil der Patienten mit unerwünschten Ereignissen (UEs) in der Ocrelizumab-Gruppe vergleichbar mit jenem unter einer Therapie mit Interferon-beta 1a. Die häufigsten Nebenwirkungen sind – meist leicht bis moderat ausgeprägte – infusionsassoziierte Reaktionen (Gesamtinzidenz 34,3 % vs. IFN beta-1a: 9,9 %), deren Inzidenz im Verlauf der Therapie zurückgeht. Unter Ocrelizumab kann der Immunglobulispiegel (vor allem IgM) reduziert sein. Langfristig ist von Bedeutung, ob die anhaltende Depletion von B-Zellen über mehrere Jahre sich auf die Immunglobulinspiegel und damit auch auf die Immunkompetenz der behandelnden Individuen auswirkt. Dementsprechend empfiehlt es sich unter der Therapie die Immunglobulinspiegel zu testen.

In den Studien gab es keine Hinweise auf eine erhöhte Inzidenz opportunistischer Infektionen unter der Ocrelizumab-Therapie. Dennoch sollte auf klinische Infektzeichen geachtet werden. Die häufigsten Infektionen waren Infektionen der oberen Atemwege, Nasopharyngitis und Harnwegsinfektionen. Herpesvirus-Infektionen waren geringfügig häufiger als unter Interferon-beta. Was das Auftreten von Malignomen angeht, so waren diese nicht häufiger als in der Population der MS-Patienten erwartet. Trotzdem sollte insbesondere bei der Langzeitanwendung auch auf diesen Aspekt geachtet werden.

Im Studienprogramm von Ocrelizumab gab es keine Hinweise auf eine erhöhte Inzidenz opportunistischer Infektionen

Anfang 2021 hat der Arzeimittelausschuss der Europäischen Arzneimittelagentur (EMA) einen weiteren Antikörper gegen CD20 zur Zulassung empfohlen. Ofatumumab (Kesimpta®) ist ein vollständig humaner monoklonaler Antikörper, der monatlich subkutan verabreicht werden kann und daher auch zur Selbstapplikation geeignet ist, was die Logistik eine anti-CD20 Therapie deutlich vereinfachen würde. Zudem ist aufgrund humanidentischer Struktur die Verträglichkeit so gut, dass keine Prämedikation gegeben werden muss. Ofatumumab wurde in seinen Zulassungsstudien gegen die Vergleichssubstanz Teriflunomid getestet und hat ebenfalls in allen

Ofatumumab ist ein neuer vollständig humaner Antikörper gegen CD20 zur s. c. Injektion

relevanten Studienendpunkten (Schubrate, Behinderungsprogression, MR-Läsionen) eine Überlegenheit gezeigt, die in etwa der Größenordnung der Unterschiede zwischen Ocrelizumab und Interferon-beta 1a entsprechen. Auch das Nebenwirkungsprofil entsprach den bekannten Nebenwirkungen einer anti-CD20 Therapie. Die Ergebnisse des Ofatumumab-Studienprogramms unterstreicht die gute Wirksamkeit des anti.CD20 Konzeptes bei schubförmiger MS. Es ist zu erwarten, dass weitere anti-CD20 Antikörper folgen werden.

> **Merke**
>
> Höherwirksame Immuntherapeutika gehen zwar mit potenziell gefährlicheren Nebenwirkungen und einem höheren Monitoringaufwand einher, sind aber dafür wirksamer als Erstlinienpräparate – wie direkte Vergleiche innerhalb der Zulassungsstudien für die meisten Substanzen belegen.

2.3 Zeitfaktor und Behandlung der MS

Patienten profitieren durch einen frühzeitigen Beginn einer MS-Therapie und die frühzeitige Optimierung durch den Einsatz hochwirksamer Medikamente. Ziel sollte es von Beginn an sein, Krankheitsaktivität zu unterbinden und den NEDA (»no evidence of disease activity«)-Status zu erreichen. Dies ist auch langfristig von Bedeutung, denn es konnte an einer Studie mit frühen MS-Patienten gezeigt werden, dass das Erreichen von NEDA in den ersten Jahren ein Prädiktor für eine längerfristige Freiheit von Krankheitsaktivität ist. Es zeigte sich, dass der NEDA-Status in Jahr 2 einen positiven Vorhersagewert von 78,3 % für das Ausbleiben einer Progression in Jahr 7 hatte. Eine frühzeitige Unterbindung der Krankheitsaktivität kann demnach langfristig günstig sein (Rotstein et al. 2015).

Vor allem eine sekundär chronisch progrediente Verlaufsform mit einer irreversiblen Behinderungsprogression sollte durch eine konsequente Therapieoptimierung verhindert werden. Frühere Studien verwendeten unterschiedliche Kriterien zur Identifizierung der progredienten Verlaufsform. Ziel einer Untersuchung von Lorscheider et al. (2016) war es eine objektive Definition der SPMS zu identifizieren. Zu diesem Zweck wurden longitudinale Daten von 17.365 Patienten aus dem MSBase-Register analysiert. Die beste Definition der SPMS wurde identifiziert bei einem EDSS-Score-Zuwachs von ≥ 1 Punkt ($\geq 0{,}5$ Punkte ab einem Basis-EDSS von $\geq 6{,}0$) bei einem minimalen EDSS von 4, einem minimalen funktionellen Score der Pyramidenbahn von 2 sowie Ausbleiben von Schüben und einer bestätigten

Progression nach drei Monaten inklusive des führenden funktionellen Systems. Laut der Ergebnisse dieser Studie soll diese Definition eine mehr als drei Jahre frühere Diagnose erlauben als die durchschnittliche Zeit bis zur Erstdiagnose durch den behandelnden Arzt (Lorscheider et al. 2016).

Basierend auf diesen Definitionskriterien der SPMS wurde eine Analyse des MSBase-Registers zur Wirksamkeit unterschiedlicher krankheitsmodifizierender MS-Medikamente auf den Übergang der RRMS in eine SPMS durchgeführt (n = 1.555). Die Studie konnte zum einen der Wert einer frühzeitigen Therapie belegen. Patienten, die Interferone oder Glatirameracetat innerhalb von fünf Jahren nach Erstdiagnose erhielten, hatten ein geringeres Risiko für eine SPMS als Patienten mit einer verzögerten Therapieeinleitung. Nach 17 Jahren wiesen 29 % bzw. 47 % (Therapiebeginn < 5 Jahre vs. ≥ 5 Jahre nach Erstdiagnose) der Patienten eine SPMS auf. Darüber hinaus konnte auch der Vorteil des frühzeitigen Einsatzes hochwirksamer MS-Medikamente (Fingolimod, Alemtuzumab, Natalizumab) gegenüber einer prologierten Behandlung mit moderat wirksamen MS-Medikamenten (Interferone und Glatirameracetat) gezeigt werden. Patienten, die innerhalb von fünf Jahren auf Fingolimod, Alemtuzumab oder Natalizumab umgestiegen waren, zeigten ein geringeres Risiko einer SPMS als diejenigen mit einer verzögerten Therapieoptimierung (HR 0,76; $p < 0,001$). Dabei entwickelten fünf Jahre nach Therapiebeginn 8 % vs. 14 % und sieben Jahre nach Therapiebeginn 14 % vs. 28 % (Therapieoptimierung < 5 Jahre vs. ≥ 5 Jahre) eine SPMS (Brown et al. 2019).

Außerdem konnte gezeigt werden, dass Patienten, die von Beginn an die hochwirksamen MS-Medikamente Fingolimod, Alemtuzumab oder Natalizumab erhielten, einen signifikanten Vorteil gegenüber Patienten hatten, bei denen die Therapie mit weniger stark wirksamen MS-Medikamenten begonnen wurde. Patienten unter hochwirksamen Medikamenten als Erstlinientherapie wiesen ein niedrigeres Risiko für die Entwicklung einer SPMS auf als die Vergleichsgruppe (HR 0,66, $p = 0,046$). In Jahr 5 nach Therapiebeginn entwickelten 7 % vs. 12 % (hochwirksame Wirkstoffe vs. weniger stark wirksame Wirkstoffe) der Patienten eine SPSM. In Jahr 9 betrug der Patientenanteil mit SPMS 16 % vs. 27 % (hochwirksame Wirkstoffe vs. weniger stark wirksame Wirkstoffe). Die Auswertung des Registers, deutet demnach darauf hin, dass Patienten von einem frühen Einsatz hochwirksamer MS-Medikamente profitieren (Brown et al. 2019).

Trotz dieser positiven Ergebnisse bei Verwendung hochwirksamer MS-Therapien, die auch mittlerweile durch weitere Registerstudien bestätigt werden konnten, sollte aber immer eine individuelle Abwägung vor dem Hintergrund des Risikoprofils eines Wirkstoffes stattfinden und der Patient in die Entscheidung einbezogen werden. Insgesamt ist das potenzielle Nebenwirkungsprofil vor der hochwirksamen MS-Medikamente angesichts des drohenden Verlustes von neuronalem Gewebe und den daraus resultierenden physischen und mentalen Einschränkungen durchaus akzeptabel (Stankiewicz und Weiner 2019).

Patienten profitieren vom frühen Einsatz hochwirksamer MS-Medikamente

> **Merke**
>
> Real-World Effectivness Daten belegen mittlerweile die langjährig bekannte Hypothese des Wertes eines möglichst frühen Therapiebeginns und einer möglichst frühen Therapieoptimierung bei unzureichendem Ansprechen auf eine Erstlinientherapie – auch für die MS gilt »Time is brain«.

2.4 Zusammenfassung

Vor dem Hintergrund der aktuellen Evidenz ist es unstrittig, dass sich mit einem frühen Therapiebeginn die langfristige Prognose vieler Patienten mit schubförmiger MS-Erkrankung günstig beeinflussen lässt. Insbesondere die frühzeitige Umstellung auf hochwirksame verlaufsmodifizierende Substanzen wird zunehmend befürwortet. Das bisher eher zögerliche Konzept einer Therapieoptimierung der Stufenbehandlung mit Basistherapie und Eskalation erscheint angesichts der Vielfalt an hochwirksamen DMT nicht mehr zeitgemäß.

Zögerliches Konzept einer Therapieoptimierung ist nicht mehr zeitgemäß

Klinische Studien bestätigten, dass Patienten mit schubförmig bzw. schubförmig-remittierend verlaufender MS in relevantem Maße vom Einsatz hochwirksamer DMTs profitieren konnten: Ein hoher Patientenanteil erreichte hier einen NEDA-Status (»Freiheit von Krankheitsaktivität«). Im klinischen Alltag sollte daher mit der Entscheidung für eine Intensivierung der Therapie nicht zu lange abgewartet werden. Bei Patienten mit bereits initial hoher Krankheitsaktivität kann auch die primäre Therapie mit einer hochwirksamen Substanz unter Umständen eine sinnvolle Option sein.

Literatur

Brown JWL, Coles A, Horakova D et al. (2019) Association of initial disease-modifying therapy with later conversion to secondary progressive multiple sclerosis. Jama 321 (2): 175–87.

Cohen JA, Barkhof F, Comi G, Hartung HP, Khatri BO, Montalban X, Pelletier J, Capra R, Gallo P, Izquierdo G, Tiel-Wilck K, de Vera A, Jin J, Stites T, Wu S, Aradhye S, Kappos L; TRANSFORMS Study Group (2010) Oral fingolimod or intramuscular interferon for relapsing multiple sclerosis. N Engl J Med 362(5): 402–15.

Cohen JA, Coles AJ, Arnold DL et al. (2012) Alemtuzumab versus interferon beta 1a as first-line treatment for patients with relapsing-remitting multiple sclerosis: a randomised controlled phase 3 trial. Lancet 380: 1819–1828.

Cohen JA, Comi G, Selmaj KW, Bar-Or A, Arnold DL, Steinman L, Hartung HP, Montalban X, Kubala Havrdová E, Cree BAC, Sheffield JK, Minton N, Raghupathi K, Huang V, Kappos L; RADIANCE Trial Investigators (2019) Safety and efficacy of ozanimod versus interferon beta-1a in relapsing multiple sclerosis (RADIANCE): a multicentre, randomised, 24-month, phase 3 trial. Lancet Neurol 18(11): 1021–1033.

Coles AJ, Twyman CL, Arnold DL et al. (2012) Alemtuzumab for patients with relapsing multiple sclerosis after disease-modifying therapy: a randomised controlled phase 3 trial. Lancet 380: 1829–1839.

Comi G, Filippi M, Wolinsky JS (2001) European/Canadian multicenter, double-blind, randomized, placebo-controlled study of the effects of glatiramer acetate on magnetic resonance imaging--measured disease activity and burden in patients with relapsing multiple sclerosis. European/Canadian Glatiramer Acetate Study Group. Annals of neurology 49(3): 290–7.

Comi G, Kappos L, Selmaj KW, Bar-Or A, Arnold DL, Steinman L, Hartung HP, Montalban X, Kubala Havrdová E, Cree BAC, Sheffield JK, Minton N, Raghupathi K, Ding N, Cohen JA; SUNBEAM Study Investigators (2019) Safety and efficacy of ozanimod versus interferon beta-1a in relapsing multiple sclerosis (SUNBEAM): a multicentre, randomised, minimum 12-month, phase 3 trial. Lancet Neurol 18(11): 1009–1020.

Dobson R, Giovannoni G (2019) Multiple sclerosis – a review. Eur J Neurol 26: 27–40.

Fox RJ, Miller DH, Phillips JT, Hutchinson M, Havrdova E, Kita M et al. (2012) Placebo-controlled phase 3 study of oral BG-12 or glatiramer in multiple sclerosis. The New England journal of medicine 367(12): 1087–97.

Giovannoni G, Comi G, Cook S et al. (2010) A placebo-controlled trial of oral cladribine for relapsing multiple sclerosis. N Engl J Med 362: 416–426.

Giovannoni G, Soelberg Sorensen P, Cook S, Rammohan K et al. (2018) Safety and efficacy of cladribine tablets in patients with relapsing-remitting multiple sclerosis: Results from the randomized extension trial of the CLARITY study. Mult Scler 24: 1594–1604.

Gold R, Kappos L, Arnold DL, Bar-Or A, Giovannoni G, Selmaj K et al. (2012) Placebo-controlled phase 3 study of oral BG-12 for relapsing multiple sclerosis. The New England journal of medicine 367(12): 1098–107.

Hauser SL, Bar-Or A, Comi G et al. (2017) Ocrelizumab versus Interferon Beta-1a in Relapsing Multiple Sclerosis. N Engl J Med 376: 221–234.

Havrdova E, Arnold DL, Cohen JA et al. (2017) Alemtuzumab CARE-MS I 5-year follow-up: Durable efficacy in the absence of continuous MS therapy. Neurology 89: 1107–1116.

Havrdova E, Galetta S, Hutchinson M et al. (2009) Effect of natalizumab on clinical and radiological disease activity in multiple sclerosis: a retrospective analysis of the Natalizumab Safety and Efficacy in Relapsing-Remitting Multiple Sclerosis (AFFIRM) study. Lancet Neurol 8: 254–260.

Ho PR, Koendgen H, Campbell N et al. (2017) Risk of natalizumab-associated progressive multifocal leukoencephalopathy in patients with multiple sclerosis: a retrospective analysis of data from four clinical studies. Lancet Neurol 16: 925–933.

Holstiege J, Steffen A, Goffrier B, Bätzing J (2017) Epidemiologie der Multiplen Sklerose – eine populationsbasierte deutschlandweite Studie. Zentralinstitut für die kassenärztliche Versorgung in Deutschland (Zi). Versorgungsatlas-Bericht Nr. 17/09. Berlin 2017. doi: 10.20364/VA-17.09.

Jarius S, Hohlfeld R (2004) Interferon therapy of multiple sclerosis. Synopsis of various dosage forms. Nervenarzt. 75(12): 1226–30.

Johnson KP, Brooks BR, Cohen JA, Ford CC, Goldstein J, Lisak RP et al. (1995) Copolymer 1 reduces relapse rate and improves disability in relapsing-remitting multiple sclerosis: results of a phase III multicenter, double-blind placebo-controlled trial. The Copolymer 1 Multiple Sclerosis Study Group. Neurology 45(7): 1268–76.

Kappos L, Fox RJ, Burcklen M, Freedman MS, Havrdová EK, Hennessy B et al. (2021) Ponesimod Compared With Teriflunomide in Patients With Relapsing Multiple

Sclerosis in the Active-Comparator Phase 3 OPTIMUM Study: A Randomized Clinical Trial. JAMA Neurol 78(5): 558–567.

Lorscheider J, Buzzard K, Jokubaitis V et al. (2016) Defining secondary progressive multiple sclerosis. Brain 139(Pt 9): 2395–405.

Mäurer M, Dachsel R, Domke S, Ries S, Reifschneider G, Friedrich A et al. (2011) Health care situation of patients with relapsing-remitting multiple sclerosis receiving immunomodulatory therapy: a retrospective survey of more than 9000 German patients with MS. Europ J Neurol 18(8): 1036–45.

Mikol DD, Barkhof F, Chang P, Coyle PK, Jeffery DR, Schwid SR et al. (2008) Comparison of subcutaneous interferon beta-1a with glatiramer acetate in patients with relapsing multiple sclerosis (the REbif vs Glatiramer Acetate in Relapsing MS Disease [REGARD] study): a multicentre, randomised, parallel, open-label trial. The Lancet Neurology 7(10): 903–14.

Montalban X, Gold R, Thompson AJ et al. (2018) ECTRIMS/EAN guideline on the pharmacological treatment of people with multiple sclerosis. Eur J Neurol 25: 215–237.

Naismith RT, Wundes A, Ziemssen T, Jasinska E, Freedman MS, Lembo AJ, Selmaj K, Bidollari I, Chen H, Hanna J, Leigh-Pemberton R, Lopez-Bresnahan M, Lyons J, Miller C, Rezendes D, Wolinsky JS; EVOLVE-MS-2 Study Group (2020) Diroximel Fumarate Demonstrates an Improved Gastrointestinal Tolerability Profile Compared with Dimethyl Fumarate in Patients with Relapsing-Remitting Multiple Sclerosis: Results from the Randomized, Double-Blind, Phase III EVOLVE-MS-2 Study. CNS Drugs 34(2): 185–196.

O'Connor P, Filippi M, Arnason B, Comi G, Cook S, Goodin D et al. (2009) 250 microg or 500 microg interferon beta-1b versus 20 mg glatiramer acetate in relapsing-remitting multiple sclerosis: a prospective, randomised, multicentre study. Lancet neurology 8(10): 889–97.

Polman CH, O'Connor PW, Havrdova E et al. (2006) A randomized, placebo-controlled trial of natalizumab for relapsing multiple sclerosis. N Engl J Med 354: 899–910.

Rotstein DL, Healy BC, Malik MT et al. (2015) Evaluation of no evidence of disease activity in a 7-year longitudinal multiple sclerosis cohort. JAMA Neurol 72(2): 152–8.

Stankiewicz JM, Weiner HL (2019) An argument for broad use of high efficacy treatments in early multiple sclerosis. Neurol Neuroimmunol Neuroinflamm 7(1): e636.

Tintoré M (2007) Early MS treatment. Int MS J 14(1): 5–10.

3 Chronisch progrediente Multiple Sklerose

Caroline Eilers-Petri und Mathias Mäurer

Fallbeispiel 3.1

Eine 53-jährige Patientin bemerkte seit zwei Jahren ein Schweregefühl im rechten Bein nach längerem Laufen. Nach zweimaliger tiefer Beinvenenthrombose und Lungenembolie im Alter von 39 und 40 Jahren wurde sie zunächst internistisch vorstellig. Ein erneutes thrombotisches Ereignis zeigte sich nicht. Im Folgejahr stellte sich die Patientin orthopädisch vor, die beschwerdefreie Gehstrecke hätte sich mittlerweile auf zwei Kilometer verkürzt, dann habe sie kribbelnde Missempfindungen und könne beim Gehen nicht mehr flüssig abrollen. Der orthopädische Befund inklusive Röntgendiagnostik blieb unauffällig. Ein halbes Jahr später stellte sich die Patientin mit nunmehr progredienten Beschwerden bei einem niedergelassenen Neurologen vor. Nach längerem Gehen bemerke sie eine Schwäche der Hüftbeugung sowie der Fußhebung, außerdem bestünde mittlerweile dauerhaft eine Hypästhesie des rechten Unterschenkels. In der klinisch-neurologischen Untersuchung zeigt sich eine Hypästhesie mit Hyperalgesie in diesem Bereich und eine Pallanästhesie distal der Knie beidseits. Elektrophysiologisch wurden mäßig verzögerte Tibialis-SEP abgeleitet, die Neurografien des N. suralis und N. peroneus zeigten eine Amplitudenminderung. Es wurde die Verdachtsdiagnose einer Polyneuropathie unklarer Genese gestellt.

Ein weiteres Jahr später erfolgte die Vorstellung in unserer Ambulanz. Die Patientin gab nunmehr seit circa vier Jahren Beschwerden beim Gehen an. Nach etwa zwei Kilometern Gehstrecke benötige sie eine Pause, sie fühle sich unsicher beim Laufen, daher nutze sie gelegentlich Nordic-Walking-Stöcke. Klinisch neurologisch zeigte sich eine deutlich sakkadierte Blickfolge. Bei den Zeigeversuchen fand sich eine Dysmetrie und Hypermetrie der oberen Extremität beidseits, an der unteren Extremität eine leichte Tonuserhöhung und erschöpflich kloniform auslösbare Reflexe. Im Romberg-Stehversuch mit geschlossenen Augen bestand ein ungerichtetes Schwanken, die Stand- und Gangprüfungen (Tandemstand, Seiltänzergang, Einbeinstand) waren nur eingeschränkt durchführbar. Bei der Sensibilitätsprüfung fand sich eine Pallanästhesie an der unteren Extremität. Die Neurografien zeigten sich bei der Nachmessung normwertig. Bei den VEP war die P100 Latenz links mit 137 ms deutlich verzögert, die P40 Antwort des Tibialis SEPs war beidseits verplumpt und leicht verlängert, die Medianus SEP waren beidseits normwertig. Die MRT Bildgebung des Myelons zeigte mehrere, entzündungssuspekte

Herde auf Höhe der Halswirbelkörper 2 und 4, zusätzlich fand sich ein Herd auf Höhe Halswirbelkörper (HWK) 3, hier war das Myelon bereits lokal atroph, möglicherweise als Zeichen einer schon länger zurückliegenden Entzündungsaktivität. In der kraniellen MRT zeigte sich ein entzündungstypischer Herd im periventrikulären Marklager rechts parietal, darüber hinaus fand sich ein altersentsprechender Normalbefund. (▶ Abb. 3.1)

Die Liquordiagnostik ergab eine normwertige Liquorzellzahl, es fand sich eine intrathekale IgG Synthese, die oligoklonalen Banden waren positiv (Typ II). Die MRZ Reaktion war partiell positiv. Die unter differenzialdiagnostischen Aspekten ergänzten Laborwerte (Borrelien Serologie, ACE, IL2 Rezeptor, Autoantikörper) waren nicht wegweisend. Anti-Aquaporin-4-Antikörper und Myelin-Oligodendrozyten-Glykoprotein Antikörper waren negativ.

Aufgrund der klinischen Befunde, der Liquorparameter, den bildgebenden Befunden sowie dem Fehlen klar abgrenzbarer Schübe wurde bei der Patientin die Diagnose einer multiplen Sklerose mit primär chronisch progredientem Verlauf gestellt. Die initiale Behandlung erfolgte symptomatisch.

Bei einer Kontrolle ca. ein Jahr nach Diagnosestellung zeigte sich zwar die Bildgebung stabil, die Gehfähigkeit der Patientin hatte sich jedoch deutlich verschlechtert (Reduktion der maximalen Gehstrecke und signifikante Verschlechterung bei der Testung der 7,6 m Gehstrecke). Der EDSS Wert hatte sich damit um einen Punkt verschlechtert. Aufgrund der Progression der Erkrankung und der neuen Therapieoptionen durch den monoklonalen Antikörper Ocrelizumab zur Behandlung der primär chronisch progredienten MS (PPMS) wurde die Patientin nach Ausschluss relevanter Kontraindikation mit Ocrelizumab behandelt. In der Folgezeit zeigte sich sowohl klinisch als auch bildgebend ein stabiler Verlauf.

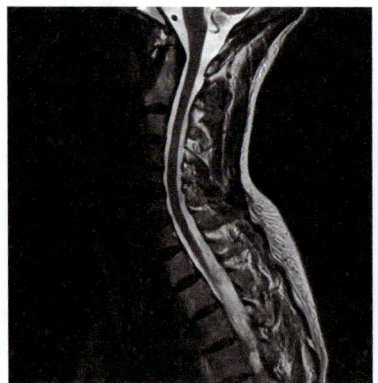
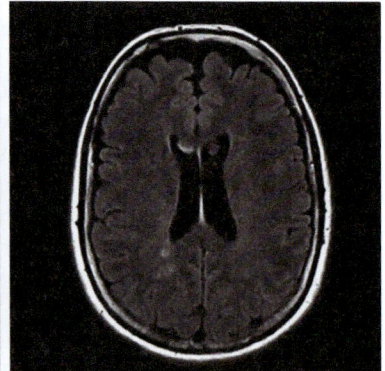

Abb. 3.1: MRT-Bildgebung der Patientin zum Zeitpunkt der Erstdiagnose: Auf Höhe des 3. HWK zeigt sich das Myelon entzündungsbedingt bereits leicht atroph. Intrakraniell besteht ein einzelner entzündlicher Herd im periventrikulären Marklager rechts

3 Chronisch progrediente Multiple Sklerose

Das Wichtigste auf einen Blick

Wie der hier geschilderte Fall zeigt, kann die Diagnosestellung der primär chronisch progredienten Multiplen Sklerose einen schwierigen und langwierigen Prozess für den Patienten darstellen. Nicht selten durchlaufen die Patienten zahlreiche Fachrichtungen und erhalten unter Umständen unterschiedliche Verdachtsdiagnosen bis eine PPMS diagnostiziert wird. Dies mag daran liegen, dass die Multiple Sklerose als schubförmig verlaufende Erkrankung wahrgenommen wird. Dennoch ist der hier geschilderte Fall durchaus paradigmatisch für das Vorliegen einer primär chronisch progredienten MS:

1. In der Regel ist das Erkrankungsalter von PPMS deutlich höher als das von Patienten mit schubförmiger MS.
2. Der Erkrankungsbeginn tritt häufig erst in der 5. oder 6. Lebensdekade auf.
3. Während Frauen deutlich häufiger an einer schubförmigen MS leiden, ist die Geschlechterverteilung zwischen Männern und Frauen bei der PPMS gleich.
4. Der klinische Prädominanztyp der PPMS ist die spastische Paraparese, wie auch in unserem Fallbeispiel. In ca. 83 % steht diese Symptomatik im Vordergrund.
5. Ebenfalls typisch ist der im Vordergrund stehende Läsionsbefall des Rückenmarks, während das Zerebrum eher wenige Läsionssetzungen aufweist – insbesondere im Vergleich zu Patienten mit sekundär chronisch progredienter MS.
6. Die Lokalisation und Morphe der Läsionen unterscheidet sich hingegen nicht von der schubförmigen MS.
7. Vergleichende Studien zeigen allerdings, dass progrediente MS-Patienten ein deutlicheres Ausmaß an Atrophie zeigen als Patienten mit schubförmiger MS.

Aufgrund dieser unterschiedlichen Charakteristika von PPMS und schubförmig beginnender MS wird häufig spekuliert, ob es sich bei der PPMS um eine andere Krankheitsentität handelt (ähnlich der Neuromyelitis optica, NMO). Es bleibt aber festzuhalten, dass sich schubförmig beginnende MS und PPMS hinsichtlich der identifizierten Suszeptibilitätsgene nicht unterscheiden und auch bei monozyoten Zwillingen sowohl schubförmige als auch PPMS Verläufe aufgetreten sind.

Dementsprechend ist nicht von der Hand zu weisen, dass es sich wahrscheinlich um verschiedene Spielarten der gleichen Erkrankung handelt und dementsprechend auch ähnliche therapeutische Konzepte zum Einsatz kommen (▶ Abb. 3.2).

Abb. 3.2:
Verlaufsformen der Multiplen Sklerose – Die unterschiedlichen Verlaufsformen sind am ehesten als Kontinuum zu sehen: nicht die Progression, sondern die Schübe machen den Unterschied zwischen RRMS/SPMS und PPMS

RRMS

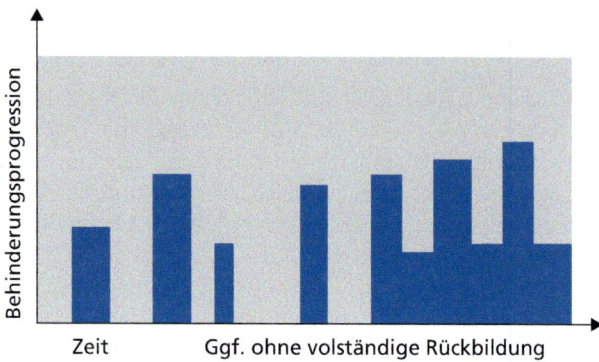

Ggf. ohne volständige Rückbildung der Schübe.

SPMS

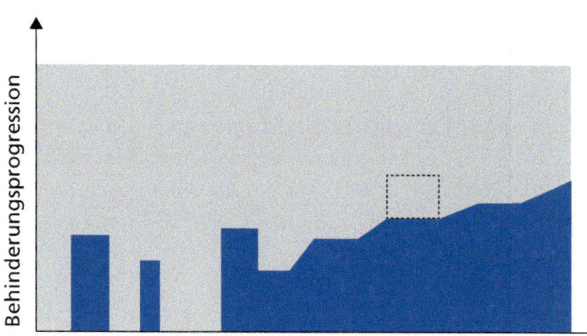

Progredienter Verlauf nach schubförmigem Beginn, augesetzte Schübe möglich.

PPMS

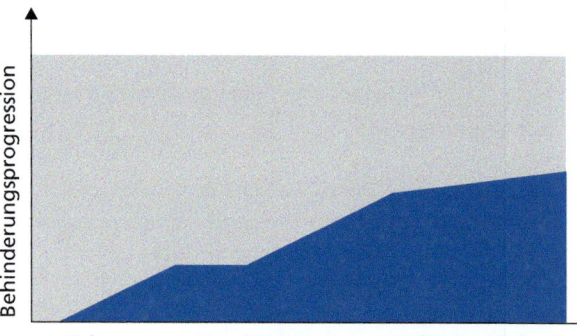

Von Beginn an progredienter Verlauf, Phasen ohne Progression möglich.

3.1 Diagnostisches Vorgehen bei primär chronisch progredienter Multiple Sklerose

Bei der Multiplen Sklerose handelt es sich um eine chronische inflammatorische Erkrankung des zentralen Nervensystems. In den meisten Fällen kommt es zunächst zu einem schubförmigen-remittierenden Verlauf, in dem die Schübe in Zusammenhang mit neuen demyelinisierenden Läsionen oder der Reaktivierung alter Läsionen stehen. Im Verlauf geht das Krankheitsgeschehen dann oftmals in einen sekundär progredienten Verlauf über, der durch eine chronische, fortschreitende Krankheitsprogression gekennzeichnet ist. Etwa 85–90 % der Erkrankten nehmen zunächst einen schubförmigen remittierenden Krankheitsverlauf und gehen im Verlauf in eine chronisch progrediente Phase über. Etwa 10–15 % nehmen jedoch von Anfang an einen chronisch progredienten Verlauf (Lassmann et al. 2012).

Die Häufigkeitsangaben der primär chronisch progredienten MS in der Literatur schwanken stark. Legt man wissenschaftlich definierte Diagnosekriterien zugrunde (Thompson et al. 2000) machen die Krankheitsverläufe vom primär chronisch progredienten Typ etwa 10 bis maximal 15 % der Multiple Sklerose Erkrankten aus. Charakterisiert ist die primär chronisch progrediente Multiple Sklerose (PPMS) durch eine schubunabhängige progrediente Behinderungszunahme ab dem Beginn der Erkrankung. Im Unterschied zum sekundär chronisch progredienten Verlauf (SPMS) geht ihr keine schubförmige (remittierende) Phase der Erkrankung voraus. Dennoch können im Verlauf der primär chronisch progredienten MS aufgesetzte Schübe vorkommen (▶ Abb. 3.2).

> 10–15 % nehmen von Anfang an einen (primär) chronisch progredienten Verlauf

Die Diagnose einer PPMS basiert in erster Linie auf den klinischen Angaben des Patienten und wird durch bildgebende Befunde und Liquor-diagnostische Befunde gestützt. Ganz wesentlich ist die differenzialdiagnostische Abgrenzung zu anderen chronisch progredienten Erkrankungen, die durch eine ausführliche Zusatzdiagnostik gestützt werden muss. Die McDonald-Kriterien der PPMS sind somit hilfreich, ersetzen aber – wie auch bei der Diagnose der schubförmigen MS – keinesfalls die sorgfältige differenzialdiagnostische Abklärung der Verdachtsdiagnose.

> Im Verlauf einer PPMS können aufgesetzte Schübe vorkommen

Nach den 2017 überarbeiteten McDonald-Kriterien kann die Diagnose einer PPMS gestellt werden, wenn der Patient neurologische Beschwerden schildert, die (retrospektiv) mindestens ein Jahr angedauert haben und mit der Diagnose einer MS vereinbar sind. Zusätzlich müssen zwei der folgenden Kriterien erfüllt sein (Thompson et al. 2018):

- mindestens eine T2-Läsion periventrikulär, kortikal/juxtakortikal oder infratentoriell
- mindestens zwei T2 Läsionen in der spinalen MRT
- Nachweis von oligoklonalen Banden im Liquor

Im Gegensatz zu den McDonald-Kriterien von 2010 werden sowohl symptomatische als auch asymptomatische Läsionen gewertet.

Die Einteilung in RRMS oder PPMS gibt noch keinen Aufschluss über die tatsächlich vorliegende Krankheits- und Behinderungsprogression. Die Krankheitsprogression kann sowohl anhand klinischer Kriterien als auch anhand bildgebender Kriterien festgemacht werden. Die zunehmende Behinderung korreliert wahrscheinlich mit einer schwelenden intrinsischen (kompartimentalisierten) Entzündungsaktivität im ZNS und einer daraus resultierenden Neurodegeneration. Neben der Einteilung in RRMS, SPMS und PPMS hat demnach auch die Klassifizierung in »aktive« und/oder »inaktive« Verläufe direkte therapeutische Konsequenzen. Allerdings ist das objektivierbare und interpersonell reproduzierbare Messen von Krankheitsprogredienz schwer (Lublin et al. 2014; Macaron und Ontaneda 2019):

Beurteilung der Krankheitsprogression bei PPMS mit MRT und Erhebung klinischer Parameter mittels EDSS und MSFC

Um die Krankheitsprogredienz beurteilen zu können, sollten mindestens jährliche klinische und bildgebende Verlaufskontrollen erfolgen. Zu den bildgebenden Kriterien von Krankheitsaktivität gehören neu aufgetretene, Kontrastmittel anreichende Läsionen, oder in Anzahl und Größe zunehmende T2 Läsionen. Zur klinischen Beurteilung dient der EDSS (Expanded Disability Status Scale) sowie der MSFC (Multiple Sclerosis Functional Composite), bestehend aus der Messung der 7,6 m Gehstrecke, der Feinmotorik der oberen Extremität im 9-Loch Steckbrett Test und einem neuropsychologischem Screening Instrument. Hier wurde viele Jahre der PASAT 3 Test verwendet, mittlerweile hat auch der SDMT-Test eine hohe Verbreitung gefunden. Einschränkend muss allerdings gesagt werden, dass gerade die EDSS-Skala sich aufgrund ihrer Komplexität und hohen Interrater-Variabilität außerhalb klinischer Studien selten ein valides Monitoring Instrument darstellt – auch weil eine klinische Verschlechterung in nur einem der Funktionssysteme, auch wenn sie klinisch relevant ist, nicht immer zu einer Veränderung des EDSS führt. Darüber hinaus erfasst die EDSS neuropsychologische Aspekte wie Fatigue und Kognition nur unzureichend. Somit eignen sich in der klinischen Routine insbesondere die Komponenten des MSFC zur Verlaufsbeurteilung und es empfiehlt sich hier ein regelmäßiges Monitoring. Als Faustregel kann gelten, dass eine 20 %ige Verschlechterung zum Vorbefund als klinisch relevante Veränderung/Progression gilt.

Quantifizierung der Hirn- und Rückenmarkatrophie ist vielversprechend, aber bisher noch keine Routine

Eine neuere Methode, um Krankheitsaktivität darzustellen, ist die Quantifizierung von Hirn- und Rückenmarksatrophie im Verlauf der Erkrankung. Insbesondere die Atrophie des Rückenmarks spielt bei progredienten Formen der Erkrankung wahrscheinlich eine größere Rolle als bei schubförmigen (Casserly et al. 2018). Der Verlust von Hirnvolumen scheint zudem ein valider prognostischer Faktor zu sein und korreliert mit dem kognitiven Abbau und der klinischen Behinderungsprogression (Miller et al. 2018). Die Quantifizierung der Atrophie hat allerdings noch keinen Eingang in die Routinediagnostik erhalten und ist derzeit in erster Linie wissenschaftlichen Fragestellungen vorbehalten (Inglese und Petracca 2018).

Vielversprechende Studien untersuchen auch neue bildgebende Methoden zur Detektion von Neurodegeneration. N-Acetylaspartat (NAA) ist ein Biomarker für neuroaxonalen Schaden. Die Konzentration von NAA korreliert relativ gut mit motorischen Fähigkeiten und dem EDSS. Mithilfe von ^{1}H-Magnetresonanz-Spektroskopie kann die NAA-Konzentration quantifiziert werden. Eine eindeutige Korrelation der NAA-Konzentration und dem Ansprechen auf eine MS-Therapie konnte jedoch noch nicht gezeigt werden, ebenso wenig wie die eindeutige Abnahme der NAA-Konzentration im Krankheitsverlauf (Rovira und Alonso 2013; Inglese und Petracca 2018).

Ein weiterer Ansatz ist das Monitoring von Neurofilament Leichtketten (NfL). Von Patientinnen mit rasch progredienten neurodegenerativen Erkrankungen wie z. B. der Amyotrophen Lateralsklerose weiß man, dass die Konzentrationen von NfL im Liquor im Vergleich zu gesunden Normalpersonen deutlich erhöht sind. Auch bei PPMS-Patienten ist die NfL Konzentration im Liquor erhöht, allerdings insgesamt weniger als bei Patienten mit ALS. Es ist davon auszugehen, dass die erhöhten NfL Konzentrationen die axonale Degeneration im Rahmen der PPMS widerspiegeln kann und dementsprechend ein attraktiver zukünftiger Biomarker bei der PPMS sein könnte (Pawlitzki et al. 2018; Harp et al. 2019), zumal NfL mittlerweile zuverlässig aus dem Serum von MS Patienten bestimmt werden kann (Kapoor et al. 2020).

3.2 Pathophysiologische Abgrenzung zur schubförmigen Multiple Sklerose

Die Pathophysiologie der MS beruht sowohl bei der RRMS als auch bei der PPMS auf vier wesentlichen Elementen: Entzündung, Demyelinisierung, Remyelinisierung und Neurodegeneration. Deren zeitliche Ausprägung und Verlauf variiert jedoch zwischen den Verlaufsformen. Wesentliche pathophysiologische Merkmale im zeitlichen Verlauf sind in Abbildung 3.3 dargestellt. Sie kennzeichnen die Unterschiede zwischen der schubförmigen und der chronisch progredienten Phase einer MS.

Bei der schubförmigen MS wird die entzündliche Aktivität v. a. durch das periphere Immunsystem getrieben. Es kommt zum Einstrom autoreaktiver T-Zellen in das ZNS, die hier Myelinantigene als fremd erkennen und in der Folge eine Entzündungsreaktion orchestrieren, gekennzeichnet durch den Einstrom von peripheren Lymphozyten und Makrophagen sowie der Aktivierung ortsständiger Mikroglia. Das pathologische Kennzeichen ist die perivaskuläre Lymphozteninfiltration, die Demyelinisierung und die Störung der Blut-Hirn Schranke.

Bei der PPMS ist der Zusammenhang zwischen Inflammation und Schädigung der Blut-Hirn-Schranke nicht so eindeutig. Die Entzündungsaktivität bei PPMS ist zwar häufig um kleine Gefäße herum lokalisiert, jedoch ohne eindeutigen Nachweis einer geschädigten Blut-Hirn-Schranke.

Abb. 3.3:
Während bei der RRMS die entzündliche Aktivität und aktive neue Herde sowie eine gestörte Blut Hirnschranke im Vordergrund stehen, spielen bei den chronischen Verlaufsformen die zunehmende Atrophie sowie meningeale Entzündungsinfiltrate die entscheidende Rolle. Auch hier ist jedoch das ganze Krankheitsspektrum als Kontinuum mit fließenden Übergängen zu sehen (modifiziert nach Lassmann et al. 2012)

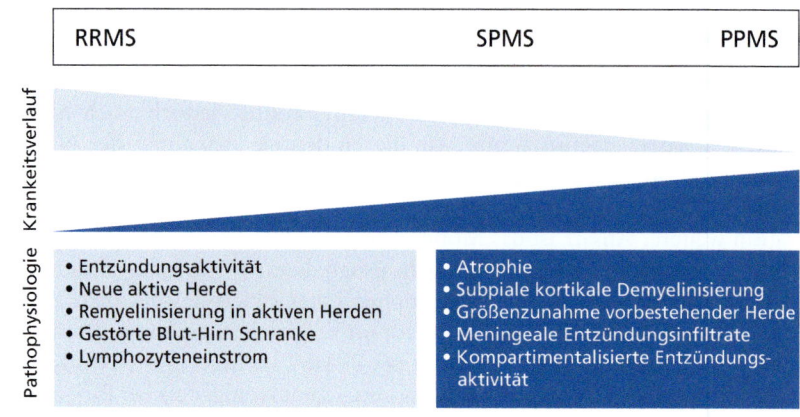

So scheint bei progredientem Krankheitsverlauf die Entzündung hinter einer intakten Blut-Hirn-Schranke, sozusagen kompartimentalisiert im ZNS abzulaufen, was sie als therapeutisches Ziel wesentlich schwerer erreichbar macht (Lassmann et al. 2012).

Auch bei Betrachtung der demyelinisierenden Plaques zeigen sich Unterschiede zwischen PPMS und RRMS. Während bei der RRMS das Auftreten von Schüben vor allem durch das Entstehen neuer, aktiver Läsionen gekennzeichnet ist, findet sich bei der PPMS eine langsame Expansion bereits bestehender Läsionen als Korrelat der klinischen Progression (Lassmann et al. 2012). Dieses Phänomen kann man sowohl in der Bildgebung als auch bei der histopathologischen Untersuchung beobachten. Die Plaques liegen hierbei nicht nur in der weißen Substanz, sondern können vor allem bei der PPMS kortexnah oder direkt in der grauen Substanz liegen. Betroffen sind häufig die subpialen Kortexzonen – hier stehen die entzündlichen Plaques dann in Zusammenhang mit einer lokalen B-Zell Infiltration der Meningen. Diese meningeale Infiltration hat Einfluss auf die Aktivierung der Mikroglia und damit wiederum auf die kortikale Entzündungsaktivität und damit verbundene Neurodegeneration (Lassmann et al. 2012).

Die progrediente MS ist gekennzeichnet durch eine intrinsische (kompartimentalisierte) Entzündung des ZNS

So konnten immunhistochemische Untersuchungen zeigen, dass Patienten mit ausgeprägter meningealer Infiltration ein größeres Ausmaß an kortikaler Demyelinisierung und Neuronenverlust in der grauen Substanz aufwiesen. Patienten mit ausgedehnten meningealen Infiltraten hatten außerdem häufiger einen schwereren Verlauf mit höherer Mortalität als Patienten mit geringer meningealer Infiltration (Choi et al. 2012). Interessanterweise konnte man bei PPMS-Patienten eher eine diffuse Infiltration der Meningen nachweisen, während sich bei der sekundär chronisch progredienten MS follikelartige Strukturen in den Meningen finden lassen, die aus B-Zellen und CD21+ Dendritischen Zellen bestehen, ähnlich wie bei sekundär oder tertiär lymphatischem Gewebe. Diese Strukturen korrelieren zudem mit einem frühen Krankheitsbeginn und einem schweren Krankheitsverlauf (Howell et al. 2011; Antel et al. 2012).

Subpiale Läsionen und B-Zell Infiltration der Meningen sind histopathologische Zeichen der progredienten MS

3.2 Pathophysiologische Abgrenzung zur schubförmigen Multiple Sklerose

Als weiterer Treiber der klinischen Progression kommt die chronische Demyelienisierung von Axonen infrage, die ihre Homöostase stört und zu einer mitochondrialen Dysfunktion führt. Die daraus resultierende gestörte Energieversorgung führt zur Freisetzung Apoptose induzierender Faktoren und bedingt einen Calciumüberschuss im Inneren der Zellen. Außerdem fördert die mitochondriale Dysfunktion die Freisetzung freier Sauerstoffradikale. Der oxidative Stress wiederum hat einen verstärkend schädigenden Effekt auf Mitochondrien (Lassmann et al. 2012). Auch eine übermäßige intrazelluläre Akkumulation von Eisen scheint für die Pathophysiologie der progredienten MS von Bedeutung zu sein. Die Ansammlung von Eisen im Gehirn ist zunächst ein physiologischer Prozess, der seinen Gipfel etwa im Alter zwischen 40 und 50 Jahren hat. Wird jedoch Eisen durch die Zerstörung von Oligodendrozyten in den Extrazellulärraum freigesetzt, können freie Eisenionen den Oxidativen Stress auf andere Zellen erhöhen.

Meningeale B-Zell Infiltration bei progredienten MS korreliert mit dem Krankheitsverlauf

In MS-Plaques wird freigesetztes Eisen von Makrophagen und Mikroglia aufgenommen, die dann jedoch oftmals einen so hohen Eisengehalt aufweisen, dass sie im Verlauf fragmentieren und untergehen, was dann wiederum zu einer zweiten Welle von Eisenfreisetzung führt. Dieser chronisch fortschreitende Prozess scheint bei PPMS eine deutlich wichtigere Rolle zu spielen als bei RRMS. Gleichzeitig existiert noch kein Tiermodell der MS, das diese gestörte Homöostase des Eisenhaushaltes ausreichend mit einbezieht, was möglicherweise der Grund dafür ist, dass für die progredienten Verläufe der MS grundsätzlich noch kein ausreichendes Tiermodell existiert (Lassmann et al. 2012).

Eisenüberladung fördert den oxidativen Stress

Die pathophysiologischen Besonderheiten der progredienten MS wie intrinsische Entzündung, chronische Demyelinisierung, gestörte Homöostase, oxidativer Stress und mitochondriale Dysfunktion deuten darauf hin, in welche Richtung zukünftige Therapieansätze für die progrediente MS gehen könnten. Die pathophysiologischen Erkenntnisse der letzten Jahre machen zudem klar, warum klassische, immunmodulierende Substanzen wie sie bei der RRMS mit dem Ziel eingesetzt werden die periphere Immunantwort zu dämpfen, allenfalls einen marginalen therapeutischen Effekt in der chronischen Phase der Erkrankung haben.

> **Merke**
>
> Bei der chronischen progredienten MS handelt es sich weder um eine eigene Entität noch um einen eindeutig abgrenzbaren Abschnitt der Erkrankung. Die progrediente MS ist vielmehr als ein Kontinuum zu sehen, dass sich angesichts der autoimmunen ZNS Inflammation entwickelt und durch eine intrinsische Entzündung und eine gestörte Homöostase charakterisiert ist. Dies impliziert, dass die Behandlung der progredienten MS neue Konzepte erfordert, diese Konzepte aber wahrscheinlich parallel zur Immuntherapie möglichst früh zum Einsatz kommen müssen.

3.3 Verlaufsmodifizierende Therapie bei primär chronisch progredienter Multiple Sklerose

Angesichts der Befunde, dass auch bei der chronisch progredienten MS inflammatorische Prozesse eine wesentliche pathophysiologische Rolle spielen, ist eine antiinflammatorische Therapie ein naheliegender Ansatz. Insbesondere die Befunde meningealer B-Zell Infiltrate machen die B-Zelle zu einer interessanten therapeutischen Zielstruktur. Die erste, gegen B-Zellen gerichtete Behandlung bei PPMS war Rituximab, ein chimärer monoklonaler Antikörper gegen das gleiche Epitop des CD20 Oberflächenmoleküls wie Ocrelizumab. Die OLYMPUS Studie in der PPMS entweder mit Rituximab oder Placebo behandelt wurden, konnte in der Behandlungsgruppe zwar keine generelle Reduktion der Behinderungsprogression feststellen, eine Subgruppe jüngerer Patienten mit aktiver entzündlicher Krankheitsaktivität profitierte jedoch von der Behandlung (Kompetenznetz Multiple Sklerose; Hawker et al. 2009).

Auf der Basis dieser Erfahrungen wurde später die ORATORIO Studie mit Ocrelizumab (Ocrevus®) gestaltet. Es wurden 732 Patienten mit primärer chronisch progredienter MS eingeschlossen. Ocrelizumab konnte die Behinderungsprogression nach einer zwölfwöchigen Behandlungsdauer um 24 % reduzieren und die Atrophierate um 17 % verringern. Auch die funktionellen Tests zur Mobilität und Handfunktion wurden positiv beeinflusst (Montalban et al. 2017). In die Studie wurden insbesondere jüngere PPMS-Patienten mit kurzer Krankheitsdauer und noch erhaltener Gehfähigkeit eingeschlossen. Darüber hinaus war der Effekt bei den PPMS-Patienten mit entzündlicher Aktivität in der MRT deutlich eindrucksvoller als bei PPMS-Patienten ohne Aktivität. Auf der Basis der ORATORIO Studie wurde Ocrelizumab 2018 durch die EMA als erste Substanz zur Behandlung von PPMS-Patienten mit aktivem Verlauf zugelassen.

Ocrelizumab ist die erst und bisher einzige Immunmedikation zur Behandlung der PPMS

Neben der B-Zell Depletion wurden in der Vergangenheit auch andere Substanzen geprüft, die bei der schubförmigen MS eine Wirkung gezeigt hatten. Für Glatirameracetat konnte die 2007 veröffentlichte PROMiSe Studie allerdings keinen signifikanten Effekt bei Patienten mit PPMS zeigen (Wolinsky et al. 2007). Intramuskulär verabreichtes Interferon-beta 1a hatte lediglich einen Einfluss auf die T2 Läsionen in der MRT, jedoch keinen signifikanten Effekt auf die Behinderungsprogression (Leary et al. 2003). Die 2016 veröffentlichte INFORMS Studie testete den oralen Sphingosin 1 Phosphat Rezeptor Modulator Fingolimod bei primär chronisch progredienter MS. Hier konnte zwar die entzündliche Komponente der Erkrankung reduziert werden, dies hatte jedoch keinen Einfluss auf die Progression der Erkrankung. Im Hinblick auf die EDSS Progression und die Progression gemessen an einem Composite Index aus EDSS und Gehstrecke ergab sich kein Unterschied zwischen Behandlungs- und Placebogruppe (Lublin et al. 2016).

3.4 Therapieansätze zu Remyelinisierung und Neuroprotektion in primär progredienter Multiple Sklerose

Angesichts der pathophysiologischen Erkenntnisse zum Zusammenhang zwischen Inflammation und Neurodegeneration sowie den Befunden, dass es sich in den progredienten Phasen der Erkrankung um eine intrinsische (kompartimentalisierte) Entzündung handelt, braucht es dringend Konzepte die über die reine periphere Entzündungshemmung bei MS hinausgehen. Denn trotz erfreulicher Ergebnisse der B-Zell Depletion bei PPMS-Patienten, sind die therapeutischen Effekte zugegebenermaßen eher gering. Dementsprechend sind Entwicklungen von Interesse, die in der Lage sind im ZNS Kompartiment zu wirken, wie z. B. die jetzt in der klinischen Testung befindlichen Bruton-Tyrosin-Kinase (BTK)-Inhibitoren, oder aber Medikamente, die einen restaurativen bzw. neuroprotektiven Ansatz verfolgen. Hier sind Ansätze zur Förderung von Remyelisinisierung zu nennen. Remyelinisierung passiert am gesunden Neuron spontan, die Fähigkeit zur Remyelinisierung nimmt jedoch mit zunehmendem Alter ab (Faissner und Gold 2019).

Der monoklonale Antikörper Opicinumab richtet sich gegen LINGO-1 Rezeptoren, die eine zentrale Rolle im Reparatursystem des zentralen Nervensystems spielen. In Studien an EAE Modellen (experimentelle autoimmune Enzephalomyelits) führte die Inhibition von LINGO-1-Rezeptoren zu einer Steigerung der Remyelinisierung. In der Phase II SYNERGY Studie wurde der primäre Endpunkt jedoch verfehlt und die Entwicklung von Opicinumab bei MS wurde mittlerweile eingestellt.

In einer weiteren Phase III Studie wurde Biotin intensiver untersucht, nachdem in einer Phase II Studie Hinweise auf eine Wirkung gesehen wurden. Leider hat jedoch auch hier die Phase III Studie ein negatives Ergebnis in Bezug auf alle relevanten Studienendpunkt erbracht, sodass Biotin letztlich kein sinnvolles Konzept zur Behandlung der chronischen MS darstellt (Cree et al. 2020). Das Antihistaminikum der ersten Generation Clemastin zeigte in vitro remyelinisierende Effekte und in der Phase II reBUILD Studie verbesserte sein Einsatz die Latenzen visuell evozierter Potenziale signifikant (Green et al. 2017). In Entwicklung befindet sich außerdem der Phosphodiesterase-4-Hemmer Ibudilast. Ibudilast hat Einfluss auf die Regulation immunologischer Signalwege. Es scheint zudem möglicherweise die Myelinreparatur zu fördern und hat Einfluss auf die Invasion von Makrophagen ins zentrale Nervensystem. Die 2018 veröffentliche Phase II Studie SPRINT-MS konnte zeigen, dass Ibudilast in der Lage ist, den Parenchymschwund bei Patienten mit SPMS und PPMS zu verringern. Zu klären bleibt jedoch, ob die Verringerung der Hirnatrophie tatsächlich klinisch relevant ist (Fox et al. 2018). Insgesamt zeigen somit einige der untersuchten Substanzen interessante Ansätze, wesentliche Durchbrüche auf dem Gebiet der Neuroprotektion/Neurorestauration sind jedoch noch nicht berichtet.

> **Merke**
>
> Aufgrund der pathophysiologischen Besonderheiten der chronischen progredienten MS ist die Wirkung von Immuntherapeutika auf den Krankheitsverlauf relativ begrenzt und vor allem in den früheren noch durch Inflammation geprägten Phasen der progredienten MS sinnvoll. Neuroprotektive Ansätze stehen derzeit leider nicht zur Verfügung, sind aber dringend erforderlich.

3.5 Zusammenfassung

In den meisten Fällen entwickelt sich eine progredienten MS aus einer unzureichend behandelten schubförmigen Verlaufsform. Etwa 10–15 % der MS-Patienten weisen von Anfang an einen primär chronisch progredienten Verlauf auf. Charakterisiert ist die PPMS durch eine schubunabhängige progrediente Behinderungszunahme von Beginn der Erkrankung an, aufgesetzte Schübe können allerdings vorkommen. Die Diagnose einer PPMS kann gestellt werden, wenn der Patient MS-typische Symptome zeigt, die mindestens ein Jahr anhalten und zusätzlich passende MRT-Veränderungen in der zerebralen und/oder spinalen MRT zeigt sowie der Nachweis oligoklonaler Banden im Liquor gelingt.

Pathophysiologisch steht eine intrinsische ZNS Inflammation im Vordergrung, histopathologisch finden sich meningeale B-Zell Infiltrate und eine autochthone Aktivierung der Mikroglia, die einen schleichenden neurodegenrativen Prozess unterhält.

Zur Behandlung der PPMS ist in Deutschland bislang nur Ocrelizumab zugelassen, wobei auch der Effekt dieses monoklonalen Antikörpers nur moderat ist. Andere Immuntherapeutika konnten keine oder nur auf Subgruppen bezogene Effekte zeigen. Daher werden neue therapeutische Ansätze, insbesondere auf dem Gebiet der Neuroprotektion dringend benötigt.

Literatur

Antel J et al. (2012) Primary progressive multiple sclerosis: Part of the MS disease spectrum or separate disease entity? Acta Neuropathologica 123(5): 627–638. (doi: 10.1007/s00401-012-0953-0).

Casserly C et al. (2018) Spinal Cord Atrophy in Multiple Sclerosis: A Systematic Review and Meta-Analysis. Journal of Neuroimaging 28(6): 556–586. (doi: 10.1111/jon.12553).

Choi S R et al. (2012) Meningeal inflammation plays a role in the pathology of primary progressive multiple sclerosis. Brain 135(10): 2925–2937. (doi: 10.1093/brain/aws189).

Cree B A C et al. (2020) Safety and efficacy of MD1003 (high-dose biotin) in patients with progressive multiple sclerosis (SPI2): a randomised, double-blind, placebo-controlled, phase 3 trial. The Lancet Neurology 1003(20): 1–10. (doi: 10.1016/S1474-4422(20)30347-1).

Faissner S, Gold R (2019) Progressive multiple sclerosis: latest therapeutic developments and future directions. Therapeutic Advances in Neurological Disorders 12: 1756286419878323. (doi: 10.1177/1756286419878323).

Fox R J et al. (2018) Phase 2 trial of ibudilast in progressive multiple sclerosis. New England Journal of Medicine 379(9): 846–855. (doi: 10.1056/NEJMoa1803583).

Green A J et al. (2017) Clemastine fumarate as a remyelinating therapy for multiple sclerosis (ReBUILD): a randomised, controlled, double-blind, crossover trial. The Lancet 390(10111): 2481–2489. (doi: 10.1016/S0140-6736(17)32346-2).

Harp C T et al. (2019) NfL Levels in CSF, Serum, and Plasma of RRMS and PPMS Patients in a Cross-sectional UCSF Cohort (P2.2-082). Neurology 92(15 Supplement): P2.2-082. (http://n.neurology.org/content/92/15_Supplement/P2.2-082.abstract).

Hawker K. et al. (2009) Rituximab in patients with primary progressive multiple sclerosis: Results of a randomized double-blind placebo-controlled multicenter trial. Annals of Neurology 66(4): 460–471. (doi: 10.1002/ana.21867).

Howell O W et al. (2011) Meningeal inflammation is widespread and linked to cortical pathology in multiple sclerosis. Brain 134(9): 2755–2771. (doi: 10.1093/brain/awr182).

Inglese M, Petracca M (2018) MRI in multiple sclerosis: Clinical and research update. Current Opinion in Neurology 31(3): 249–255. (doi: 10.1097/WCO.0000000000000559).

Kapoor R et al. (2020) Serum neurofilament light as a biomarker in progressive multiple sclerosis. Neurology 95(10): 436–444. (doi: 10.1212/WNL.0000000000010346).

Lassmann H, Van Horssen J, Mahad D (2012) Progressive multiple sclerosis: Pathology and pathogenesis. Nature Reviews Neurology 8(11):. 647–656. (doi: 10.1038/nrneurol.2012.168).

Leary S et al. (2003) Interferon-1a in primary progressive MS An exploratory, randomized, controlled trial. Neurology 60(1): 44–51. (doi: 10.1212/wnl.60.1.44.)

Lublin F et al. (2016) Oral fingolimod in primary progressive multiple sclerosis (INFORMS): A phase 3, randomised, double-blind, placebo-controlled trial. The Lancet 387(10023): 1075–1084. (doi: 10.1016/S0140-6736(15)01314-8).

Lublin F D et al. (2014) Defining the clinical course of multiple sclerosis: The 2013 revisions. Neurology 83(3): 278–286. (doi: 10.1212/WNL.0000000000000560).

Macaron G, Ontaneda D (2019) Diagnosis and Management of Progressive Multiple Sclerosis. Biomedicines 7(3): 56. (doi: 10.3390/biomedicines7030056).

Miller D H et al. (2018) Brain atrophy and disability worsening in primary progressive multiple sclerosis: insights from the INFORMS study. Annals of clinical and translational neurology 5(3): 346–356. (doi: 10.1002/acn3.534).

Montalban X et al. (2017) Ocrelizumab versus placebo in primary progressive multiple sclerosis. New England Journal of Medicine 376(3): 209–220. (doi: 10.1056/NEJMoa1606468).

Pawlitzki M et al. (2018) CSF Neurofilament Light Chain Levels in Primary Progressive MS: Signs of Axonal Neurodegeneration', Frontiers in Neurology 9. (doi: 10.3389/fneur.2018.01037).

Rovira À, Alonso J (2013) 1H Magnetic Resonance Spectroscopy in Multiple Sclerosis and Related Disorders. Neuroimaging Clinics of North America 23(3): 459–474. (doi: 10.1016/j.nic.2013.03.005).

Thompson A J et al. (2000) Diagnostic criteria for primary progressive multiple sclerosis: a position paper. Annals of neurology 47(6): 31–835.

Thompson A J et al. (2018) Diagnosis of multiple sclerosis: 2017 revisions of the McDonald criteria. The Lancet Neurology 17(2) 162–173. (doi: 10.1016/S1474-4422(17)30470-2).

Wolinsky J S et al. (2007) Glatiramer acetate in primary progressive multiple sclerosis: Results of a multinational, multicenter, double-blind, placebo-controlled trial. Annals of Neurology 61(1): 14–24. (doi: 10.1002/ana.21079).

4 Das radiologisch isolierte Syndrom (RIS)

Annika Oberhagemann und Mathias Mäurer

Fallbeispiel 4.1

Eine 30-jährige Patientin stellte sich notfallmäßig mit thorakalen Rückenschmerzen, starken holozephalen Kopfschmerzen und Fieber vor. Der klinische Untersuchungsbefund zeigte meningeale Reizzeichen, ansonsten fanden sich keine Auffälligkeiten in der neurologischen Untersuchung. Der Liquor der Patientin zeigte eine deutliche Pleozytose mit > 300 Leukozyten/µl. Nachdem sich Enteroviren-DNA im Liquor nachweisen ließ, wurde die Diagnose einer viralen Meningitis gestellt. Die Patientin erholte sich anschließend rasch unter einer symptomatischen Behandlung.

Während des stationären Aufenthaltes wurde auch eine Kernspintomografie des Schädels und der spinalen Achse durchgeführt. Die kraniale MRT zeigte überraschenderweise zahlreiche entzündungstypische Läsionen (▶ Abb. 4.1). Diese waren hinsichtlich Lokalisation und Morphologie mit einer chronisch entzündlichen Erkrankung des zentralen Nervensystems vereinbar. Darüber hinaus ließen sich im Liquor oligoklonale Banden nachweisen. Dieser für eine virale Meningitis untypische Befund ließ sich nach Abklingen der Akutphase bestätigen. Die Patientin bestätigte auf mehrfaches Nachfragen, dass sie in der Vergangenheit, bis zum Auftreten der akuten Kopfschmerzsymptomatik, nie neurologische Reiz- oder Ausfallserscheinungen gehabt habe. Klinische Schübe einer möglichen chronisch entzündlichen ZNS-Erkrankung wurden kategorisch verneint. Nachdem die übrige serologische und immunologische Diagnostik unauffällig war und sich auch sonst weder klinisch und paraklinisch wegweisende differenzialdiagnostische Befunde ergaben, wurde ein radiologisch-isoliertes Syndroms (RIS) diagnostiziert – also ein entzündungstypischer radiologischer Befund ohne aktuelles oder zurückliegendes klinisches Korrelat.

Bei einer Verlaufskontrolle drei Monate nach der viralen Meningitis wurde die kraniale Kernspintomografie und die der gesamten spinalen Achse wiederholt. In der MRT des Schädels zeigen sich zwei neue Herde, einer der Herde nahm Kontrastmittel auf. In der spinalen MRT kamen zwei der vorliegenden Herde etwas deutlicher zur Darstellung. Klinisch lag weiterhin ein unauffälliger fokal neurologischer Befund vor.

Bei einer ausführlichen neuropsychologischen Testung ließen sich leicht unterdurchschnittliche Leistungen im Bereich des Arbeitsgedächtnisses nachweisen, ein typischer Befund bei Patienten mit chronisch entzündlichen ZNS-Erkrankungen. Angesichts dieses Befundes und der Läsionszunahme in der MRT wurde mit der Patientin die Einleitung einer Immuntherapie besprochen. Unter Nutzen-Risiko Abwägung wurde eine Therapie mit Glatirameracetat begonnen. Die Medikation wird bisher bis auf Reizungen an den Injektionsstellen gut vertragen. Bei den nachfolgenden Kontrollen zeigte das MRT einen stabilen Befund. Die Wiederholung der neuropsychologischen Testung ergab keine neuen Aspekte.

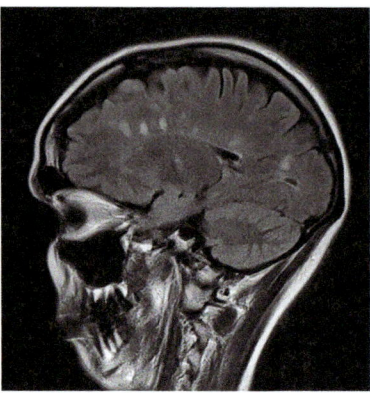
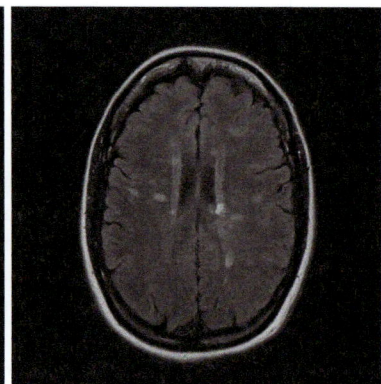

Abb. 4.1: Im sagittalen Bild kommen typische demyelinisierende hyperintense, längs-ovale, periventrikuläre T2-Läsionen mit Balkenbezug zur Darstellung. Im transversalen Bild finden sich zusätzlich juxta- und subkortikale Läsionen

Das Wichtigste im Überblick

Das »radiologisch isolierte Syndrom« ist ein Zufallsbefund. Durch den routinemäßigen Einsatz der kranialen Kernspintomografie auch bei unspezifischen Beschwerden werden gelegentlich im zentralen Nervensystem Veränderungen gefunden, die in Lokalisation und Morphologie dem MRT-Befund bei MS entsprechen, ohne dass ein typisches klinisches Korrelat für eine demyelinisierende Erkrankung vorliegt. Fragen zum weiteren Vorgehen treten vor allem dann auf, wenn die MRT-Befunde die Kriterien für eine örtliche und zeitliche Dissemination erfüllen. In diesem Fall (Vorliegen von MS-typischen kernspintomografischen Läsionen ohne aktuelle oder anamnestische klinische Reiz- oder Ausfallserscheinungen) spricht man von einem radiologisch isolierten Syndrom (RIS).

Um Patienten mit RIS kompetent zu beraten, muss individuell beantwortet werden, inwieweit in der Zukunft das Auftreten von klinischen Symptomen zu erwarten ist – also ob das RIS eine Vorstufe einer Multiplen Sklerose darstellt. Laut Literatur kann bei circa einem Drittel der Patienten mit RIS innerhalb von fünf Jahren die Diagnose eines klinisch isolierten Syndroms (KIS, englisch CIS) oder einer MS gestellt werden, insbesondere wenn zuvor eine radiologische Progression zu beobachten war (Okuda et al. 2009). Als Risikofaktoren werden folgende Bedingungen diskutiert:

- spinale Läsionen
- Alter < 37 Jahren
- männliches Geschlecht
- Nachweis von oligoklonalen Banden im Liquor
- pathologische VEP
- Kontrastmittel-aufnehmende Läsionen und
- eine hohe T2-Läsionslast

Eine Therapie des RIS ist nach derzeitiger Datenlage bei Fehlen von klinischen Symptomen nicht indiziert, wobei nicht selten eine Behandlung initiiert wird. Ob sich hierdurch ein Vorteil ergibt, wird derzeit in den Studien ARISE mit Dimethylfumarat und TERIS mit Teriflunomid überprüft. Im geschilderten Fall wurde sich für eine Therapie entschieden, da einerseits die Patientin einen radiologischen Progress gezeigt hatte, andererseits in der neuropsychologischen Testung eine unterdurchschnittliche Performance nachweisbar war. Grundsätzlich empfiehlt es sich bei Patienten mit RIS aktiv nach klinischen Auffälligkeiten zu fragen bzw. diese durch Diagnostik zu suchen, um dadurch die Entscheidung für oder gegen eine Therapie zu erleichtern.

Merke

Das radiologisch isolierte Syndrom beschreibt den radiologischen Zufallsbefund demyelinisierender Läsionen. Der Patient hat weder eine Anamnese für neurologische Reiz- oder Ausfallserscheinungen noch hierzu passende, klinisch nachweisbare neurologische Symptome.

4.1 Die Rolle der MRT bei der Diagnose Multiple Sklerose

Es gibt nicht den einzelnen Test oder ein pathognomonisches klinisches Zeichen, um die Diagnose der MS zu stellen. Vielmehr geht es darum, mittels Anamnese, klinischer und paraklinischer Befunde einzuschätzen, ob die Gesamtkonstellation für eine MS spricht. Grundsätzlich sollte aber eine klinische Symptomatik, die für eine demyelinisierende Erkrankung spricht, den Ausschlag für die Anwendung diagnostischer Methoden geben.

Die MRT des Gehirns und des Rückenmarks ist aber ohne Zweifel der wichtigste paraklinische Test bei der Diagnose von Multipler Sklerose und kann in diesem Kontext auch klinische Befunde ersetzen, insbesondere bei dem so wichtigen Nachweis der örtlichen und zeitlichen Dissemination der

Die MRT ist der wichtigste paraklinische Test zur Diagnosestellung einer MS

Erkrankung. Das Europäische Netzwerk für MRT-Bildgebung bei MS (MAGNIMS) hat die MRT-Kriterien im Hinblick auf Diagnose, Prognose und Follow-up im Jahr 2016 überarbeitet (Wattjes et al. 2015). Diese haben dann Eingang in die neuen McDonald-Kriterien (Thompson et al. 2018) gehalten.

Die örtliche Dissemination wird durch Läsionen in den typischen Lokalisationen periventrikulär, kortikal/juxtakortikal, infratentoriell und spinal nachgewiesen. Juxtakortikale Läsionen finden sich schon seit 1997 in den Bildgebungskriterien für MS; kortikale Läsionen wurden aktuell inkorporiert, nachdem histopathologische Studien gezeigt haben, dass kortikale Läsionen typisch sind und sich auch juxtakortikale Läsionen in den Kortex erstrecken. Daher wurde empfohlen, auch kortikale Läsionen in den Diagnosekriterien zur verwenden, auch wenn es derzeit mit den Standard-MRT Techniken eingeschränkt möglich ist, kortikale Läsionen zu detektieren.

Weiterhin wird der Nachweis von einer oder mehr Läsionen als ausreichend betrachtet – nachdem frühere Versionen der Kriterien drei oder mehr periventrikuläre Läsionen gefordert haben. Aufgrund der Rolle von unspezifischen Läsionen insbesondere bei Patienten mit Migräne oder vaskulärem Risikoprofil, bestand auch 2016 die Diskussion zugunsten der Spezifität mehr Läsionen in den einzelnen anatomischen Regionen zu fordern – was aber zulasten der Sensitivität gehen würde. Nachdem die reduzierte Spezifität durch die Kombination mit den Kriterien der zeitlichen Dissemination ausgeglichen werden kann, verständigte man sich weiterhin auf die Anforderung von einer und mehr Läsionen in den typischen anatomischen Regionen – allerdings mit dem Vermerk, bei älteren und vaskulär vorerkrankten Personen sehr umsichtig mit den Kriterien der örtlichen Dissemination umzugehen.

Die zeitliche Dissemination lässt sich durch den gleichzeitigen Nachweis von Kontrastmittel-aufnehmenden Läsionen und nicht Kontrastmittel-aufnehmenden Läsionen oder durch eine neue T2-hyperintense oder KM-aufnehmende Läsion in einer Folge-MRT nachweisen. Eine wesentliche Neuerung der McDonald-Kriterien 2017 im Vergleich zur Version von 2010 ist, dass sich die zeitliche Dissemination nicht mehr nur kernspintomografisch, sondern auch durch den Nachweis von oligoklonalen Banden (OKB) im Liquor feststellen lässt. Die aktuelle Rolle der OKB beruht darauf, dass zahlreiche Studien nachweisen konnten, dass OKB ein unabhängiger Prädiktor für das Risiko eines weiteren klinischen Schubs sind, auch wenn für demografische, klinische und bildgebende Parameter statistisch kontrolliert wurde.

> Für die Diagnose eines RIS werden die gleichen MRT-Kriterien wie zur Diagnose einer MS angewandt

Zusammenfassend existieren somit für die Diagnosestellung einer MS seit vielen Jahren etablierte (McDonald)-Kriterien, die zuletzt 2017 revidiert wurden (Thompson et al. 2018). Sie dienen vor allem dazu, die örtliche und zeitliche Dissemination der Erkrankung nachzuweisen und wurden für klinische Studien entwickelt. Neben den zu einem demyelinisierenden Ereignis passenden klinischen Symptomen und dem Ausschluss von Differenzialdiagnosen spielen bei der Diagnosestellung die Magnetresonanztomografie und der Liquorbefund die zentrale Rolle (▶ Kap. 1). Diese Befunde spielen auch beim RIS eine wichtige Rolle, da die gleichen Kriterien zugrunde gelegt werden.

4.2 Das radiologisch isolierte Syndrom

Nicht selten wird eine MRT aufgrund von unspezifischen Symptomen durchgeführt. Kommen hier überraschend Läsionen zur Darstellung, die auch bei chronisch entzündlichen Erkrankungen des zentralen Nervensystems (▶ Fallbeispiel 4.1) gefunden werden, wird der Patient häufig zur weiteren Abklärung an einen Neurologen zur genaueren Einordnung überwiesen. Zunächst ist eine gründliche Anamnese notwendig, um herauszuarbeiten, ob in der Vergangenheit Symptome vorlagen, die mit einem Schubereignis zu vereinbaren sind. Explizit sollte nicht nur nach motorischen, optischen oder sensiblen Symptomen gefragt werden, sondern auch nach sogenannten »hidden symptoms« wie Fatigue, depressiven Symptomen oder kognitiven Störungen. Darüber hinaus werden im Rahmen der Anamnese wichtige Faktoren wie familiäre Erkrankungen, Begleiterkrankungen, Drogen- oder Medikamentenkonsum geklärt.

Die klinisch neurologische Untersuchung sucht nach objektivierbaren klinischen Auffälligkeiten, die dem Patienten unter Umständen nicht aufgefallen sind. Nebenbei sollte immer auch ein Augenmerk auf systemische Veränderungen gelegt werden, z. B. der Haut oder der Gelenke. Eine neuropsychologische Testung, insbesondere zur Beurteilung der Exekutivfunktionen, des episodischen Gedächtnisses, des Arbeitsgedächtnisses und der Geschwindigkeit der Informationsverarbeitung ist empfehlenswert (Lebrun et al. 2010).

Bleibt diese sorgfältige Abklärung ohne Ergebnis, dann klassifiziert man die Situation aktuell als »radiologisch isoliertes Syndrom« (RIS) in Abgrenzung zum »klinisch isolierten Syndrom« (KIS), das mit einem hohen Risiko für die Entwicklung einer MS einhergeht bzw. durch die neuen sensitiveren Diagnosekriterien immer weniger häufig diagnostiziert wird, da bereits die Diagnosekriterien erfüllt sind und eine frühe MS vorliegt.

Das radiologisch isolierte Syndrom wurde erstmals 2009 (Okuda et al. 2009) definiert (▶ Kasten 4.1).

> Bei einem RIS ist eine sorgfältige Anamnese und Untersuchung angezeigt – es sollte Ziel sein, ein klinisches Korrelat der Läsionen zu finden

Kasten 4.1: RIS Kriterien nach Okuda et al. 2009

A. Zufallsbefund radiologischer Veränderungen der weißen Substanz, die hoch suggestiv für ein demyelinisierendes Ereignis sind, basierend auf der Lokalisation und Morphologie:
  1. Periventrikulär, Einbezug des Corpus Callosum, oval, gut abgrenzbar, homogen

2. T2-Hyperintensitäten > 3 mm, welche die Barkhof-Kriterien (3 von 4) für die örtliche Dissemination erfüllen.
3. Die Auffälligkeiten passen nicht zu einem vaskulären Bild.
B. Keine Anamnese für remittierende neurologische Auffälligkeiten.
C. Die MR-Auffälligkeiten bedingen keine klinischen Einschränkungen.
D. Die MR-Auffälligkeiten sind kein direkter Effekt durch Substanzen (Drogen, Giftexposition).
E. Ausschluss von Personen mit MR-Phänotypen, welche suggestive für Leukoaraiose oder eine ausgeprägte Pathologie der weißen Substanz ohne Bezug zum Corpus Callosum sind.
F. Die ZNS-Auffälligkeiten sind nicht durch eine andere Erkrankung erklärbar.

Eine sorgfältige Abklärung möglicher Differenzialdiagnosen ist bei RIS angezeigt

Letztlich ist die Feststellung eines radiologisch isolierten Syndroms sowohl für den Arzt als auch für den Patienten eine unbefriedigende Situation, die, wenn möglich, vermieden werden sollte. Dementsprechend sei auch an dieser Stelle erwähnt, dass eine kraniale MRT-Untersuchung nicht ungezielt durchgeführt werden sollte, sondern klinisch indiziert sein muss. Einer der häufigsten Gründe, der außerhalb der Neurologie zur Anordnung einer kranialen MRT führt, sind Kopfschmerzen. Da auch bei Migräne unspezifische Marklagersignalgebungen gefunden werden können, ist es wichtig, diese unspezifischen Herde von entzündungstypischen Läsionen abzugrenzen. Die MAGNIMS Gruppe hat daher Differenzierungsmerkmale erarbeitet, die auch für den klinisch tätigen Neurologen hilfreich sind und in Tabelle 4.1 zusammengestellt sind (De Stefano et al. 2018). Darüber hinaus sollte der radiologische Befund intensiv unter differenzialdiagnostischen Aspekten bewertet und mögliche andere Ursachen ausgeschlossen werden, bevor man die Diagnose eines RIS stellt. Tabelle 4.2 gibt einen Überblick über mögliche Differenzialdiagnosen und ihrer radiologischen Merkmale.

Tab. 4.1: Unterscheidungsmerkmale zwischen Migräne-typischen und demyelinisierenden Läsionen (modifiziert nach De Stefano et al. 2018)

	Migräne	demyelinisierend
Läsionsgröße	punktuell (gewöhnlich < 5 mm)	variabel (gewöhnlich > 5 mm)
Läsionsanzahl	niedrig	variabel
Konfluierende Läsionen	selten	variabel
Läsionstopografie	anterior, subkortikal, juxtakortikal, tiefe weiße Substanz	periventrikulär, posterior
Infratentorielle Läsionen	ca. 10 %	häufig
Neue Läsionen	selten	häufig
Zentrale Vene (SWI)	selten	häufig

	Migräne	demyelinisierend
Intraläsioneller Signalverlust (SWI)	fehlend	häufig
Spinale Läsionen	fehlend	häufig
Gadolinium-aufnehmende Läsionen	fehlend	häufig
Corpus Callosum Läsionen	fehlend	häufig

Tab. 4.1: Unterscheidungsmerkmale zwischen Migräne-typischen und demyelinisierenden Läsionen (modifiziert nach De Stefano et al. 2018) – Fortsetzung

	Klinische Merkmale	Radiologische Merkmale	Wichtig
Drogen/ Giftstoffe	Qualitative/ quantitative Bewusstseinsveränderungen während der Intoxikation Anamnese für Abusus	Tiefe graue Substanz häufig mit einbezogen, symmetrische Läsionen	Toxikologisches Screening (Urin/ Serum)
Vaskuläre Läsionen	Fortgeschrittenes Alter, kardiovaskuläre Risikofaktoren	Kleine (< 3 mm) Läsionen, periventrikulär und in der tiefen weißen Substanz, die kein KM aufnehmen, zusätzlich striatokapsuläre lakunäre Erkrankung, keine callososeptalen Läsionen/Dawson Finger	Lakunäres Bild/ Klinik und für RIS atypische Läsionen der weißen Substanz bei älteren Patienten
Migräne	Kopfschmerz oder Aura dominiert	Vor allem kleine (< 3 mm) subkortikale Läsionen der weißen Substanz, die kein KM aufnehmen, wenig periventrikuläre Läsionen	Kopfschmerzanamnese und Fehlen typischer radiologischer Kennzeichen des RIS
Vaskulitis	Episodische neurologische Symptome mit zusätzlich Schlaganfällen	Läsionen der grauen und weißen Substanz, evtl. mit KM-Aufnahme der Gefäßwände und/ oder leptomeningealer KM-Aufnahme. MRA mit Stenosen	Systemische Symptome, erhöhte Entzündungsparameter, Auffälligkeiten der extra-/intrakraniellen Gefäße, Hirnbiopsie

Tab. 4.2: Differenzialdiagnosen des RIS (auf der Grundlage von Hosseiny et al. 2020)

Tab. 4.2: Differenzialdiagnosen des RIS (auf der Grundlage von Hosseiny et al. 2020) – Fortsetzung

	Klinische Merkmale	Radiologische Merkmale	Wichtig
CADASIL Cerebrale Autosomal-Dominante Arteriopathie mit Subkortikalen Infarkten und Leukenzephalopathie	Schlaganfall-/TIA-ähnliche Episoden, positive Familienanamnese	Erkrankung der weißen Substanz v. a. anteriorer Temporallappen, sukortikal, Capsula Externa, lakunäre Infarkte	Genetische Testung
Kollagenose	Anamnese für Arthritis, chronische Erkrankung	Gelegentlich Enzephalitis	Autoantikörper, Entzündungswerte
ADEM Akute Disseminierte Enzephalomyelitis	Enzephalitis, epileptische Anfälle, Kinder > Erwachsene, vorausgehende Impfung, viraler Infekt	V. a. Läsionen der grauen Substanz, diffuse KM-Aufnahme, ggf. DWI Auffälligkeiten	Prodromale Virusinfektion/Impfung Enzephalopathie
Posttraumatisch	Anamnese für ein traumatisches oder Sport bezogenes Ereignis	V. a. am Übergang der grauen zur weißen Substanz, hämorrhagische Auffälligkeiten, Einrisse Splenium, Hirnstamm, tiefe graue Substanz	Blutungen Typische Lokalisation

4.3 Prognose

Bei ca. einem Drittel der Patienten wird innerhalb von fünf Jahren die Diagnose eines CIS oder einer MS gestellt

Bei circa einem Drittel der Patienten mit RIS wird innerhalb von fünf Jahren die Diagnose eines klinisch isolierten Syndroms oder einer MS gestellt. Zuvor gab es meist eine radiologische Progression (Okuda et al. 2009).

Da es somit aber auch Patienten gibt, die nicht symptomatisch werden, ist die Begleitung, Beratung und Prognoseabschätzung wichtig. Folgende Risikofaktoren für die Entwicklung klinischer Symptome bei Patienten mit RIS wurden identifiziert: spinale Läsionen, männliches Geschlecht, Alter < 37 Jahren (Okuda et al. 2011; Okuda et al. 2014). Widersprüchlich ist die Datenlage zu den oligoklonalen Banden. In einer großen Kohorte mit 451 RIS-Patienten lagen bei 67 % der Patienten Liquorprofile vor. Ein auffälliger Liquor war jedoch kein signifikanter Prädiktor eines ersten klinischen Ereignisses (Okuda et al. 2014). In neueren Studien wurde jedoch eine raschere Progression vom RIS zum CIS bei Vorliegen von oligoklonalen Banden und auch eine kürzere Zeit bis zum Auftreten einer MS beschrieben, insbesondere bei erhöhten Spiegeln von Neurofilament-Leichtketten (Matute-Blanch et al. 2018; Boyko 2020; Makhani et al. 2017).

Kontrastmittel aufnehmende Läsionen auf den initialen MR-Aufnahmen zeigten ein erhöhtes Risiko für die Entwicklung neuer Läsionen an. In neueren Studien scheinen sie jedoch nicht so prädiktiv zu sein, wie zuvor angenommen. Eine hohe T2-Läsionslast (> 9) war insbesondere in Kombination mit Kontrastmittelaufnahme mit einem erhöhten Risiko für ein in der Folge auftretendes klinisches Ereignis assoziiert (Okuda et al. 2009; Lebrun et al. 2009; Bisulca et al. 2019). Pathologische Veränderungen der visuell evozierten Potenziale (VEP) wurde ebenso als Risikofaktor für die Entwicklung eines CIS identifiziert (Lebrun et al. 2009).

In einem kleinen Kollektiv mit sieben Schwangeren schien eine Schwangerschaft bei RIS-Patienten die Zeit bis zum Auftreten von klinischen Symptomen zu verkürzen (Lebrun et al. 2012).

Zusammengefasst scheint sich eine spinale Beteiligung als eine der wichtigsten prognostischen Risikofaktoren herauskristallisiert zu haben. Aber auch bei Patienten mit oligoklonalen Banden, einer hohen Läsionslast, Kontrastmittelaufnahme, mit männlichem Geschlecht, jungem Alter, Schwangerschaft oder pathologischen VEP ist eine erhöhte Aufmerksamkeit anzuraten.

Auch bei Vorliegen mehrerer Risikofaktoren ist bislang bei fehlender klinischer Symptomatik eine Behandlung nicht indiziert. Es stellt sich aber gerade bei diesen Patienten die Frage, ob hier nicht noch sorgfältiger eine Monitorierung der Kognition und der Fatigue vorgenommen werden sollte und diese Befunde einen größeren Einfluss im Hinblick auf eine Therapieentscheidung bekommen sollten.

> **Merke**
>
> Bei RIS gelten als mögliche Risikofaktoren für die Entwicklung eines CIS oder einer MS spinale Läsionen, männliches Geschlecht, Lebensalter < 37 Jahre, Nachweis oligoklonaler Banden im Liquor, Kontrastmittel aufnehmende Läsionen, eine hohe T2-Läsionslast (> 9), pathologische VEP, erhöhte Spiegel von Neurofilament Leichtketten und möglicherweise eine Schwangerschaft.

4.4 Therapiemöglichkeiten

Wird ein RIS diagnostiziert, ergeben sich für den Patienten und den Behandler verschiedene Möglichkeiten:

1. Abwartendes Verhalten bis zum Auftreten von Symptomen
2. Regelmäßige Verlaufskontrollen (klinisch und/oder radiologisch)
3. Medikamentöse Behandlung (off label).

Da die Diagnose RIS mit einer großen Verunsicherung des Patienten einhergehen kann, ist es von großer Bedeutung, als begleitender Ansprechpartner zur Verfügung zu stehen.

Eine Behandlung von Personen mit RIS ist nicht evidenzbasiert

Da für das klinisch isolierte Syndrom eindeutig gezeigt werden konnte, dass sich eine frühe Behandlung positiv auf den weiteren Verlauf und die Konversionsrate zur MS auswirkt (Goodin und Bates 2009), ist es naheliegend für das RIS eine ähnliche Annahme zu treffen. Nicht selten werden daher RIS-Patienten immunmodulierend behandelt, auch wenn dies aufgrund der aktuellen Datenlage nicht evidenzbasiert ist. Daher empfiehlt es sich die Ergebnisse klinischer Studien abzuwarten. Auf jeden Fall sollte aber – vor dem Hintergrund der Effektivität einer möglichst frühen Therapie – auf das Auftreten klinischer Symptome geachtet werden. Da passagere neurologische Symptome, wie auch diskrete neurologische Reiz- und Ausfallserscheinungen, mitunter nicht beachtet werden oder auffallen, ist eine regelmäßige neurologische Vorstellung sinnvoll. Zur Beurteilung der Dynamik scheinen zunächst jährliche MR-Kontrollen angebracht, wenngleich eine Progression oder auch Kontrastmittel-Aufnahme ohne klinische Symptome auch noch keine eindeutige Behandlungsindikation darstellen.

Personen mit RIS sollten regelmäßig neurologisch gesehen werden

Die Einordnung von Symptomen als mögliches erstes klinisches Ereignis, ist nicht trivial. Ob beim Vorliegen eines RIS beim Auftreten von Fatigue, milden kognitiven Auffälligkeiten oder depressiven Symptomen bereits ein CIS diagnostiziert werden kann, ist momentan Gegenstand der Diskussion.

Es wurden immer wieder die positiven Auswirkungen eines normalen Vitamin-D-Spiegels auf den Verlauf der MS beschrieben (Ascherio et al. 2014). Die Auswirkung der Vitamin-D-Spiegel bei RIS Patienten wurde bislang nicht untersucht, oftmals wird den Personen mit RIS aber angeraten normale Vitamin-D-Spiegel anzustreben.

4.5 Prodromalphase der MS?

Es wurde in den letzten Jahren immer wieder versucht das RIS in den klinischen Verlauf der MS einzuordnen. Einige Autoren sehen in ihm eine Vorstufe der primär chronisch progredienten MS, wieder andere verorten es eher in der präklinischen Phase der schubförmigen MS (▶ Abb. 4.2). Vor diesem Hintergrund sind Studien über die Prodromalphase der MS von Interesse. In den letzten Jahren konnte gezeigt werden, dass bereits fünf Jahre vor dem ersten klinischen demyelinisierenden Ereignis/MS-Schub Arztkontakte, Krankenhauseinweisungen und Medikamentenverordnungen signifikant gegenüber nicht betroffenen Personen zunehmen (Wijnands et al. 2019; Marrie et al. 2019). Patienten, bei denen im Verlauf eine MS diagnostiziert wurde, kontaktierten häufiger Ärzte wegen Beschwerden des Nervensystems (zwei bis viermal häufiger), des muskuloskelettalen Systems, der Sinnesorgane, Bluterkrankungen und psychischen Erkrankungen, Verletzungen,

Infektionen, Erkrankungen des Gastrointestinaltraktes, des urogenitalen Traktes und nicht klassifizierbarer Beschwerden. Neurologen wurden drei bis neunmal, Psychiater 50 % häufiger gesehen. Ebenso wurden Urologen, Augenärzten, HNO-Ärzte und Internisten deutlich mehr frequentiert. Bei den Patienten, die im Verlauf eine MS entwickelten, wurden häufiger Angststörungen, Migräne, Fibromyalgie und Reizdarmsyndrom diagnostiziert als bei Kontrollpersonen. Darüber hinaus wurde ein Rückgang von Schwangerschaften beobachtet, wie auch ein häufigeres Ausstellen von Rezepten für beispielsweise Antidepressiva und Antibiotika.

Zugegebenermaßen klingt diese Auflistung sehr unspezifisch – dennoch kann die Möglichkeit einer Prodromalphase der MS angesichts der Daten nicht ganz von der Hand gewiesen werden, zudem sie auch eine plausible Erklärung für das Phänomen RIS darstellen würde und erklärt, warum viele Patienten bei Diagnosestellung schon eine ausgeprägte Läsionslast in der MRT zeigen. In der Zukunft dürfte es wichtig sein, eine genauere Eingrenzung und Definition dieser Phase vorzunehmen. Vor dem Hintergrund der guten Wirkung von Immuntherapeutika, insbesondere in der Frühphase der Erkrankung, wäre demnach eine noch frühere Erkennung, z. B. in der Prodromalphase/im Stadium des RIS, von unbestreitbarem Vorteil für Patienten mit einer MS.

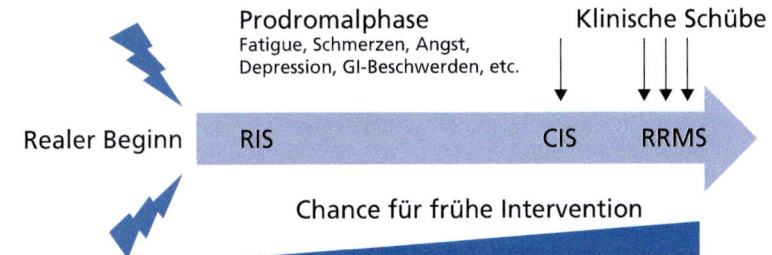

Abb. 4.2: Konzept einer Prodromalphase der MS (modifiziert nach Giovannoni 2017)
CIS = klinisch isoliertes Syndrom,
RIS = radiologisch isoliertes Syndrom,
RRMS = schubförmige MS

4.6 Zusammenfassung

Das radiologisch isolierte Syndrom stellt einen radiologischen Zufallsbefund dar. Es handelt sich um demyelinisierende Läsionen, ohne dass der Patient anamnestisch oder klinisch hierfür Symptome aufweist. Durch die zunehmende Verfügbarkeit und großzügigere Indikationsstellung für kernspintomografische Aufnahmen wird das RIS zwar häufiger entdeckt, die Inzidenz wird jedoch insgesamt als niedrig eingeschätzt. Neurologen kommt die Aufgabe zu, in Zusammenarbeit mit Radiologen die Diagnose des RIS zu sichern. Hierfür ist neben gründlicher Anamnese und klinischer Untersuchung der Ausschluss von Differenzialdiagnosen notwendig - abhängig von radiologischer Einordnung sowie Anamnese und Klinik sind weitere serologische, liquorchemische und elektrophysiologische Untersuchungen notwendig. Ist die Diagnose gestellt, sollte die betroffene Person – abhängig von den vorliegenden Risikofaktoren – zunächst alle 6–12 Monate klinisch und zumindestens anfänglich ca. alle zwölf Monate radiologisch untersucht werden. Wird durch das Auftreten von klinischen Symptomen ein CIS oder bei Erfüllung der Kriterien für zeitliche und räumliche Dissemination eine MS diagnostiziert ist eine immunmodulierende Therapie indiziert.

Literatur

Ascherio A, Munger KL, White R et al. (2014) Vitamin D as an early predictor of multiple sclerosis activity and progression. JAMA neurology 71(3): 306–14.

Bisulca J, De Lury A, Coyle PK et al. (2019) MRI features associated with high likelihood of conversion of radiologically isolated syndrome to MS. Multiple Sclerosis and Related Disorders 36: 101381.

Boyko A (2020) Radiologically isolated syndrome with olicogclonal bands in CSF (RIS + OCB) can be classified as high MS risk group. Multiple Sclerosis Journal 26(7): 869–870.

De Stefano N, Giorgio A, Tintoré M et al. (2018) Radiologically isolated syndrome or subclinical multiple sclerosis: MAGNIMS consensus recommendations. Multiple Sclerosis Journal 24(2): 214–221.

Giovannoni G (2017) The neurodegenerative prodrome in multiple sclerosis. Lancet Neurol 16(6): 413–414.

Goodin DS, Bates D (2009) Treatment of early multiple sclerosis: The value of treatment initiation after a first clinical episode. Mult Scler 15(10): 1175–82.

Hosseiny M, Newsome SD, Yousem DM (2020) Radiologically Isolated Syndrome: A Review for Neuroradiologists. AJNR Am J Neuroradiol 41: 1542–49.

Lebrun C, Bensa C, Debouverie M et al. (2009) Association Between Clinical Conversion to Multiple Sclerosis in Radiologically Isolated Syndrome and Magnetic Resonance Imaging, Cerebrospinal fluid, and Visual Evoked Potential: Follow-up of 70 patients. Arch Neurol 66(7): 841–46.

Lebrun C, Blanc F, Brassat D et al. (2010) Cognitive function in radiologically isolated syndrome. Multiple Sclerosis 16(8): 919–25.

Lebrun C, Le Page E, Kantarci O et al. (2012) Impact of pregnancy on conversion to clinically isolated syndrome in a radiologically isolated syndrome cohort. Mult Scler 18(9): 1297–302.

Makhani N, Lebrun C, Siva A et al. (2017) Radiologically isolated syndrome in children: clinical and radiologic outcomes. Neurology Neuroimmunology & Neuroinflammation 4(6): e395. (DOI: 10.1212/NXI.0000000000000395).

Marrie RA, Wijnands JMA, Kingwell E et al. (2019) Higher health care use before a clinically isolated syndrome with or without subsequent MS. Multiple Sclerosis and Related Disorders 35: 42–49.

Matute-Blanch C, Villar LM, Álvarez-Cermeño JC et al. (2018) Neurofilament light chain and oligoclonal bands are prognostic biomarkers in radiologically isolated syndrome. BRAIN 141(4): 1085–93.

Okuda DT, Mowry EM, Beheshtian A et al. (2009) Incidental MRI anomalies suggestive of multiple sclerosis, The radiologically isolated syndrome. Neurology 72: 800–5.

Okuda DT, Mowry EM, Cree BAC et al. (2011) Asymptomatic spinal cord lesions predict disease progression in radiologically isolated syndrome. Neurology 76(8): 686–92.

Okuda DT, Siva A, Kantarci O et al. (2014) Radiologically Isolated Syndrome: 5-year Risk for an Initial Clinical event. PLoS ONE 9(3): e90509.

Thompson AJ, Banwell BL, Barkhof F et al. (2018) Diagnosis of multiple sclerosis: 2017 revisions of the Mc Donald criteria. The Lancet Neurology 17(2): 162–173.

Wijnands JM, Zhu F, Kingwell E et al. (2019) Five years before multiple sclerosis onset: Phenotyping the prodrome. Multiple Sclerosis Journal 25(8): 1092–1101.

Wattjes MP, Rovira À, Miller D et al. (2015) MAGNIMS consensus guidelines on the use of MRI in multiple sclerosis –establishing disease prognosis and monitoring patients 11: 597–606.

5 Symptomatische Therapie der Multiplen Sklerose

Peter Flachenecker

Fallbeispiel 5.1

Eine 52-jährige Frau (mittlerweile berentet) leidet seit 2005 an einer Multiplen Sklerose vom mittlerweile sekundär progredienten Verlauf. Unter einer Immuntherapie mit zunächst Interferon-beta 1b und dann Dimethlyfumarat ist kernspintomografisch ein stabiler Befund zu verzeichnen, der letzte Schub ereignete sich vor fünf Jahren. Allerdings ist es seitdem zu einer zunehmenden Einschränkung vor allem des Gehvermögens gekommen, aber auch andere Symptome der MS haben sich langsam schleichend verschlechtert. Bei der aktuellen Vorstellung berichtet die Patientin über eine Steifigkeit beider Beine, die insbesondere am Morgen nach dem Aufstehen ausgeprägt sei und sich nach »Anlaufschwierigkeiten« bessere. Bei Lagewechseln würden sich die Beine immer wieder »verkrampfen« und könnten dann eine Weile nicht gebeugt werden. Die Gehstrecke würde maximal 500 m betragen, unterliege aber starken tagesformabhängigen Schwankungen. Im Tagesverlauf komme es zu einer zunehmenden Ermüdbarkeit, weshalb immer häufigere Pausen notwendig wären und Haushaltstätigkeiten nur unter Mühen und mit Hilfe des Ehemanns bewältigt werden könnten. Anhand einer standardisierten Checkliste werden neben den spontan berichteten Symptomen (Spastik, Mobilitätseinschränkungen und Fatigue) weitere Symptome wie Blasenstörungen sowie Gedächtnis- und Konzentrationsstörungen identifiziert.

> **Das Wichtigste im Überblick**
>
> - Zu den häufigsten, behandelbaren Symptomen der MS gehören Spastik und Mobilitätseinschränkungen, die erhöhte Erschöpfbarkeit (»Fatigue«), Blasenfunktionsstörungen, Ataxie und Tremor, kognitive Störungen, Schmerzen, Depressionen und Darmfunktionsstörungen. Da diese Symptome nicht immer spontan berichtet werden, müssen sie anhand einer standardisierten Checkliste gezielt erfragt werden.
> - Trotz einiger methodischer Schwierigkeiten und Hürden gibt es zumindest für einige Symptome eine Reihe von randomisierten kontrollierten Studien, systematischen Reviews und Metaanalysen, sodass zusammen mit Expertenmeinungen mittlerweile eine breite Datenbasis für evidenz-basierte Therapieempfehlungen und Leitlinien vorliegt.

> - Die symptombezogene Therapie umfasst medikamentöse und nicht-medikamentöse Maßnahmen. Dabei stehen in der Regel die nicht-medikamentösen Maßnahmen wie Physiotherapie, Ergotherapie, Logopädie und psychologische bzw. neuropsychologische Therapie sowie eine adäquate Hilfsmittelberatung im Vordergrund der Behandlung. Diese Therapie muss störungsspezifisch auf das jeweilige Defizit zugeschnitten sein. Unterstützend können bei Spastik, Gangstörungen und Blasenfunktionsstörungen Medikamente eingesetzt werden.

Die symptombezogene Therapie ist ein wichtiger Bestandteil bei der Betreuung und Behandlung von Patienten mit MS. Hier stehen nicht nur medikamentöse, sondern vor allem auch nicht-medikamentöse Maßnahmen wie z. B. Physiotherapie, Ergotherapie, Logopädie, Psychotherapie und neuropsychologische Therapie zur Verfügung, darüber hinaus auch Neuromodulation und Hilfsmittelversorgung, die multimodale Rehabilitation und die Palliativversorgung. Das Behandlungsziel besteht darin, die funktionellen Fähigkeiten der Patienten, die durch einzelne oder mehrere Symptome eingeschränkt sind, wiederherzustellen, zu verbessern oder eine Verschlechterung zu verlangsamen, um so die berufliche Leistungsfähigkeit möglichst lange zu erhalten und die Beeinträchtigungen bei den Aktivitäten des täglichen Lebens (Haushalt, Familie, Freizeit, soziale Einbindung) idealerweise zu beseitigen, zumindest aber zu verringern. Daneben sollen sekundäre Komplikationen vermieden und die Lebensqualität der Betroffenen verbessert werden.

Nicht immer berichten Patienten spontan über beeinträchtigende Symptome. Dies trifft insbesondere für Blasen- und Sexualfunktionsstörungen, aber auch für andere Symptome wie Fatigue oder kognitive Einschränkungen zu. Daher ist es unbedingt erforderlich, vorhandene und beeinträchtigende Symptome gezielt zu erfragen, vorzugsweise mithilfe einer standardisierten Checkliste. Dies ist nicht zuletzt zur Beurteilung der beruflichen Leistungsfähigkeit von Bedeutung, da neben den offensichtlichen Symptomen wie Mobilitätseinschränkungen und Gleichgewichtsstörungen vor allem die »unsichtbaren« Symptome wie Fatigue, kognitive Störungen, Depressionen und Schmerzen mit Einschränkungen des beruflichen Leistungsvermögens bzw. mit frühzeitiger Berentung assoziiert sind (Sterz et al. 2016).

Obwohl also symptombezogene Verfahren für die Behandlung von MS-Betroffenen bedeutsam sind, ist die Qualität der verfügbaren Studien oftmals deutlich geringer als bei der Immuntherapie, nicht zuletzt dadurch bedingt, dass bis auf wenige Ausnahmen seitens der pharmazeutischen Industrie kein großes Interesse an der symptomatischen Therapie besteht und es dadurch schwierig ist, großangelegte, randomisierte kontrollierte Studien zu finanzieren. Hinzu kommt, dass aufgrund der Vielfalt der Behandlungsmöglichkeiten, den wenig standardisierten Interventionen und der heterogenen Outcome-Parameter die vorhandenen Studien häufig nicht vergleichbar sind und die Evidenz für die Wirksamkeit von spezifischen Interventionen daher nur eingeschränkt beurteilbar ist. Aus methodischen Gründen ist eine Verblindung insbesondere für nicht-medikamentöse Maßnahmen oftmals nur schwer oder wie bei der Hippotherapie gar nicht möglich. Die eingeschränkte Datenlage zu einzelnen Interventionen erlaubt somit weder eindeutige Rückschlüsse über deren Wirksamkeit oder Unwirksamkeit noch über die Effektstärke; allerdings kann aufgrund fehlender Daten nicht auf eine fehlende Wirksamkeit geschlossen werden.

Trotz dieser Hindernisse wurde in den vergangenen Jahren für viele MS-Symptome eine steigende Zahl von randomisierten kontrollierten Studien, systematischen Reviews und Metaanalysen publiziert, die in einer kürzlich veröffentlichten Artikelserie zusammengefasst sind (Henze et al. 2017a, b; Henze et al. 2018a, b, c, d). In Verbindung mit Expertenmeinungen liegt damit inzwischen eine umfangreiche Datenbasis vor, die zu evidenzbasierten Therapieempfehlungen geführt und Eingang in die Leitlinien der Deutschen Gesellschaft für Neurologie (DGN) (Hemmer et al. 2021) und der Deutschen Gesellschaft für Neurologische Rehabilitation (DGNR) (Tholen et al. 2019) gefunden hat. Dennoch bleiben nach den neuesten Daten des deutschen MS-Registers viele Symptome vergleichsweise oft unbehandelt. Einen Überblick über die häufigsten Symptome und deren Behandlung gibt die Tabelle 5.1.

Tab 5.1: Versorgung mit symptomatischen Therapiemaßnahmen (Deutsches MS-Register)

Symptom	Anzahl	Häufigkeit (%)	% unbehandelt
Fatigue	16.165	8.447 (52,3 %)	70,3 %
Eingeschränktes Gehvermögen	17.235	8.607 (49,9 %)	16,0 %
Spastik	16.329	5.408 (33,1 %)	14,0 %
Blasenstörung	15.975	5.280 (33,1 %)	47,0 %
Ataxie/Tremor	16.254	4.492 (27,6 %)	30,0 %
Kognitive Störungen	15.988	4.247 (26,7 %)	71,7 %
Schmerzen	16.108	4.184 (26,0 %)	21,1 %
Depression	16.100	3.656 (22,7 %)	25,6 %
Mastdarmstörungen	15.659	1.276 (8,2 %)	52,8 %

Die Spalte »Anzahl« gibt die Anzahl der Patienten an, für die Angaben zu dem jeweiligen Symptom vorhanden waren. In der Spalte »Häufigkeit« sind die Anzahl und der Prozentsatz der Patienten dargestellt, die an diesem Symptom leiden. Die Spalte »unbehandelt« gibt die prozentuale Häufigkeit der Patienten an, die an dem Symptom leiden und weder mit medikamentösen noch mit nicht-medikamentösen Therapie behandelt wurden (Flachenecker et al. 2020).

Im folgenden Kapitel werden häufige und funktionell besonders einschränkende Symptome und deren Behandlungsmöglichkeiten näher dargestellt.

5.1 Spastik und eingeschränktes Gehvermögen

Spastik ist definiert als gesteigerter, geschwindigkeitsabhängiger Dehnungswiderstand der Skelettmuskulatur als Folge einer Schädigung kortikospinaler motorischer Bahnen. Häufig geht die Spastik einher mit Paresen, verlangsamten Bewegungsabläufen und eingeschränkter selektiver Beweglichkeit, gesteigerten Muskeleigenreflexen und pathologisch enthemmten Synergismen. Die häufigsten, von Patienten beklagten Symptome der Spastik sind Muskelsteifigkeit, eingeschränkte Mobilität, Fatigue, Blasenstörungen und Schmerzen. Etwa 68 % der Patienten leiden an einer permanenten Spastik, 25 % an einer paroxysmaler (einschießender) Spastik und 6 % an beiden Formen (Flachenecker et al. 2014). In Abhängigkeit vom Schweregrad können Kontrakturen, Schwierigkeiten bei der Intimpflege (Adduktorenspastik) und Blasenentleerungsstörungen auftreten. Gangstörungen und Mobilitätseinschränkungen bedingen verringerte Alltagsaktivitäten, schränken die berufliche Leistungsfähigkeit ein und werden von Patienten als vorherrschendes Problem der MS bezeichnet.

> 68 % der Patienten leiden an einer permanenten Spastik, 25 % an einer paroxysmaler (einschießender) Spastik

5.1.1 Diagnostik von Spastik und eingeschränktem Gehvermögen

Die Spastik wird bei der neurologischen Untersuchung erfasst und klinisch in die Schweregrade leicht, mittel und schwer eingeteilt. Zur Quantifizierung wurde in klinischen Studien lange Zeit die Ashworth-Skala verwendet, die allerdings wenig reliabel und valide ist. Da die spastische Tonuserhöhung tagesformabhängigen Schwankungen unterliegt, werden zunehmend patienten-orientierte Outcomes wie die NRS (»Numerical Rating Scale«) oder die MSSS-88 (»Multiple Sclerosis Spasticity Scale«) eingesetzt; letztere ist mittlerweile auch in einer deutschen Version verfügbar (Henze et al. 2017b). Zur Beurteilung des Gehvermögens finden quantitative Parameter wie der 6- bzw. 2-Minuten-Gehtest und der 7,62-m-Gehtest (»Timed 25 Foot Walk«) bzw. der 10-Meter-Gehtest sowie die »Multiple Sclerosis Walking Scale-12« (MSWS-12) Verwendung (Tholen et al. 2019).

> **Fallbeispiel 5.1 (Fortsetzung)**
>
> Die Patientin beurteilt ihre Spastik auf der »Numerischen Rating Scale (NRS)« mit 9 von 11 Punkten. Da die spastische Tonuserhöhung beider Beine Schmerzen verursacht, die Beweglichkeit erheblich einschränkt und trotz regelmäßiger Physiotherapie fortbesteht, erfolgt nach Rücksprache mit dem behandelnden Physiotherapeuten eine medikamentöse Therapie mit Baclofen, beginnend mit 5 mg zur Nacht und Steigerung

> um 5 mg alle 2–3 Tage. Mit einer Dosis von 4 x 10 mg lässt sich die Spastik nur unzureichend beeinflussen (NRS 8), eine weitere Steigerung ist allerdings aufgrund der dann einsetzenden, verstärkten Müdigkeit nicht möglich. Daher wird zusätzlich mit Nabiximols (Sativex®) behandelt. Nach täglicher Steigerung um einen Sprühstoß ist die Spastik mit einer Tagesdosis von sechs Sprühstößen gut rückläufig, die schmerzhaften Spasmen sind reduziert, die NRS wird von der Patientin mit 4 von 11 eingeschätzt.

5.1.2 Therapie von Spastik und Gangstörungen

Zur Verbesserung von Spastik und Mobilität stehen nicht-medikamentöse Maßnahmen wie physiotherapeutische und physikalische Verfahren sowie medikamentöse Behandlungsstrategien zur Verfügung.

Nicht-medikamentöse Therapie: Neben der Vermeidung spastikauslösender Faktoren wie Infekten, Schmerzen oder Dekubitalulzera und dem Erlernen spastikvermeidender Techniken bezüglich Haltung, Lagerung und Transfer ist die Physiotherapie ein zentrales Element der Behandlung (▶ Abb. 5.1). Neben den häufig angewandten, sog. »konventionellen« Verfahren auf neurophysiologischer Grundlage wie die nach Bobath, Vojta, Brunkow oder PNF (propriozeptive neuromuskuläre Fazilitation) kommen zunehmend moderne, evidenz-basierte Therapieverfahren wie das aufgabenorientierte repetitive Training, Laufbandtherapie mit und ohne Gewichtsentlastung, Gerätetherapie und andere mehr zum Einsatz (Gusowski 2014). Die Leitlinie der DGNR empfiehlt vorrangig ein regelmäßiges, therapeutisch angeleitetes Gangtraining, unterstützt von einem systematischen Ausdauer- und gezieltem Krafttraining. Von einem roboter-assistierten Gangtraining scheinen insbesondere schwerer betroffene Patienten zu profitieren. Andere Maßnahmen mit nachgewiesener Wirksamkeit sind ein spezielles Gleichgewichtstraining, ggf. mit zusätzlichem Einsatz von virtueller Realität, Hippotherapie und Tai Chi. Dabei sollte die regelmäßige Physiotherapie in Abhängigkeit von den bestehenden Beeinträchtigungen funktionell, ziel- und alltagsorientiert ausgerichtet sein. Neben diesen therapeutisch geleiteten Bewegungsinterventionen und Physiotherapien wird empfohlen, dass Patienten im Alltag zur eigenständigen körperlichen Aktivität motiviert werden. Dauer und Intensität sollen sich an die »Nationalen Bewegungsempfehlungen« (150 min/Woche moderate Intensität oder 75 min/Woche hohe Intensität) unter Berücksichtigung der individuellen funktionellen Beeinträchtigung anlehnen. (Tholen et al. 2019). Für schwer Betroffene eignen sich die motorgetriebenen Bewegungstrainer (▶ Abb. 5.1) sowohl zum aktiven Training als auch zum passiven Durchbewegen der Extremitäten. Sinnvoll ist deren Einsatz in Kombination mit Physiotherapie, um beispielsweise die spastische Tonuserhöhung zu reduzieren und damit die physiotherapeutische Übungsbehandlung effektiver durchführen zu können.

5.1 Spastik und eingeschränktes Gehvermögen

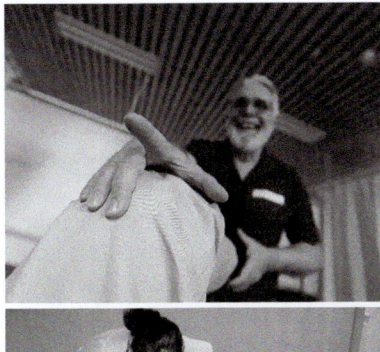
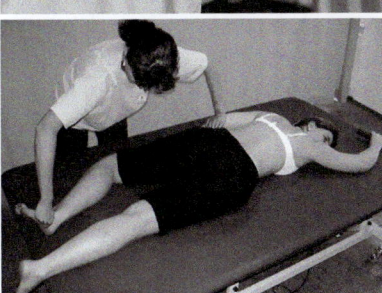
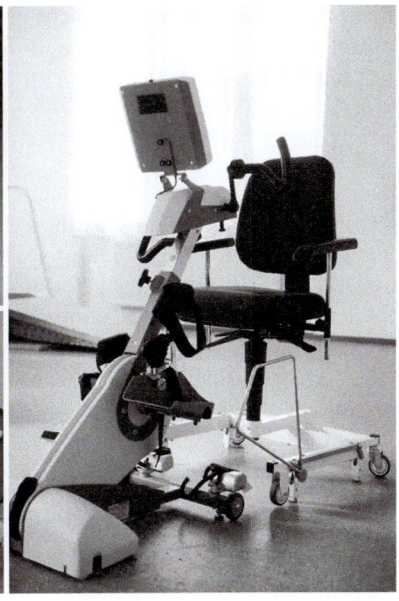

Abb. 5.1: Physiotherapeutische Konzepte: Physiotherapeutische Behandlung nach dem Bobath-Konzept (links oben) und dem Vojta-Prinzip (links unten) sowie mit dem motorgetriebenen Bewegungstrainer (rechts)

Die medikamentöse Therapie erfolgt sinnvollerweise dann, wenn mit nicht-medikamentösen Maßnahmen keine ausreichende Verbesserung von Beweglichkeit und schmerzhaften Spasmen zu erreichen ist. Erstaunlicherweise ist die Datenlage der breit eingesetzten oralen Antispastika dürftig, wobei Baclofen, Tizanidin und Diazepam gleichermaßen den spastischen Muskeltonus lockern können, ohne jedoch zu einem funktionellen Zugewinn zu führen (Henze et al. 2017b). Im Gegensatz dazu zeigen mehrere neue Studien übereinstimmend, dass mit oromukosal verabreichtem Nabiximols (1:1 Kombinationspräparat aus Tetrahydrocannabinol, THC und Cannabidiol, CBD) die Spastik (gemessen mit der NRS) signifikant reduziert werden kann (Übersicht in Henze et al. 2017b). Seit Juli 2011 ist Nabiximols zur Add-on-Therapie der mittelschweren bis schweren Spastik auf Betäubungsmittelrezept verordnungsfähig, wenn durch die übliche antispastische Therapie keine ausreichende Wirkung zu erzielen ist. Die Verwendung anderer, nicht zugelassener Cannabinoide wie Dronabinol (synthetisches THC), Nabilon (synthetischer THC-Abkömmling) oder die seit März 2017 bestehende Möglichkeit der Verordnung von Cannabisblüten kann im Einzelfall bei Nichtansprechen bzw. Unverträglichkeit von Nabiximols versucht werden. Bei paroxysmaler Spastik empfiehlt sich Gabapentin, das gemäß Beschluss des G-BA vom 28.03.2014 off label verordnet werden kann, wenn mit den zugelassenen Substanzen (orales oder intrathekales Baclofen, Tizanidin oder Nabiximols) keine ausreichende Wirkung erzielt wird oder eine Unverträglichkeit vorliegt. Bei unzureichendem Ansprechen auf Physiotherapie oder nicht tolerablen Nebenwirkungen der oralen bzw. oromukosalen Medikation sollten invasive Verfahren wie Botulinumtoxin A (fokale Spastik) oder intrathekales Baclofen in Betracht gezogen werden. Intrathekales Triamcinolon (off-label) kann in diesen Situationen in Einzelfällen erwogen werden (Henze et al. 2017b).

> **Merke**
>
> Bei der Behandlung der Spastik sollten vorrangig nicht-medikamentöse Maßnahmen wie Vermeidung spastikauslösender Ursachen und regelmäßige Physiotherapie zum Einsatz kommen. Die medikamentöse Therapie der Spastik ist sinnvoll, wenn dadurch keine ausreichende Linderung zu erzielen ist, kann aber zur Verschlechterung der Stützfunktion (und damit der Steh- und Gehfähigkeit) und zur verstärkten Müdigkeit führen.

Zur medikamentösen Therapie der Gangstörung ist seit Juli 2011 Fampridin (retardiertes 4-Aminopyridin) zugelassen. In den zulassungsrelevanten, placebokontrollierten Studien waren nach 14 bzw. 9 Wochen mit 2 x 10 mg Fampridin 35 % bzw. 43 % der Patienten Responder, die eine Steigerung der Ganggeschwindigkeit um 25 % aufwiesen. In einer nachfolgenden Dosisvergleichsstudie mit 2 x 5 mg vs. 2 x 10 mg Fampridin über vier Wochen war die über alle verfügbaren Messungen gemittelte Ganggeschwindigkeit nur mit 2 x 10 mg Fampridin gegenüber Placebo signifikant gesteigert. Allerdings scheint die Verbesserung der Ganggeschwindigkeit unter Fampridin nicht derjenigen eines Gangtrainings überlegen zu sein. In weiteren Studien waren auch Aufstehen (Timed-Get-Up-and-Go-Test), Gleichgewicht (Berg Balance Scale) und die MSWS-12 nach sechs Monaten Fampridin im Vergleich zu Placebo signifikant verbessert (Henze et al. 2017b).

5.2 Ataxie und Tremor

Bei bis zu 80 % der Patienten treten im Verlauf ataktische Symptome auf – hiermiit sind erhebliche Einschränkungen der Alltagsfähigkeiten verbunden

Im Verlauf einer MS treten bei bis zu 80 % der Patienten ataktische Symptome auf: diese können sich als Gang- und Standataxie, gliedkinetische Ataxie mit distalem Intentionstremor, Haltetremor und/oder Dysmetrie äußern. Zusammen mit spastischen Paresen entwickeln sich hierdurch oft erhebliche Einschränkungen der Alltagsfähigkeiten (An- und Auskleiden, Greifen, Halten, Schreiben etc.) und der Mobilität (freie Gehfähigkeit, Gehstrecke, Gangunsicherheit, Sturzgefahr). Die Ausprägung der ataktischen Symptome hängt mitunter stark von Belastbarkeit, Anspannung und Tagesform ab und kann daher stark variieren.

5.2.1 Diagnostik von Ataxie und Tremor

Sie erfolgt im Rahmen der neurologischen Untersuchung und kann für die Arm- und Handfunktion durch standardisierte Tests wie z. B. den 9-Hole-Peg-Test (9-HPT) und/oder den Action-Research-Arm-Test (ARAT) ergänzt werden, für die Beinfunktionen z. B. durch die Berg Balance Scale (Flachenecker 2010).

5.2.2 Therapie von Ataxie und Tremor

Hier kommen vorzugsweise nicht-medikamentöse Maßnahmen zur Anwendung, vor allem Physio- und Ergotherapie. Wesentliche Inhalte sind die Förderung der Koordination mit gezieltem, alltagsnahem Greifen und koordinativem Gangtraining/Aufstehen, der Abbau fixierender Kompensationsmechanismen, die Rumpfstabilisierung, die Sensibilitätsschulung, das Erarbeiten koordinierter Bewegungsabläufe sowie eine adäquate Hilfsmittelversorgung (Henze et al. 2017a). Lokale Applikation von Kälte (1–15 min.) führt häufig zu einer 30–60 min. anhaltenden Verringerung des Intentionstremors, sodass Patienten diese Therapie gezielt vor z. B. Schreibarbeiten oder der Einnahme von Mahlzeiten einsetzen können. Von der Anwendung von Gewichten (z. B. Handgelenksgewichte, beschwerter Rollator, Gewichtswesten) profitiert ein Teil der Patienten, gleichzeitig vorhandene Paresen können aber deren Einsatz erschweren oder unmöglich machen.

Die untersuchten medikamentösen Therapien (Isoniazid, Carbamazepin, Levetiracetam, Propanolol, Cannabinoide) sind entweder nicht ausreichend wirksam oder mit zahlreichen Nebenwirkungen behaftet. Betablocker können jedoch ggf. die Stärke des Tremors verringern, vor allem wenn dieser durch psychische Erregung verstärkt wird. Operative Eingriffe (Tiefe Hirnstimulation) sind Ausnahmefällen vorbehalten, wobei kleinere Studien positive Effekte beim Tremor, nicht jedoch bei der Ataxie beschrieben haben (Henze et al. 2017a).

> **Merke**
>
> Ataxie und Tremor werden überwiegend nicht-medikamentös behandelt.

5.3 Blasenfunktionsstörungen

Blasenfunktionsstörungen sind häufige Komplikationen der MS und kommen – in Abhängigkeit von Diagnosekriterien und Erkrankungsbeginn – bei bis zu 97 % der Patienten vor. Meistens treten sie erst im Verlauf der

Blasenfunktionsstörungen kommen bei bis zu 97 % der Patienten vor und gehen häufig mit Komplikationen einher

Erkrankung auf, können aber durchaus auch erstes Symptom der MS und Grund für die Erstvorstellung beim Urologen sein. Die häufigste Form ist die überaktive Blase (Detrusor-Hyperreflexie) mit eingeschränkter Speicherfunktion, imperativem Harndrang, erhöhter Miktionsfrequenz und Harninkontinenz. Daneben können eine Detrusor-Sphinkter-Dyssynergie mit vermehrtem Harndrang, verzögerter Blasenentleerung, Harnretention und Inkontinenz und eine schlaffe Blase (Blasenhyporeflexie) mit unvollständiger Blasenentleerung, Harnretention, Inkontinenz auftreten.

Komplikationen von Blasenfunktionsstörungen sind rezidivierende Harnwegsinfekte, Schlafstörungen aufgrund der Nykturie und dadurch verstärkte Fatigue sowie Schmerzen im Unterbauch mit assoziierter Spastik. Auch morphologische Veränderungen des unteren und oberen Harntraktes, Nierenschädigungen und Blasenkarzinome können auftreten. Die psychosozialen Krankheitsfolgen sind ebenfalls schwerwiegend: Scham, sozialer Rückzug, eingeschränktes Sexualleben und eine erhebliche Einschränkung der Lebensqualität.

5.3.1 Diagnostik von Blasenfunktionsstörungen

Da Blasenfunktionsstörungen häufig nicht spontan berichtet werden, muss gezielt nach Miktionsproblemen gefragt werden. Dabei sind ein standardisierter Fragebogen, ein Miktionsprotokoll und das auf eine Ausscheidungsmenge von 2.000 ml/Tag standardisierte Urinvolumen hilfreich (Domurath et al. 2020). Ein Harnwegsinfekt sollte ausgeschlossen bzw. gezielt nach Antibiogramm therapiert werden. In jedem Fall sollte eine sonografische Restharnmessung erfolgen, diese ist einfach durchzuführen und lässt sich zur Kontrolle des Therapieeffekts, aber auch von Nebenwirkungen der anticholinergen Medikation wiederholen. Bei unzureichendem Therapieerfolg sollte frühzeitig eine urologische Vorstellung erfolgen, vorzugsweise bei einem Neuro-Urologen oder in einem spezialisierten neuro-urologischem Zentrum. Hier findet dann die weiterführende Diagnostik (Uroflowmetrie, Urodynamik) statt.

5.3.2 Therapie der Blasenfunktionsstörungen

Die Therapieziele sind die Verbesserung der Speicherfunktion der Blase (druckarme Speicherphase, möglichst vollständige Entleerung), die Normalisierung der Miktionsfrequenz und die Wiederherstellung der Kontinenz, die Vermeidung von Komplikationen wie rezidivierende Harnwegsinfekte, Urosepsis, Schädigung der oberen Harnwege, Nierensteinbildung und eingeschränkte Nierenfunktion und insgesamt damit eine deutliche Verbesserung der Lebensqualität.

Bei der überaktiven Blase mit imperativem Harndrang empfiehlt sich ein physiotherapeutisch geleitetes Beckenboden- und Toilettentraining, wobei insbesondere Aufschubstrategien vermittelt werden können. Unterstützend können unter regelmäßiger Restharnkontrolle detrusordämpfende Medikamente wie z. B. Trospiumchlorid, Tolterodin, Oxybutynin oder Propiverin eingesetzt werden (Henze et al. 2018a). Bei mangelnder Wirksamkeit und/oder Unverträglichkeit besteht die Möglichkeit der intravesikalen Therapie mit einem Anticholinergikum oder die Gabe von Botulinumtoxin in spezialisierten neuro-urologischen Zentren. Alphablocker wie z. B. Tamsulosin können bei Blasenentleerungsstörungen versucht werden, sind allerdings nur bei geringen Restharnmengen wirksam. In diesem Fall empfiehlt sich der intermittierende Selbstkatheterismus, der im Rahmen einer Rehabilitationsmaßnahme erlernt werden kann und eine vollständige Blasenentleerung sicherstellt. Eine Dauerableitung (suprapubischer Katheter, transurethraler Katheter) ist aufgrund möglicher Spätkomplikationen (Steinbildung, Karzinogenese) allenfalls bei therapierefraktären Blasenfunktionsstörungen indiziert. Operative Verfahren wie die Bildung einer »Neoblase« sollten aufgrund der Irreversibilität und des nicht vorhersagbaren Krankheitsverlaufs nur als »ultima ratio« durchgeführt werden (Henze et al. 2018a).

> **Merke**
>
> Bei der Diagnostik von MS-bedingten Blasenstörungen sind Miktionsprotokoll, die Bestimmung des standardisierten Urinvolumens und Restharnmessungen einfach durchzuführende, basale Maßnahmen. Die überaktive Blase kann mit physiotherapeutisch geleitetem Beckenbodentraining und detrusordämpfenden Medikamenten behandelt werden. Der selbständige, intermittierende Einmalkatheterismus ist eine sichere Methode zur vollständigen Blasenentleerung.

5.4 Fatigue

Unter Fatigue wird eine erhöhte Erschöpfbarkeit verstanden, die von den Betroffenen als abnorme Müdigkeit und Energiemangel erlebt wird, entweder dauerhaft vorhanden sein kann (»fatigue«) oder sich im Tagesverlauf entwickelt bzw. verstärkt (»fatigability«), und eine mentale und/oder körperliche Komponente aufweist. Typischerweise wird die Fatigue bei Wärmeeinwirkung verstärkt (»Uhthoff-Phänomen«). Die Häufigkeit beträgt bis zu 90 %, und auch im deutschen MS-Register war die Fatigue mit 52 % das häufigste Symptom (▶ Tab. 5.1) (Flachenecker et al. 2014). Nicht selten werden dadurch sowohl die Lebensqualität als auch die Arbeits- und Erwerbsfähigkeit so stark beeinträchtigt, dass besonders in einer wenig adaptiven Arbeitswelt die berufliche Tätigkeit reduziert werden muss und eine vorzeitige Berentung (zumindest teilweise) notwendig wird (Kobelt et al. 2020; Sterz et al. 2016). Die Ursachen der Fatigue sind unbekannt, wahrscheinlich handelt sich um ein multidimensionales Syndrom mit

Fatigue ist eines der häufigsten MS-Symptome, die Ursache ist nach wie vor unbekannt, wahrscheinlich handelt es sich um ein multidimensionales Syndrom

somatisch-physischen, kognitiven und psychosozialen Aspekten (Flachenecker 2017).

Fallbeispiel 5.2

Bei der 35-jährigen Bankkauffrau wurde vor fünf Jahren eine Multiple Sklerose vom schubförmigen Verlauf diagnostiziert. Die Krankheitsaktivität ist mit Glatiramerazetat gut kontrolliert. Allerdings leidet die Patientin seit Krankheitsbeginn an einer massiven Erschöpfbarkeit, die im Tagesverlauf zunimmt und weshalb sie in ihrer beruflichen Leistungsfähigkeit stark eingeschränkt ist. Deshalb wurde im Rahmen einer stationären Rehabilitationsmaßnahme bei der neuropsychologischen Testung mit der Testbatterie zur Aufmerksamkeitsprüfung (TAP) die Aufmerksamkeitsintensität überprüft. Diese ergab am Vormittag weitgehend unauffällige Befunde, bei der nochmaligen Testung am Nachmittag waren aber die Reaktionszeiten sowohl für die tonische als auch die phasische Alertness massiv verzögert. Damit konnten die subjektiven Beschwerden objektiviert werden. Zur Therapie wurden bei der psychologischen Einzelbehandlung Energiemanagement-Strategien vermittelt und eine kognitive Verhaltenstherapie durchgeführt, unterstützend wurde mithilfe der computergestützten, neuropsychologischen Behandlung die Aufmerksamkeitsintensität trainiert. Zusätzlich erfolgte ein medikamentöser Therapieversuch mit Modafinil 100 mg. Darunter war die Fatigue sowohl in der subjektiven Selbsteinschätzung (ausweislich des WEIMuS-Fragebogens) als auch bei einer nochmaligen Kontrollmessung der Aufmerksamkeitsintensität zwar verbessert, bestand aber weiterhin fort, sodass im Abschlussbericht der Rehabilitationsklinik empfohlen wurde, die berufliche Tätigkeit zu reduzieren und eine Rente wegen teilweiser Erwerbsminderung zu beantragen.

5.4.1 Diagnostik der Fatigue

Bei der Anamneseerhebung müssen die Symptomatik, deren Begleitumstände und die dadurch bedingten Beeinträchtigungen exakt erfragt werden. Da andere Ursachen im Sinne einer »sekundären Fatigue« wie Schlafstörungen (z. B. durch Depressionen, Blasenstörungen, periodische Beinbewegungen bzw. Restless-Legs-Syndrom), medikamentöse Einflüsse (Antispastika, Antidepressiva, Nebenwirkungen der Immuntherapie, z. B. bei Interferonen) und Begleiterkrankungen (Hypothyreose, Anämie, Vitamin-B12-Mangel) ebenfalls zu einer erhöhten Ermüdbarkeit führen können, sollten diese ausgeschlossen und ggf. zielgerichtet behandelt werden. Wichtig ist außerdem, die Fatigue von depressiven und/oder kognitiven Störungen abzugrenzen. Dazu dient vor allem die exakte Beschwerdeschilderung, die durch standardisierte Fragebogen wie die »Fatigue Skala für Motorik und Kognition (FSMC)« oder das »Würzburger Erschöpfungsinventar bei MS (WEIMuS)«

ergänzt werden sollte (Flachenecker et al. 2006; Penner et al. 2009). Eine Objektivierung der mentalen Fatigue ist mithilfe einer neuropsychologischen Untersuchung mit Messung der Aufmerksamkeitsintensität (Subtest Alertness der TAP, Testbatterie zur Aufmerksamkeitsprüfung) möglich, ggf. muss bei unauffälligem Befund der morgendlichen Testung eine Wiederholung im Tagesverlauf erfolgen (Flachenecker 2015). Die körperliche Fatigue kann mithilfe einer standardisierten Laufbandbelastung erfasst werden. Eine derartige Objektivierung ist insbesondere bei der Beurteilung der beruflichen Leistungsfähigkeit unabdingbar (Flachenecker 2015; Henze et al. 2018c).

5.4.2 Therapie der Fatigue

Zunächst sollten sekundäre Ursachen – sofern vorhanden und soweit möglich – beseitigt werden. Die medikamentösen Behandlungsmöglichkeiten der Fatigue sind begrenzt, daher stehen nicht-medikamentöse Maßnahmen im Vordergrund. Dabei haben sich insbesondere psychoedukative Verfahren wie Vermittlung von Energiemanagement-Strategien, kognitive Verhaltenstherapie und Achtsamkeitstraining als wirksam erwiesen (Flachenecker 2017). Die Senkung der Körpertemperatur durch Kühlelemente, kalte Bäder oder Klimatisierung führt zu einer vorübergehenden Verbesserung der Fatigue und kann einfach und selbständig durchgeführt werden. Körperliches Training, insbesondere mit aeroben Ausdauersportarten, ist systematischen Reviews zufolge ebenfalls wirksam und nicht schädlich. Sofern bei der neuropsychologischen Testung eine Störung der Aufmerksamkeitsintensität nachweisbar ist, lassen sich durch ein spezifisches, neuropsychologisch geleitetes Training sowohl die Aufmerksamkeitsintensität als auch die subjektiv erlebte Fatigue verbessern (Flachenecker et al. 2017). Diese Maßnahmen können gut im Rahmen einer Rehabilitationsmaßnahme eingeübt und nach Entlassung im häuslichen Umfeld selbständig fortgeführt werden.

Medikamentöse Maßnahmen sind in der Regel nicht wirksam und können allenfalls im Einzelfall versucht werden. Die am häufigsten eingesetzten Präparate (Amantadin und Modafinil) haben in kontrollierten Studien inkonsistente Effekte ergeben und sind weder zugelassen noch im Rahmen der off-label Anwendung erstattungsfähig. In Einzelfällen können Amantadin (100–200 mg/Tag, cave: Unruhe, Schlafstörungen, Ödeme, Harnretention bei Prostatahypertrophie und Augendruckerhöhung) oder Modafinil (50–200 mg/Tag, cave: Kopfschmerzen, Schwindel, Nervosität, Herzrasen, Leberwerterhöhungen) erwogen werden. Letzteres scheint unserer Erfahrung zufolge insbesondere bei Patienten mit Aufmerksamkeitsstörung hilfreich zu sein. Weniger gut untersucht sind Pemolin, L-Carnitin, 4-Aminopyridin und Aspirin, auch hier ist kein eindeutig positiver Effekt belegt (Henze et al. 2018c). Kürzlich konnte eine kleinere Studie mit 32 MS-Patienten eine persistierende Verbesserung von Aufmerksamkeitsparametern und subjektiv erlebter Fatigue unter Fampridin nachweisen (Broicher et al. 2018). Antidepressiva (v. a. Serotonin-Wiederaufnahmehemmer) können bei (gleichzeitig oder alleinig) vorhandener depressiver Verstimmung eingesetzt werden, sind aber erfahrungsgemäß bei einer isolierten Fatigue nicht wirksam. Inwieweit eine Immuntherapie positive Effekte auf die Fatigue hat, ist entweder nicht untersucht, nur in offenen Beobachtungsstudien nachgewiesen (Glatiramerazetat, Fingolimod und Natalizumab) oder von zweifelhafter klinischer Relevanz (Teriflunomid) (Voelter et al. 2016).

> **Merke**
>
> Die MS-bedingte mentale Fatigue kann mit der neuropsychologischen Untersuchung der Aufmerksamkeitsintensität objektiviert werden. Zur Objektivierung der körperlichen Fatigue bietet sich eine standardisierte Laufbandbelastung an. Zur Therapie werden in erster Linie nichtmedikamentöse Verfahren wie psychoedukative Maßnahmen (Vermittlung von Energiemanagement-Strategien, kognitive Verhaltenstherapie, Achtsamkeitstraining), Kühlung, körperliches Training und ein neuropsychologisch geleitetes Aufmerksamkeitstraining eingesetzt.

5.5 Kognitive Störungen

Kognitive Störungen sind in hohem Maße für die Störung der sozialen Funktionsfähigkeit von MS-Patienten verantwortlich

Kognitive Einschränkungen betreffen bei der MS vor allem Störungen der Aufmerksamkeit, des Gedächtnisses, der Konzentrationsfähigkeit, der Exekutivfunktionen und der visuokonstruktiven Fähigkeiten, weniger einen generellen intellektuellen Abbau. Sie treten im Krankheitsverlauf bei 40–65 % der Patienten, auch bei körperlich weniger schwer betroffenen, auf, nehmen über 10–20 Jahre zu, führen zu Schwierigkeiten bei der Alltagsbewältigung und sind in hohem Maß für das vorzeitige Ausscheiden aus dem Erwerbsleben verantwortlich (Flachenecker et al. 2017; Kolbert et al. 2020; Sterz et al. 2016).

> **Fallbeispiel 5.3**
>
> Der 42-jährige Bürokaufmann leidet seit zehn Jahren an einer schubförmigen MS mit geringgradiger körperlicher Beeinträchtigung (EDSS 2,0). Allerdings beklagt er zunehmende Schwierigkeiten bei seiner beruflichen Tätigkeit, wobei er sich schlecht konzentrieren könne, leicht ablenkbar sei und vermehrt Fehler machen würde. Insbesondere bei lauten Umgebungsgeräuschen fühle er sich leicht überfordert und sei rasch reizbar, am Ende eines Arbeitstages sei er massiv erschöpft. Deshalb erfolgt eine ambulante Vorstellung zur neuropsychologischen Diagnostik, die neben einer eingeschränkten Aufmerksamkeitsintensität eine herabgesetzte

Informationsverarbeitungsgeschwindigkeit, eine reduzierte konzentrative Belastbarkeit und eine eingeschränkte selektive Aufmerksamkeit ergibt. Unauffällig sind die verbalen und visuellen Gedächtnisleistungen, die Exekutivfunktionen und die räumlich- visuellen Wahrnehmungsleistungen. Diese Befunde können die beklagten Beschwerden gut erklären. Die computergestützte neuropsychologische Therapie zielt auf eine Verbesserung der Aufmerksamkeitsleistungen, zudem erfolgt eine Beratung zum Umgang mit den kognitiven Defiziten. Angesichts der auch objektivierbaren Minderbelastbarkeit wird empfohlen, die Arbeitszeit zu reduzieren und die Möglichkeit zu frei wählbaren Pausen zu gewähren, aufgrund der eingeschränkten selektiven Aufmerksamkeit wird ein ruhiger, störungsfreier Arbeitsplatz mit wenig Ablenkung für erforderlich gehalten. Diese Maßnahmen werden mit der Rentenversicherung und dem Betriebsarzt besprochen und in der Folge umgesetzt. Damit ist die bisherige berufliche Tätigkeit weiterhin in reduziertem Umfang möglich.

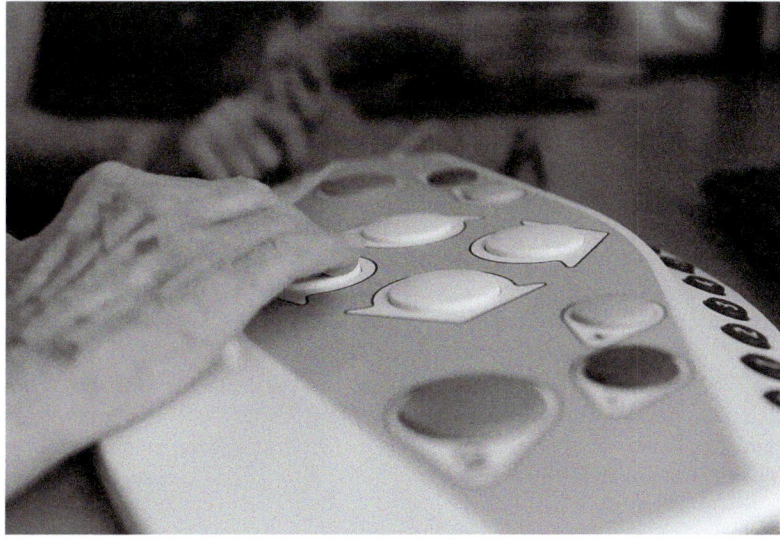

Abb. 5.2: Diagnostik kognitiver Störungen: Computergestützte neuropsychologische Testung der kognitiven Leistungsfähigkeit

5.5.1 Diagnostik kognitiver Störungen

Die spezifische Anamnese sollte neben der Frage nach Gedächtnis- oder Konzentrationsstörungen auch Schwierigkeiten in Alltag, Ausbildung und Beruf erfassen. Notwendig ist die Abgrenzung gegenüber Fatigue und Depression. Da die Symptome vieler kognitiver Störungen unspezifisch sind und sich beispielsweise auch in belastungsabhängige Kopfschmerzen, Reizbarkeit, Geräuschintoleranz und anderen äußern können, ist eine neuropsychologische Untersuchung unerlässlich (Kalb et al. 2018). Basale und validierte Screeningverfahren wie der Symbol Digit Modalities Test (SDMT) und das Brief International Cognitive Assessment for MS (BICAMS) (Kalb et al. 2018) erlauben nur eine grobe Abschätzung, können aber das kognitive Defizit nicht charakterisieren. Dies ist nur mithilfe einer ausführlichen neuropsychologischen Testung möglich, möglichst unter Einsatz computergestützter Verfahren (▶ Abb. 5.2). Damit lassen sich die zugrunde liegenden kognitiven Defizite genau erfassen und eine zielgerichtete Therapie einleiten (Kalb et al. 2018).

5.5.2 Therapie kognitiver Störungen

Die Basismaßnahmen umfassen die Vermittlung von Informationen zu kognitiven Einschränkungen, die Abgrenzung und Therapie von anderen Symptomen bzw. Komorbiditäten (insbesondere Depression, Fatigue und Schlafstörungen), die Einbeziehung des sozialen Umfeldes sowie die Vermeidung kognitiv beeinträchtigender Medikamente. Medikamentöse Therapien (z. B. Acetylcholinesterase-Hemmstoffe, Memantine, Modafinil, Amantadin, Gingko biloba) sind nicht wirksam. Daher werden nicht-medikamentöse Interventionen eingesetzt, die sowohl restituierende Verfahren als auch die Vermittlung von Kompensations- und Adaptationsstrategien beinhalten. Das Training kognitiver Funktionen muss immer spezifisch auf das jeweilige Defizit zugeschnitten sein. Vor allem Aufmerksamkeitsstörungen können computergestützt gut trainiert werden (Sokolov et al. 2018). Bei der Behandlung von Gedächtnisstörungen ist die Vermittlung von Lernstrategien (Mnemotechniken) zumindest bei leichter betroffenen MS-Patienten sinnvoll, ansonsten sind zumeist externe Gedächtnishilfen wie Notizbücher erforderlich. Oft sind eine psychotherapeutische Begleitung und/oder eine antidepressive Behandlung notwendig, ebenso begleitende Entspannungsverfahren und eine ausreichende Dauer der Therapie (Henze et al. 2018d). Zwar ist mittlerweile die ambulante neuropsychologische Therapie auch im Bereich der GKV erstattungsfähig, allerdings stehen ambulant tätige Neuropsychologen nicht flächendeckend zur Verfügung. Daher bietet die Rehabilitation eine gute Möglichkeit, kognitive Defizite adäquat zu diagnostizieren, das kognitive Training einzuleiten und Empfehlungen für die weiterführende Therapie zu geben.

> **Merke**
>
> Kognitive Störungen haben einen erheblichen Einfluss auf die Alltagsbewältigung und sind häufig für eine vorzeitige Erwerbsminderung verantwortlich. Die Diagnostik kognitiver Störungen erfordert eine ausführliche neuropsychologische Untersuchung, um eine gezielte, störungsspezifische neuropsychologische Therapie durchführen zu können. Medikamentöse Therapiemöglichkeiten existieren nicht.

5.6 Zusammenfassung

- Die symptombezogene Therapie ist ein wichtiger Bestandteil bei der Betreuung und Behandlung von MS-Betroffenen und umfasst medikamentöse wie nicht-medikamentöse Maßnahmen.
- Bei der Spastik kommen vorrangig nicht-medikamentöse Maßnahmen wie die Vermeidung spastikauslösender Ursachen und regelmäßige Physiotherapie zum Einsatz, unterstützt durch Antispastika wie Baclofen, Tizanidin und/oder Nabiximols.
- Ataxie und Tremor werden überwiegend nicht-medikamentös behandelt.
- Blasenstörungen müssen aktiv erfragt werden, einfache diagnostische Maßnahmen umfassen das standardisierte tägliche Miktionsvolumen, die Erfassung von Harninkontinenz und Harnwegsinfekten und die sonografische Restharnmessung.
- Die MS-bedingte (mentale) Fatigue kann mit der neuropsychologischen Untersuchung der Aufmerksamkeitsintensität objektiviert werden. Therapeutisch kommen psychoedukative Verfahren, körperliches Training und ggf. ein spezifisches Aufmerksamkeitstraining zum Einsatz.
- Kognitive Störungen haben einen erheblichen Einfluss auf die Alltagsbewältigung und die berufliche Leistungsfähigkeit und bedürfen einer ausführlichen neuropsychologischen Diagnostik.

Literatur

Broicher SD, Filli L, Geisseler O et al. (2018) Positive effects of fampridine on cognition, fatigue and depression in patients with multiple sclerosis over 2 years. J Neurol 265: 1016–1025.

Domurath B, Kurze I, Kirschner-Hermanns R et al. (2020) Neurourological assessment in people with multiple sclerosis (MS): a new evaluated algorithm. Mult Scler Relat Disord 44: 102248. (doi: 10.1016/j.msard.2020.102248).

Flachenecker P (2010) Scores und Assessments in der MS-Rehabilitation. In: Dettmers C, Bülau P, Weiller C (Hrsg.) Rehabilitation der Multiplen Sklerose. Bad Honnef: Hippocampus. S. 77–107.

Flachenecker P (2015) Fatigue bei Multipler Sklerose. Diagnostische und therapeutische Aspekte. Nervenheilkunde 34: 685–696.

Flachenecker P (2017) Fatigue bei Multipler Sklerose – pathophysiologische Aspekte und Abgrenzung zur Depression. Ärztliche Psychotherapie 12: 93–101.

Flachenecker P, Eichstädt K, Berger K et al. (2020) Multiple Sklerose in Deutschland – aktualisierte Auswertungen des MS-Registers der DMSG 2014–2018. Fortschr Neurol Psychiatr 88: 436–450.

Flachenecker P, Henze T, Zettl UK (2014) Spasticity in patients with multiple sclerosis – clinical characteristics, treatment and quality of life. Acta Neurol Scand 129: 154–162.

Flachenecker P, Kobelt G, Berg J, Capsa D, Gannedahl M (2017) New insights into the burden and costs of multiple sclerosis in Europe: Results for Germany. Mult Scler 23: 78–90.

Flachenecker P, Meissner H, Frey R, Guldin W (2017) Neuropsychological training of attention improves MS-related fatigue: Results of a randomized, placebo-controlled, double-blind pilot study. Eur Neurol 78: 312–317.

Flachenecker P, Müller G, König H, Meissner H, Toyka KV, Rieckmann P (2006) »Fatigue« bei multipler Sklerose: Entwicklung und Validierung des »Würzburger Erschöpfungs-Inventar bei Multiper Sklerose« (WEIMuS). Nervenarzt 77: 165–172.

Gusowski K (2014) Physiotherapie bei Multipler Sklerose – konventionelle und moderne Verfahren. Neurol Rehab 20: 239–245.

Hemmer B et al. (2021) Diagnose und Therapie der Multiplen Sklerose, Neuromyelitis-Optica-Spektrum-Erkrankungen und MOG-IgG-assoziierten Erkrankungen, S2k-Leitlinie, 2021. In: Deutsche Gesellschaft für Neurologie (Hrsg.) Leitlinien für Diagnostik und Therapie in der Neurologie. (www.dgn.org/leitlinien, Zugriff am 03.03.2022).

Henze T, Feneberg W, Flachenecker P et al. (2017b) Neues zur symptomatischen MS-Therapie: Teil 2 – Gangstörung und Spastik. Nervenarzt 88: 1428–1434.

Henze T, Feneberg W, Flachenecker P et al. (2018a) Neues zur symptomatischen MS-Therapie: Teil 3 – Blasenfunktionsstörungen. Nervenarzt 89: 184–192.

Henze T, Feneberg W, Flachenecker P et al. (2018b) Neues zur symptomatischen MS-Therapie: Teil 4 – Störungen der Sexualfunktion und der Augenbewegungen. Nervenarzt 89: 193–197.

Henze T, Feneberg W, Flachenecker P et al. (2018c) Neues zur symptomatischen MS-Therapie: Teil 5 – Fatigue. Nervenarzt 89: 446–452.

Henze T, Feneberg W, Flachenecker P et al. (2018d) Neues zur symptomatischen MS-Therapie: Teil 6 – kognitive Störungen und Rehabilitation. Nervenarzt 89: 453–459.

Henze T, Feneberg W, Flachenecker P et al. (2917a) Neues zur symptomatischen MS-Therapie: Teil 1 – Einleitung und methodisches Vorgehen, Ataxie und Tremor. Nervenarzt 88: 1421–1427.

Kalb R, Beier M, Benedict RH et al. (2018) Recommendations for cognitive screening and management in multiple sclerosis care. Mult Scler 24: 1665–1680.

Kobelt G, Hou Q, Dong S, Flachenecker P (2020) Einfluss von Fatigue und kognitiven Einschränkungen auf die Inanspruchnahme von Gesundheitsleistungen, Arbeitsleistung und Lebensqualität (Utility): Eine Studie mit 5.475 Patienten mit Multipler Sklerose in Deutschland. Neurol Rehabil 26: 160–168.

Penner IK, Raselli C, Stocklin M, Opwis K, Kappos L, Calabrese P (2009) The Fatigue Scale for Motor and Cognitive Functions (FSMC): validation of a new instrument to assess multiple sclerosis-related fatigue. Mult Scler 15: 1509–1517.

Sokolov AA, Grivaz P, Bove R (2018) Cognitive Deficits in Multiple Sclerosis: Recent Advances in Treatment and Neurorehabilitation. Curr Treat Options Neurol 20: 53.

Sterz C, Ellenberger D, Friede T, Flachenecker P (2016) Employment-associated factors in multiple sclerosis – results of a cross-sectional study in Germany. Edorium J Disabil Rehabil 2: 24–33.

Tholen R, Dettmers C, Henze T et al. (2019) Bewegungstherapie zur Verbesserung der Mobilität von Patienten mit Multipler Sklerose. Konsensusfassung für die S2e-Leitlinie der DGNR in Zusammenarbeit mit Physio Deutschland – Deutscher Verband für Physiotherapie (ZVK) e. V. Neurol Rehabil 25: 3–40.

Voelter HU, Hildebrandt H, Kastrup A. MS-assoziierte Fatigue - Welche Immuntherapie hilft? Akt Neurol 2016; 43:511-518

6 Rehabilitation bei Multipler Sklerose

Peter Flachenecker

> **Fallbeispiel 6.1**
>
> Eine 45-jährige Patientin leidet seit zwölf Jahren an einer zunächst schubförmigen Multiplen Sklerose, mit Dimethylfumarat (Tecfidera®) sind in den letzten fünf Jahren keine Schübe mehr aufgetreten. Allerdings ist es in den letzten sechs Monaten zu einer zunehmenden Verschlechterung des Gehvermögens gekommen, es besteht der Verdacht des Übergangs in die sekundär progrediente Verlaufsform. Im Krankheitsverlauf haben sich eine spastische Paraparese mit spastisch-ataktischem Gangbild und eingeschränktem Gehvermögen auf maximal 300 m, Feinmotorikstörungen beider Hände und eine Blasenstörung entwickelt (EDSS 4,5). Zudem beklagt sie eine zunehmende Fatigue-Symptomatik und Konzentrations- und Gedächtnisstörungen. Sie ist ledig, hat keine Kinder und arbeitet als Bankkauffrau in Vollzeit in einer kleinen Filiale, dabei muss sie alle anfallenden Tätigkeiten erledigen, unter anderem auch Schalterdienst mit Kundenkontakt. Den Weg zur Arbeit legt sie mit öffentlichen Verkehrsmitteln zurück, der Weg zur Haltestelle beträgt etwa 300 m. Insbesondere aufgrund der Fatigue und der Konzentrations- und Gedächtnisstörungen fühlt sie sich bei ihrer beruflichen Tätigkeit zunehmend überfordert, ist am Ende eines Arbeitstags massiv erschöpft und am Wochenende kaum mehr in der Lage, Freizeitaktivitäten mit Freunden zu unternehmen. Da die Beschwerden trotz ambulant durchgeführter Therapiemaßnahmen fortbestehen, schlägt der behandelnde Neurologe eine stationäre Rehabilitationsmaßnahme vor.

> **Das Wichtigste im Überblick**
>
> - Die multimodale Rehabilitation ist eine intensivierte symptomatische Therapie, deren Wirksamkeit trotz heterogener Studienlage nachgewiesen ist.
> - Dabei werden funktionell beeinträchtigende Symptome zielgerichtet angegangen und im interdisziplinären Team mit unterschiedlichen Methoden behandelt.
> - Die Therapie muss störungsspezifisch auf das jeweilige Defizit zugeschnitten und an klar formulierten Rehabilitationszielen ausgerichtet sein.

> • Zum langfristigen Funktionserhalt sind bei fortbestehendem Defizit bzw. progredienter Verschlechterung regelmäßige Wiederholungen der Rehabilitation sinnvoll, möglichst auf jährlicher Basis.

Die Weltgesundheitsorganisation (WHO) definiert Rehabilitation wie folgt:
»Rehabilitation ist ein Prozess, der behinderte Menschen dazu befähigen soll, ihren optimalen körperlichen, sensorischen, intellektuellen, psychischen und sozialen Funktionszustand zu erreichen und zu erhalten. Rehabilitation stellt alle notwendigen Maßnahmen zur Verfügung, damit behinderte Menschen Unabhängigkeit und Selbstbestimmung erlangen können.«

Rehabilitation kann aber auch als ein aktiver Lernprozess verstanden werden, der auf die Bewältigung einer Behinderung, die Minimierung einer Beeinträchtigung und Aktivitätseinschränkung oder auf der vollständigen Wiederherstellung der vormaligen Funktions- und Leistungsfähigkeit ausgerichtet ist. Wenn dies, wie es bei der Multiplen Sklerose (MS) häufig der Fall ist, nicht erreicht werden kann, liegt der Fokus darauf, das optimale körperliche, geistige und soziale Potenzial der Betroffenen auszuschöpfen und damit die Teilhabe am gesellschaftlichen Leben (Partizipation) zu verbessern oder gar erst zu ermöglichen. Damit ist die Rehabilitation ein wesentlicher Bestandteil in der medizinischen Versorgungskette, um Funktionsfähigkeit, Aktivität und Teilhabe und damit Selbstständigkeit und Lebensqualität zu erhalten oder gar zu verbessern (Flachenecker et al. 2019).

6.1 Multimodale Rehabilitation

Die multimodale Rehabilitation ist ein komplexer Vorgang und bedeutet die gleichzeitige Anwendung unterschiedlicher Methoden und unterschiedlicher Professionen innerhalb einer mehrwöchigen Behandlung, bei der verschiedene Problemlagen der MS zielgerichtet und gleichzeitig angegangen werden können (Henze et al. 2018). Die Behandlung erfolgt entweder ambulant oder stationär, abhängig vom Ausmaß der bestehenden Beeinträchtigungen und den Zielen, vorzugsweise in auf die MS spezialisierten Einrichtungen. Innerhalb eines umfassenden Behandlungskonzepts ergänzen sich medizinische, berufliche und soziale Maßnahmen. Aktivierende (Rehabilitations-)Pflege (▶ Abb. 6.1), Physiotherapie, Ergotherapie, Logopädie, neuropsychologische Therapie und andere Therapiebereiche sind eng aufeinander abgestimmt und tauschen sich regelmäßig über den Behandlungsfortschritt aus. Dadurch sollen die bestehenden Symptome und die daraus entstehende Behinderung beseitigt oder vermindert bzw. zumindest einer Verschlimmerung vorgebeugt werden. Somit können Rehabilitationsmaßnahmen als »intensivierte symptomatische Therapie« betrachtet werden, bei der die vielfältigen Symptome der MS im interdisziplinären multiprofessionellen Team behandelt werden. Zudem können durch die psychologisch geleitete Hilfestellung bei der Krankheitsbewältigung, geeignete psychoedukative Maßnahmen und eine umfangreiche Informationsvermittlung die Krankheitsverarbeitung gefördert, die psychischen Konsequenzen der Erkrankung vermindert und der Umgang mit der neuen Situation erleichtert werden (Meissner und Flachenecker 2008). Daher besteht die Indikation zur Rehabilitationsbehandlung nicht nur bei persistierenden, funktionell bedeutsamen Beeinträchtigungen nach einem Krankheitsschub, bei fortschreitender Behinderung mit drohendem Verlust wichtiger Funktionen oder der Selbständigkeit und schwerer Behinderung, sondern auch und gerade in den frühen Stadien der MS, wobei hier der Fokus vor allem auf der psychischen Stabilisierung und der Förderung der Krankheitsbewältigung liegt (▶ Kasten 6.1).

> **Kasten 6.1: Indikation zur multimodalen Rehabilitation**
>
> - Persistierenede, funktionell bedeutsame Beeinträchtigung nach einem MS-Schub
> - Neu diagnostizierte MS zur psychischen Stabilisierung und Förderung der Krankheitsverarbeitung
> - Drohender Verlust wichtiger Funktionen und/oder Selbstständigkeit und/oder erhebliche Zunahme körperlicher bzw. psychosomatisch bedingter Funktionsstörungen
> - Schwere Behinderung mit klar definierten Therapiezielen und/oder Notwendigkeit zum interdisziplinären

Bei Patienten mit mittelschwerer bis schwerer Beeinträchtigung infolge mehrerer Funktionsstörungen, insbesondere bei eingeschränkter Mobilität oder ausgeprägter Fatigue-Symptomatik, sollte die Rehabilitation vorzugsweise stationär erfolgen. Die ambulante Rehabilitationsbehandlung ist bei weitgehend mobilen, oligosymptomatischen Patienten eine mögliche Alternative. Allerdings ist es zum Erreichen der Rehabilitationsziele oftmals sinnvoll, die Betroffenen aus ihrem belastenden Umfeld zu lösen und aus der räumlichen Distanz eine neue Lebensperspektive zu gewinnen, sodass auch aus diesen Gründen eine stationäre Rehabilitationsmaßnahme indiziert sein kann.

> **Merke**
>
> Die Indikation zur Rehabilitation besteht auch in den frühen Stadien der MS mit Fokus auf Krankheitsbewältigung. Die REHA erfolgt üblicherweise stationär und sollte vorzugsweise in auf die MS spezialisierten Einrichtungen durchgeführt werden. Bei weitgehend mobilen und wenig beeinträchtigten Patienten kann sie aber auch ambulant durchgeführt werden.

Abb. 6.1:
Aktivierende Pflege in der Neurorehabilitation

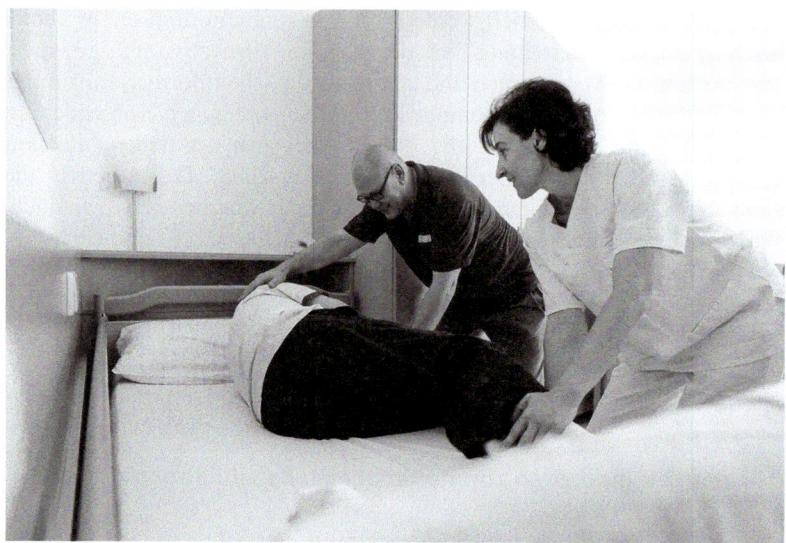

6.2 Kostenträger und gesetzliche Grundlagen

Fallbeispiel 6.1 (Fortsetzung)

Da die Patientin noch erwerbstätig ist, stellt sie mit Unterstützung ihres Neurologen einen Antrag auf Leistungen zur medizinischen Rehabilitation bei der Deutschen Rentenversicherung und gibt dabei an, in einem nach den Kriterien der Deutschen Multiple Sklerose Gesellschaft »Anerkanntem MS-Rehabilitationszentrum« behandelt werden zu wollen. Der Antrag wird zwar genehmigt, allerdings nicht in der gewünschten Rehabilitationsklinik. Deshalb legt die Patientin mit Verweis auf ihr Wunsch- und Wahlrecht schriftlich Widerspruch ein, dem schließlich stattgegeben wird. So kann sie in der Klinik ihrer Wahl aufgenommen werden.

In Deutschland besteht eine besondere Situation darin, dass auch die Rentenversicherung medizinische Leistungen finanziert, nämlich Leistungen zur medizinischen Rehabilitation. Diese Leistungen werden also sowohl von der gesetzlichen und privaten Krankenversicherung als auch von der gesetzlichen Rentenversicherung (GRV, Deutsche Rentenversicherung) getragen. In der Regel ist der Rentenversicherer für alle Patienten zuständig, die noch im Erwerbsleben stehen, d. h. noch nicht vollständig berentet sind. Die Versicherten können aber durchaus Rentenleistungen wegen teilweiser Erwerbsminderung beziehen und trotzdem einen Anspruch auf Rehabilitation zu Lasten der Rentenversicherung haben, in selten Fällen sogar dann, wenn sie (befristet) Rente wegen vollständiger Erwerbsminderung erhalten.

In den meisten anderen Fällen trägt aber die Krankenversicherung die Kosten der Rehabilitationsmaßnahme. Selten sind andere Sozialleistungsträger wie die gesetzliche Unfallversicherung (Berufsgenossenschaft), die Bundesagentur für Arbeit oder die Sozialhilfeträger zuständig. Die Maßnahmen zur medizinischen Rehabilitation müssen vorab beim zuständigen Kostenträger beantragt und genehmigt werden. Grundsätzlich gibt es zwei verschiedene Zugangswege:

- Die Anschlussheilbehandlung (AHB) ist die Fortsetzung der Krankenhausbehandlung nach akut-stationärem Aufenthalt und wird vom Sozialdienst des zu verlegenden Krankenhauses beantragt.
- Eine Rehabilitationsmaßnahme ohne vorherigen Krankenhausaufenthalt (Heilverfahren, HV) erfordert einen mehrseitigen Antrag des betreuenden Haus- oder Facharztes.

Bei Ablehnung des Antrags ist ein Widerspruch möglich. Dieser ist in etwa der Hälfte aller Fälle erfolgreich.

Um medizinische Rehabilitationsmaßnahmen durchführen zu können, müssen die Einrichtungen einen Versorgungsvertrag nach § 111 SGB V aufweisen und stationäre Einrichtungen nach § 20 SGB IX zertifiziert sein. In § 40 SGB V sind die Leistungen zur medizinischen Rehabilitation für ambulante (Abs. 1) und stationäre (Abs. 2) Maßnahmen geregelt, Abs. 3 enthält Regelungen zur wiederholten Rehabilitation (www.sgb.de):

Zugang zur REHA nach Krankenhausaufenthalt als AHB oder auf Antrang des Haus-/Facharztes

> **§ 40 SGB V**
>
> (1) Reicht bei Versicherten eine ambulante Krankenbehandlung nicht aus, um die in § 11 Abs. 2 beschriebenen Ziele zu erreichen, erbringt die Krankenkasse aus medizinischen Gründen erforderliche ambulante Rehabilitationsleistungen in Rehabilitationseinrichtungen, für die ein Versorgungsvertrag nach § 111 besteht. [...]
>
> (2) Reicht die Leistung nach Absatz 1 nicht aus, erbringt die Krankenkasse stationäre Rehabilitation mit Unterkunft und Verpflegung in einer nach § 20 Abs. 2a des Neunten Buches zertifizierten Rehabilitationseinrichtung, mit der ein Vertrag nach § 111 besteht. Wählt der Versicherte eine andere zertifizierte Einrichtung, mit der kein Versorgungsvertrag nach § 111 besteht, so hat er die dadurch entstehenden Mehrkosten zu tragen. Die Krankenkasse führt nach Geschlecht differenzierte statistische Erhebungen über Anträge auf Leistungen nach Satz 1 und Absatz 1 sowie deren Erledigung durch.
>
> (3) [...] Leistungen nach den Absätzen 1 und 2 können nicht vor Ablauf von vier Jahren nach Durchführung solcher oder ähnlicher Leistungen erbracht werden, deren Kosten aufgrund öffentlich-rechtlicher Vorschriften getragen oder bezuschusst worden sind, es sei denn, eine vorzeitige Leistung ist aus medizinischen Gründen dringend erforderlich. [...]

Das bedeutet zwar, dass einem Versicherten prinzipiell erst nach vier Jahren wieder eine erneute Rehabilitationsbehandlung zusteht. Es ist allerdings im Nachsatz auch niedergelegt, dass eine vorzeitige Leistung aus medizinischen Gründen erforderlich sein kann. Gerade bei Patienten mit progredientem Verlauf, bei dem immunsuppressive oder immunmodulierende Maßnahmen nicht mehr erfolgversprechend sind, stellen jährliche Wiederholungen der Rehabilitationsbehandlung eine gute Möglichkeit dar, dem weiteren Krankheitsfortschritt entgegenzuwirken und langfristig die vorhandenen Restfunktionen zu erhalten.

In § 9 SGB IX ist das Wunsch- und Wahlrecht der Patienten geregelt (www.sgb.de):

> **§ 9 SGB IX**
>
> (1) Bei der Entscheidung über die Leistungen und bei der Ausführung der Leistungen zur Teilhabe wird berechtigten Wünschen der Leistungsberechtigten entsprochen. [...]

Jährliche Wiederholungen der Rehabilitationsbehandlung sind eine gute Möglichkeit, dem weiteren Krankheitsfortschritt entgegenzuwirken

Damit ist gesetzlich festgelegt, dass Patienten die für sie geeignete Rehabilitationseinrichtung aussuchen können. Oftmals wählen aber Kostenträger nicht im Sinne ihrer Versicherten, sondern unter Kostengesichtspunkten aus. Auch in diesem Fall lohnt sich ein Widerspruch, wie obiges Fallbeispiel zeigt.

6.3 Phasenmodell der neurologischen Rehabilitation

Die Rehabilitation neurologischer Krankheiten nimmt eine Sonderstellung gegenüber anderen Indikationen ein, die darin begründet ist, dass das wichtigste Organ des Menschen, das zur Verarbeitung und Anpassung an eine Erkrankung am meisten gefordert ist, durch eine Schädigung selbst betroffen ist. Hinzu kommt, dass im Gegensatz zur Rehabilitationsbehandlung anderer Indikationen, bei denen die Rehabilitanden sich weitgehend selbst versorgen können und keine oder nur minimale pflegerische Unterstützung benötigen, der Rehabilitationsbegriff bei neurologischen Erkrankungen wesentlich weiter gefasst wird und u. a. das Ziel beinhaltet, die Selbstständigkeit im Alltag wiederherzustellen oder zu erhalten. Das bedeutet, dass Patienten nach akutneurologischer Erkrankung in einem deutlich schwereren Krankheitsstadium zur Rehabilitationsbehandlung aufgenommen werden können, sogar in einem Zustand, in dem sie noch intensivmedizinisch behandelt und (zumindest intermittierend) maschinell beatmet werden müssen. Um diesen unterschiedlichen Anforderungen Rechnung zu tragen, hat die Bundesarbeitsgemeinschaft für Rehabilitation (BAR) das Phasenmodell für die Neurorehabilitation definiert (Verband Deutscher Rentenversicherungsträger 1995). Die für die Rehabilitation bedeutsamen Phasen sind die Phasen B–E (Phase A ist der akut-stationären Krankenhausbehandlung vorbehalten, Phase F bezeichnet die funktionserhaltende Pflege):

In Phase B werden in der Regel bewusstlose bzw. bewusstseinsgestörte Patienten und solche behandelt, die noch einer intensivmedizinischen Behandlung bedürfen. Die Patienten sind überwachungspflichtig, aber kreislaufstabil; die primäre Akutversorgung ist abgeschlossen. Das Ziel der Behandlung ist die Besserung des Bewusstseinszustands und das Herstellen der Kommunikations- und Kooperationsfähigkeit, die Vermeidung sekundärer Komplikationen und die Klärung des weiteren Rehabilitationspotenzials. Je nach Verlauf folgt danach entweder der Übergang in die Phase C oder die zustandserhaltende Dauerpflege der Phase F.

> Der Rehabilitationsbegriff bei neurologischen Erkrankungen ist wesentlich weiter gefasst und hat zum Ziel, die Selbstständigkeit des Individuums im Alltag wiederherzustellen oder zu erhalten

In der Phase C können die Patienten z. T. noch erhebliche pflegerische Hilfe zur Bewältigung ihrer Alltagsaktivitäten wie Waschen, Körperpflege, Anziehen, Essen und Transfers benötigen, sind aber nicht mehr intensivüberwachungspflichtig, überwiegend bewusstseinsklar und in der Lage, täglich an mehreren Therapieeinheiten von je etwa 30 min Dauer mitzuarbeiten. Das Ziel der Behandlung in dieser Phase ist die Wiederherstellung weitgehender pflegerischer Unabhängigkeit und der Selbstständigkeit bei den alltäglichen Verrichtungen. Phase D kennzeichnet die »klassische« Anschlussheilbehandlung, in der die Betroffenen bei den Alltagsaktivitäten weitgehend selbstständig sind und umschriebene Defizite trainiert werden müssen. Das Ziel ist der Abbau von Behinderung, um am normalen Leben in der Gesellschaft wieder aktiv teilnehmen zu können bzw. die Leistungsfähigkeit im Erwerbsleben wiederherzustellen oder zu sichern. Durch nachgehende Rehabilitationsleistungen und berufliche Rehabilitationsmaßnahmen der Phase E kann der medizinische Rehabilitationserfolg gefestigt werden (Meissner und Flachenecker 2008).

6.4 ICF und ICF Core Sets

Die »Internationale Klassifikation von Funktionsfähigkeit, Behinderung und Gesundheit (ICF)« stellt ein komplexes Wechselwirkungsmodell dar und dient dazu, die Gesundheitsbeeinträchtigungen einer Person im Zusammenhang zu ihrer materiellen und sozialen Umwelt zu sehen (▶ Abb. 6.2). Damit lassen sich die bestehenden Beeinträchtigungen und die daraus abgeleiteten Rehabilitationsziele standardisiert und strukturiert beschreiben. Dabei werden Schädigungen von Körperfunktionen und -strukturen (biomedizinische Ebene), die dadurch beeinträchtigten Aktivitäten (Ebene des handelnden Menschen) und deren Auswirkungen auf die Partizipation (Teilhabe am gesellschaftlichen Leben) systematisch erfasst. Zusätzlich werden Kontextfaktoren berücksichtigt, die personenbezogen oder umweltbedingt sein können und nicht nur Barrieren, sondern auch Förderfaktoren einbeziehen (▶ Abb. 6.2) (Frommelt und Grötzbach 2005).

> **Merke**
>
> Die ICF beschreibt Funktionen, Aktivitäten und Teilhabe einer Person im Zusammenhang mit ihrer Umwelt

Die ICF umfasst mehr als 1.400 Items und ist damit für den täglichen Gebrauch nicht einsetzbar. Daher wurden für häufige Krankheitsbilder sog. »ICF Core Sets« entwickelt. So besteht beispielsweise das »Comprehensive ICF Core Set« der MS aus 138 Kategorien aller Ebenen, enthält alle relevanten Items und ist für den klinischen Alltag gut nutzbar, während das »Brief ICF Core Set« aus 19 Kategorien besteht und damit für klinische eingesetzt werden kann (Coenen et al. 2011).

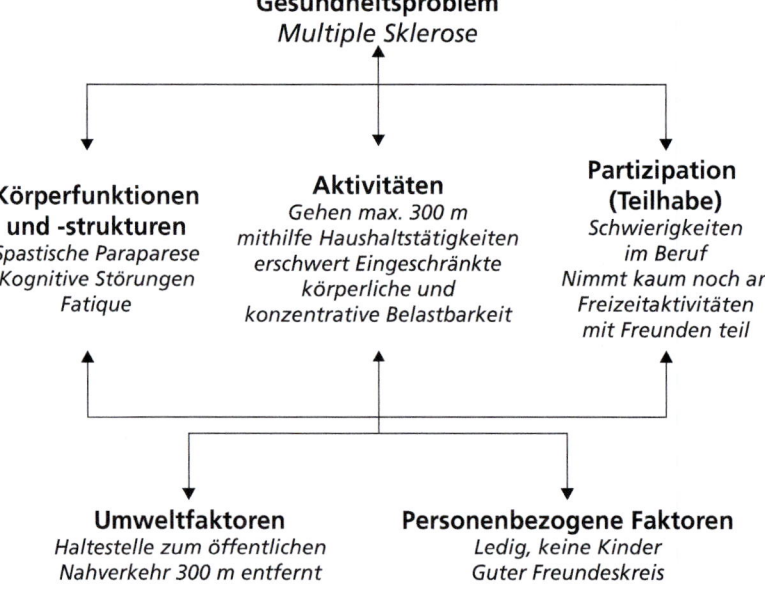

Abb. 6.2: ICF – Konzept der »International Classification of Functioning, Disability and Health« (ICF)

Fallbeispiel 6.1 (Fortsetzung) – Aufnahme in der Rehabilitationsklinik

Im Rahmen der neurologischen Aufnahmeuntersuchung werden die vorbeschriebenen Funktionseinschränkungen (spastische Paraparese,

Feinmotorikstörung, Blasenstörung mit imperativem Harndrang und gelegentlicher Inkontinenz) festgestellt. Das Gehvermögen beträgt maximal 300 m, aufgrund der starken Erschöpfbarkeit kann vor allem am Ende eines Arbeitstags der Weg von der Bushaltestelle nach Hause nicht immer zu Fuß bewältigt werden, weshalb die Patientin hierfür immer häufiger ein Taxi benutzen muss. Die berufliche Leistungsfähigkeit ist angesichts der Fatigue-Symptomatik und der Konzentrationsstörungen erheblich eingeschränkt, die Versorgung des Haushalts gelingt nur mühsam, Freizeitaktivitäten am Wochenende werden kaum noch wahrgenommen (▶ Abb. 6.2).

Als Rehabilitationsziele werden gemeinsam mit der Patientin vereinbart:

1. Die Verbesserung von Gangsicherheit, Gehvermögen und Gehstrecke, damit der Weg zur Haltestelle zuverlässig auch am Ende eines Arbeitstags bewältigt werden kann
2. Eine Diagnostik der kognitiven Leistungsfähigkeit und ggf. Therapie der kognitiven Defizite
3. Das Erlernen von Fatigue-Management-Strategien und die Verbesserung der Fatigue-Symptomatik
4. Die Verbesserung der Feinmotorik im Hinblick auf Schreiben und feinmotorische Tätigkeiten
5. Eine weiterführende Diagnostik und Verbesserung der Blasenstörung
6. Eine sozialdienstliche Beratung im Hinblick auf die berufliche Perspektive

Dementsprechend werden Physiotherapie zur Verbesserung von Gangstörung und Ausdauerleistung, Rollstuhltraining zur Beratung und zum Erlernen des Umgangs mit dem Hilfsmittel, neuropsychologische Diagnostik und Therapie zur Diagnostik und Therapie von Fatigue und Kognition, Ergotherapie zur Steigerung der Feinmotorik, Urotherapie im Hinblick auf die Blasenstörung und Beratung durch den Sozialdienst verordnet.

6.5 Beteiligte Berufsgruppen

Die leitenden Ärzte müssen Fachärzte für Neurologie sein, nach Möglichkeit eine sozialmedizinische Qualifikation aufweisen und die neurophysiologischen und neuroradiologischen Methoden beherrschen. Aufgrund der besonderen Erfordernisse von MS-Betroffenen sollten andere Fachgruppen wie Augenarzt oder Urologie zumindest konsiliarisch verfügbar sein. Zu den Aufgaben des ärztlichen Dienstes gehören neben einer ausführlichen Aufnahmeuntersuchung, in der möglichst konkrete Rehabilitationsziele vereinbart und die zugehörigen Therapien verordnet werden, die Leitung des therapeutischen Teams und die regelmäßige Überwachung des Therapiefortschritts, ggf. mit Anpassung der Therapieziele, die Behandlung von Komplikationen und die medikamentöse Therapie.

Zusammenspiel und Teamwork verschiedener Berufsgruppen

Die Mitarbeiter des Pflegedienstes (▶ Abb. 6.1) unterstützen die Bemühungen des therapeutischen Teams im Sinne einer aktivierenden therapeutischen Pflege (Rehabilitationspflege). Dadurch werden gezielt die Fähigkeiten des Patienten trainiert, die dazu beitragen, den Alltag wieder bzw. besser zu bewältigen.

Die Physiotherapie widmet sich überwiegend den Mobilitätseinschränkungen und der körperlichen Leistungsfähigkeit. Dazu gehören die Verbesserung von Kraft, Koordination und Bewegungsabläufen, aktive und passive Maßnahmen zur Minderung der Spastizität, die Verbesserung von Stand- und Gangfunktionen sowie der Hantierfunktion, der Aufdehnung und Prophylaxe von Kontrakturen und der Steigerung der Belastbarkeit im Alltag, ergänzt durch Anleitung zu Eigenübungen und Anregungen für eine sinnvolle, aktive Freizeitgestaltung. Grundlage sind Behandlungsmethoden wie das Bobath-Konzept, das Vojta-Prinzip, die Stemmführung nach Brunkow oder die propriozeptive neuromuskuläre Fazilitation (PNF). Diesen Techniken ist gemeinsam, dass sie auf neurophysiologischen Grundlagen beruhen und nicht vornehmlich an der Muskelkräftigung arbeiten, sondern mithilfe tonusregulierender Maßnahmen Koordination und Ausdauerleistung erhöhen wollen. Moderne Verfahren wie CIMT, Laufbandtherapie oder gerätegestützte Therapie können die physiotherapeutischen Maßnahmen in Abhängigkeit vom Störungsbild sinnvoll ergänzen (Gusowski 2014).

Die zielgerichtete und symptomorientierte Ergotherapie hat den Erhalt bzw. die Wiedererlangung der Fertigkeiten im Alltags- und Erwerbsleben (Aktivitäten des täglichen Lebens, ATL) zum Ziel. Dazu dienen die Verbesserung bzw. der Erhalt sensomotorischer Leistungen, die Verbesserung automatisierter und komplexer Bewegungsabläufe der oberen Extremitäten, Schmerzlinderung sowie die Anleitung und Anregung zum selbstständigen Training für die Zeit nach der Rehabilitation unter Berücksichtigung möglicher kognitiver Einschränkungen. Die individuelle Zielsetzung orientiert sich am Alltag des Patienten. Im Vordergrund stehen die ATL sowie die Wiedererlangung bzw. der Erhalt der beruflichen Leistungsfähigkeit.

Die psychologische Behandlung zielt vor allem auf die Behandlung affektiver und emotionaler Störungsbilder ab, aber auch auf die Diagnostik und Therapie kognitiver Einschränkungen im Rahmen der Neuropsychologie. Dafür ist zunächst eine umfassende neuropsychologische Diagnostik und Analyse der kognitiven Probleme und psychischen Ausgangsbedingungen notwendig. Im Anschluss wird die Therapie eingeleitet, die störungsspezifisch sein muss und neben einer Restitution durch ein zielgerichtetes kognitives Training auch das Einüben kompensatorischer Mechanismen, eine Hilfsmittelberatung und eine unterstützende Psychotherapie umfasst.

Die Logopädie behandelt in der MS-Rehabilitation vor allem Schluck-, Sprech- und Stimmstörungen, die insbesondere in den weiter fortgeschrittenen Stadien nicht selten sind. Hierbei kommen verschiedene Maßnahmen wie etwa das fazioorale Training (FOTT) oder ein Kommunikationstraining zum Einsatz.

Der Sozialdienst berät Patienten und Angehörige, gibt Hilfestellung bei sozialrechtlichen Fragen wie zur Pflegeversicherung oder dem Schwerbehindertengesetz, leitet häusliche Hilfen wie Pflegehilfsmittel, Hausnotrufsysteme, Essen auf Rädern u. a., organisiert die poststationäre Versorgung, vermittelt Kontakte zu Selbsthilfegruppen und psychosozialen Diensten und informiert über berufliche Belange wie stufenweise Wiedereingliederung, innerbetriebliche Umsetzungen, berufliche Rehabilitation und Rentenfragen.

Fallbeispiel 6.1 (Fortsetzung)

Zum Ende der Rehabilitation beträgt die maximale Wegstrecke nun mehr als 1.000 m, die quantitativen Gangparameter (2-Minuten-Gehtest, 10-Meter-Test) sind ebenfalls deutlich gebessert. Damit ist die Benutzung öffentlicher Verkehrsmittel wieder zuverlässig möglich geworden. Aufgrund der auch bei der neuropsychologischen Untersuchung objektivierbaren Fatigue-Symptomatik und der damit verbundenen Minderbelastbarkeit erscheint die Fortführung der beruflichen Tätigkeit in Vollzeit nicht möglich. Daher wird der Patientin ein reduzierter Umfang von sechs Stunden täglich an vier Tagen pro Woche empfohlen, wobei der freie Tag vorzugsweise auf den Mittwoch gelegt werden sollte. Diesbezüglich berät der Sozialdienst umfänglich über die Möglichkeiten beruflicher Hilfen, der Leistungen zur Teilhabe und der Antragstellung auf Rente wegen teilweiser Erwerbsminderung. Zum Abschluss der Rehabilitationsmaßnahme fühlt sich die Patientin gestärkt und ist bereit, die besprochenen Modifikationen vorzunehmen und damit den Herausforderungen in Alltag und Beruf wieder adäquat begegnen zu können.

6.6 Wirksamkeit der multimodalen Rehabilitation

Eine Untersuchung des ISI-Web of Science von 1900–2009 zeigt eine stetig wachsende Forschungsaktivität im Bereich der Rehabilitation, wobei weltweit zwar die meisten Veröffentlichungen aus den USA stammen, innerhalb Europas jedoch Deutschland das Land mit den (nach Großbritannien) zweithöchsten Publikationszahlen ist (Kloft et al. 2014). Die meisten dieser Arbeiten beschäftigen sich zwar mit dem Schlaganfall; dennoch gibt es auch für die MS-Rehabilitation zunehmende wissenschaftliche Evidenz – sowohl für einzelne Interventionen, wie sie oben dargestellt wurden, als auch für die Rehabilitation insgesamt. Damit kann die Wirksamkeit der Rehabilitation mittlerweile als gut belegt gelten.

> **Merke**
>
> Die Wirksamkeit rehabilitativer Maßnahmen ist mittlerweile gut belegt

Die verfügbare Evidenz fassten Khan und Amatya (2017) in einer Cochrane-Analyse zusammen und identifizierten 39 systematische Reviews, die sich den Effekten rehabilitativer Verfahren bei der MS widmeten. Daraus leiteten die Autoren eine starke Evidenz sowohl für die körperliche Bewegungstherapie im Hinblick auf Aktivität und Partizipation als auch für übungsbasierte Edukationsprogramme zur Verbesserung der Fatigue ab. Mittelgradige Evidenz fanden sie für die multidisziplinäre Rehabilitation im Hinblick auf längerfristige Aktivität und Partizipation, für die kognitive Verhaltenstherapie zur Behandlung der Depression und für die Vermittlung von Informationen, während für symptomspezifische Programme nur begrenzte Evidenz vorlag. Anfang 2019 veröffentlichte dieselbe Arbeitsgruppe nochmals eine Übersicht zu Cochrane Reviews zur Wirksamkeit der Rehabilitation, bestehend aus 15 systematischen Übersichten mit 164 randomisierten kontrollierten Studien, in denen insgesamt mehr als 10.000 MS-Patienten untersucht worden waren. In ihrer Schlussfolgerung bekräftigen die Autoren ihre bereits zuvor getroffene Feststellung, dass strukturierte, multimodale Rehabilitationsprogramme und körperliches Training funktionelle Outcomes wie Mobilität, Muskelkraft und Ausdauer und die Lebensqualität verbessern könnten. Gleichzeitig betonen sie aber auch, dass weitere Studien, insbesondere zur Intensität der Interventionen und der Kosteneffektivität, notwendig wären (Amatya et al. 2019).

Die Rehabilitation ist eine effektive und sinnvolle Maßnahme im Rahmen des ganzheitlichen Behandlungskonzepts der MS

Somit ist die Rehabilitation eine effektive und sinnvolle Maßnahme im Rahmen des ganzheitlichen Behandlungskonzepts der MS. Hierbei stehen umfangreiche Möglichkeiten mit nachgewiesener Wirksamkeit zur Verfügung, um Funktionsfähigkeit, Aktivität und Partizipation von MS-Betroffenen soweit wie möglich wiederherzustellen und so lange wie möglich zu erhalten. Die Effekte der Rehabilitation halten bis zu 6–9 Monate an (Freeman et al. 1997). Daher sollten MS-Betroffene mit persistierenden funktionellen Beeinträchtigungen in ihrem Bemühen unterstützt werden, wiederholte Rehabilitationsmaßnahmen durchzuführen, möglichst in jährlichen Abständen. Dies trifft insbesondere auf Patienten mit einem progredienten Krankheitsverlauf zu, bei denen die Möglichkeiten der Immuntherapie begrenzt sind.

6.7 Zusammenfassung

- Die multimodale Rehabilitation stellt eine wichtige Therapiesäule im Behandlungskonzept der Multiplen Sklerose dar und kann ambulant oder stationär durchgeführt werden.

- Die Indikation zur Rehabilitationsbehandlung ist nicht nur bei schwerer, progredient fortschreitender Behinderung gegeben, sondern auch bei funktionell bedeutsamer Beeinträchtigung nach einem Schub oder bei neu diagnostizierter MS zur psychischen Stabilisierung und Krankheitsverarbeitung.
- Das Merkmal der multimodalen Rehabilitation ist die interdisziplinäre, eng aufeinander abgestimmte Zusammenarbeit verschiedener Professionen wie Physiotherapie, Ergotherapie, Psychologie/Neuropsychologie, Logopädie, Sozialdienst, aktivierender Pflege und ärztlichem Dienst.
- Die Wirksamkeit rehabilitativer Maßnahmen ist durch wissenschaftliche Studien mittlerweile gut belegt.

Literatur

Amatya B, Khan F, Galea M (2019) Rehabilitation for people with multiple sclerosis: an overview of Cochrane Reviews. Cochrane Database Syst Rev 1: CD012732. (doi: 10.1002/14651858.CD012732.pub2.:CD012732).

Coenen M, Cieza A, Freeman J et al. (2011) The development of ICF Core Sets for multiple sclerosis: results of the International Consensus Conference. J Neurol 258: 1477–1488.

Flachenecker P, Dettmers C, Henze T (2019) Rehabilitation bei Multipler Sklerose: multimodal, interdisziplinär, wirksam. Neurololgie up2date 2019; 2:171-187

Freeman JA, Langdon DW, Hobart JC, Thompson AJ (1997) The impact of inpatient rehabilitation on progressive multiple sclerosis. Ann Neurol 42: 236244.

Frommelt P, Grötzbach H (2005) Einführung der ICF in die Neurorehabilitation. Neurol Rehabil 11: 171–178.

Gusowski K (2014) Physiotherapie bei Multipler Sklerose – konventionelle und moderne Verfahren. Neurol Rehabil 20: 239–245.

Henze T, Feneberg W, Flachenecker P et al. (2018) Neues zur symptomatischen MS-Therapie: Teil 6 – kognitive Störungen und Rehabilitation. Nervenarzt 89: 453–459.

Khan F, Amatya B (2017) Rehabilitation in Multiple Sclerosis: A Systematic Review of Systematic Reviews. Arch Phys Med Rehabil 98: 353–367.

Kloft B, Hoffmann-Roe T, Quarcoo D et al. (2014) Neurologische Rehabilitation: Eine Density Equalising Mapping Analyse der globalen Forschung. Akt Neurol 41: 217–224.

Meissner H, Flachenecker P (2008) Krankheitsbewältigung bei Multipler Sklerose – das Wildbader REMUS-Programm. Neurol Rehabil 14: 127–132.

Verband Deutscher Rentenversicherungsträger (VDR) (1995) Phaseneinteilung in der neurologischen Rehabilitation. Rehabilitation 34: 119–127.

7 Komplementäre Therapien

Mathias Mäurer

> **Fallbeispiel 7.1**
>
> Bei der 33-jährigen Sozialarbeiterin wurde vor einem Jahr die Diagnose einer Multiplen Sklerose gestellt. Aufgrund von Sensibilitätsstörungen des linken Beins wurde eine neurologische Abklärung durchgeführt. In der kranialen MRT fanden sich zwölf supratentorielle entzündungstypische Herde, spinal konnte ein kleiner exzentrischer KM-aufnehmender Herd im zervikalen Rückenmark nachgewiesen werden. Im Liquor fanden sich oligoklonale Banden, ansonsten war die ausführliche Labordiagnostik nicht wegweisend. Die Patientin wurde über die Diagnose einer frühen schubförmigen MS und die Möglichkeit einer immunmodulatorischen Therapie aufgeklärt. Es wurde in gegenseitigem Einvernehmen Glatirameracetat (Copaxone® 40 mg, 3 x/Woche) verordnet. In der Folgezeit bildete sich die Sensibilitätsstörung des linken Beines vollständig zurück, weitere Krankheitsschübe ereigneten sich nicht mehr, die letzte MRT, die ca. acht Monate nach dem Erstereignis durchgeführt wurde, zeigte keine neuen Herdsetzungen. Die Patientin stellt sich jetzt zur Einholung einer zweiten Meinung vor. Sie berichtet, dass sie seit einiger Zeit Glatitramera nur noch unregelmäßig anwende und die Therapie absetzen möchte. Ihr ginge es körperlich sehr gut, insbesondere ohne die doch »sehr lästige Spritzentherapie«. Sie habe sich im Internet informiert und habe sich für eine Therapie mit »Vitamin D und Propionsäure« entschieden, ggf. möchte sie auf Anraten einer Freundin eine hochdosierte Vitamin-D-Therapie durchführen. Darüber hinaus habe sie ihre Ernährung auf eine ketogene Diät umgestellt. Seither fühle sie sich wesentlich leistungsfähiger und habe die Erkrankung »im Griff«. Sie »kenne ihren Körper am besten« und »wisse daher was ihr gut täte«. Trotzdem möchte sie ihr Vorgehen noch einmal mit einem Neurologen besprechen.
>
> Bei der Vorstellung wurde ein moderater Nikotinkonsum (zehn Zigaretten pro Tag) eingeräumt, ansonsten unauffällige medizinische Vorgeschichte. Regelmäßige Einnahme von 2000 IE Vitamin D und 3 x 500 mg Propionsäure. Die körperliche Untersuchung ergab eine Übergewichtigkeit (BMI 28,6), die neurologische Untersuchung war bis auf eine Reflexdifferenz (PSR links angehoben) altersentsprechend (EDSS 1.0).
>
> Der Patientin wurde nahegelegt, die immunmodulatorische Therapie konsequent fortzusetzen. Zum einen, weil sie Merkmale aufweist (mehr

als zehn Herde in der initialen kranialen MRT, infratentorielle Herdsetzung), die eine aktive Erkrankung anzeigen, zum anderen, weil der bisherige Verlauf unter Glatirameracetat durchaus zufriedenstellend war. Ihr wurde allerdings angeboten, auf ein orales MS-Therapeutikum zu wechseln, falls ihre Adhärenzprobleme mit der subkutanen Gabe des Medikamentes zusammenhängen sollten, was sie aber verneinte.

Da sie subjektiv von der Einnahme von Vitamin D und Propionsäure profitierte, wurde sie ermuntert, die Einnahme fortzusetzen, auch wenn zu den Wirkstoffen noch keine evidenzbasierten Daten zur therapeutischen Wirkung bei MS existieren. Die interessanten grundlagenwissenschaftlichen Erkenntnisse zu Propionsäure und Vitamin D, lassen aber derzeit mehr Nutzen als Schaden vermuten. Von einer höherdosierten Vitamin D Einnahme (> 20.000 I. E. pro Woche) wurde aber genau aus diesem Grund abgeraten.

Spezielle diätetische Maßnahmen wurden nicht empfohlen. Da aber Fettleibigkeit als ein Risikofaktor für Autoimmunerkrankungen und für kardiovaskuläre Erkrankungen gilt, wurde eine gesunde und ausgewogene Ernährung, auch mit dem Ziel einer Gewichtsreduktion angeraten. Zusätzlich wurden körperliche Aktivität und Beendigung des Nikotinkonsums als wesentlichen nicht-medikamentöse Maßnahmen bei MS erläutert, auch mit Blick auf Achtsamkeit und Selbstwirksamkeit.

> **Das Wichtigste im Überblick**
>
> Patienten mit chronischen Erkrankungen tendieren häufig zu einer Ablehnung etablierter evidenzbasierter Therapiekonzepte, da diese als »unnatürlich« und »künstlich« wahrgenommen werden und wenden sich stattdessen komplementär medizinischen Konzepten zu, die als »natürlicher« und »gesünder« gelten. Unter diesen komplementär medizinischen Konzepten spielen vor allem Nahrungsergänzungsmittel und Ernährungsmodifikationen eine wichtige Rolle. Diese Maßnahmen sind häufig kongruenter mit der eigenen Weltanschauung (z. B. Ablehnung von Medikamenteneinnahme, Vorbehalte gegenüber der pharmazeutischen Industrie) und gehen mit einem höheren Maß an Selbstbestimmung einher.
>
> Erschwerend kommt bei der MS hinzu, dass die Erkrankung in der Frühphase häufig mit geringen Symptomen und Einschränkungen einhergeht und zwischen den Krankheitsschüben meistens keine Beschwerden bestehen. Diese vermeintliche »Krankheitskontrolle« wird dann häufig bestimmten Lifestylemodifikationen oder komplementär medizinischen Konzepten zugeschrieben. Dabei wird übersehen, dass die Erkrankung in der Regel weiterhin subklinisch voranschreitet und die Konsequenzen einer unzureichenden Kontrolle der Entzündungsaktivität meist erst Jahre später sichtbar werden.
>
> Entgegen landläufiger Vorstellungen wurde eine ganze Reihe komplementär medizinischer Konzepte bereit in klinischen Studien unter-

sucht. Für keines der Konzepte konnte bisher eine Wirksamkeit nachgewiesen werden, die über einen Placeboeffekt hinausgeht. Auch für die grundlagenwissenschaftlich sehr interessanten und gut untersuchten Ansätze mit Vitamin D und Propionsäure existieren bisher keine kontrollierten Studien, die eine therapeutische Empfehlung rechtfertigen. Die einzige wissenschaftliche Evidenz existiert für die immunmodulatorischen Therapien der MS, die aber bei einer Vielzahl von Patienten negativ konnotiert sind.

Es sollte das Ziel sein, den Patienten die Erkrankung MS so zu erklären, dass sie den Einsatz von immunmodulatorischen Therapien als langfristig sinnvoll akzeptieren. Der zusätzliche Einsatz von komplementär medizinischen Konzepten sollte dabei aus ärztlicher Sicht gelassen betrachtet werden, vor allem wenn der Patient daraus einen persönlichen Nutzen zieht. Dennoch sollten Patienten gerade vor dem Hintergrund von Achtsamkeit und Selbstwirksamkeit (»Empowerment«) daran erinnert werden, das körperliche Aktivität und das Beenden eines Nikotinkonsums als effektive »nicht medikamentöse« Maßnahmen bei MS gelten.

7.1 Komplementärmedizinische Therapien bei Multipler Sklerose

Trotz der Verfügbarkeit von gut wirksamen immunmodulatorischen Therapien greifen Patienten mit Multipler Sklerose häufig auf alternative und komplementäre Therapieverfahren zurück. Insgesamt sind die angewendeten Verfahren in hohem Maße heterogen – neben unsinnigen und teilweise gesundheitsgefährdenden Maßnahmen existieren auch Verfahren, die durchaus nützlich sind und das Wohlbefinden von MS-Patienten fördern können. Trotz fehlender wissenschaftlicher Evidenz gaben mehr MS-Patienten eine positive Einstellung zur Komplementär- und Alternativmedizin im Vergleich zur konventionellen evidenzbasierten Medizin an (44 % gegenüber 38 %, $P < 0{,}05$). Ungefähr 70 % der Patienten berichteten über die Anwendung mindestens eines komplementären Therapieansatzes.

MS-Patienten haben eine positive Einstellung zur Komplementär- und Alternativmedizin

Unter einer Vielzahl der komplementär- und alternativmedizinischen Konzepte wurden von Patienten am häufigsten Ernährungsumstellungen und die Anwendung von Nahrungsergänzungsmitteln wie z. B. Vitamine und Omega-3-Fettsäuren angegeben. Die meisten Patienten (69 %) waren mit der »Wirkung« der komplementär- und alternativmedizinischen Konzepte zufrieden, bei ihrer Anwendung zeigten im Vergleich zu konventionellen Therapien seltener unerwünschte Nebenwirkungen (9 % gegenüber 59 %, $P < 0{,}00001$). Die Verwendung komplementär- und alternativmedizinischer Methoden war mit Religiosität, hoher funktioneller Autonomie, weiblichem Geschlecht und einem höheren Bildungsgrad assoziiert (Schwarz et al. 2008).

Kritisch betrachtet dürfte die Wirkung der meisten auf dem Markt angebotenen alternativen Therapieverfahren aber nicht über einen Placeboeffekt hinausgehen, auch wenn einige Ansätze theoretisch geeignete sind in Entzündungsprozesse einzugreifen, wie z. B. natürliche Antioxidantien (Vitamin C oder E) oder mehrfach ungesättigte Fettsäuren. Daher hat die MS-Grundlagenforschung in den letzten Jahren auch ein zunehmendes Interesse v. a. an der wissenschaftlichen Untersuchung bestimmter Nahrungsmittel entwickelt. Hier wurden durchaus interessante Erkenntnisse berichtet, die im Folgenden auch ausführlicher dargestellt werden sollen. Leider werden solche grundlagenwissenschaftlichen Arbeiten häufig zur Vermarktung bestimmter alternativmedizinischer Produkte missbraucht, obwohl die Ergebnisse, die häufig am Tier oder in der Zellkultur generiert wurde, nicht automatisch einen therapeutischen Nutzen belegen. Es gibt bisher keine Evidenz, dass MS durch inadäquate Ernährung oder Mangelernährung verursacht wird und dass der Verlauf einer MS durch eine diätetische Maßnahme nachhaltig beeinflusst werden kann.

Wirkung alternativer Therapieverfahren geht nicht über den Placeboeffekt hinaus

7.2 Ernährung und Multiple Sklerose

Trotz des großen Angebotes von hygienisch einwandfreien und nährstoffreichen Lebensmitteln wird die »falsche« Ernährung von vielen Patienten als eine wesentliche Ursache von chronischen Erkrankungen gesehen – die Angst reicht von nicht erkannten Mangelzuständen, über die Verarbeitung minderwertiger Zutaten durch die Lebensmittelindustrie bis hin zur Angst vor Belastung mit Toxinen und Schadstoffen. Dies resultiert häufig in der Orientierung an bestimmten Diäten und Verhaltensregeln, die aber nicht selten ihrerseits die Gefahr von Mangelzuständen und einseitiger Ernährung bergen – und die Lebensqualität der Betroffenen herabsetzen.

Auf der anderen Seite ist es wissenschaftlich erwiesen, dass Nahrungsbestandteile wie Salz, Zucker und Fett, vor allem, wenn sie unausgewogen zugeführt werden, Körperfunktionen beeinflussen können und zu Erkrankungen führen. Auch die Beeinflussung des Mikrobioms im Darm durch Ernährungsgewohnheiten hat das Interesse der modernen Grundlagenforschung geweckt, vor allem im Zusammenhang mit der Entstehung von Autoimmunerkrankungen.

Bei der Multiplen Sklerose handelt es sich um eine multifaktoriell verursachte Autoimmunerkrankung, bei der sowohl genetische Faktoren als auch Umweltfaktoren eine wichtige Rolle spielen. Zu den Risikofaktoren für die Entstehung einer MS zählen das Rauchen, das Ausmaß der Kochsalzaufnahme, das Köpergewicht (insbesondere vor dem 20. Lebensjahr), niedrige Vitamin-D-Spiegel und auch der Alkoholkonsum. Diese Faktoren sind von besonderem Interesse, da Sie durch eine Änderung des Lebensstils relativ leicht oder zumindest ohne wesentliche Nebenwirkungen zu modifizieren sind. Einschränkend muss allerdings gesagt werden, dass die Modifikation der o. g. MS-Risikofaktoren bei bereits vorliegender Erkrankung nicht unbedingt einen Effekt nach sich ziehen muss.

Es fällt auf, dass die modifizierbaren Lifestyle-Faktoren, die mit einem erhöhten MS-Risiko assoziiert sind, sich auf Grenzflächen wie der Lunge oder dem Darm beziehen, also auf einen Ort, an dem die Möglichkeit der Beeinflussung des adaptiven Immunsystems besteht. Deswegen ist die Rolle sowohl der Lunge als auch des Darms – und damit auch der Ernährung – in den letzten Jahren von so großem Interesse.

7.2.1 Darm, Mikrobiom und Propionat

Der Darm mit seiner Gesamtlänge von über 5,5 Metern, einer Oberfläche von ca. 3 m^2 und seiner Vielfalt von Mikroorganismen im Darmlumen (Darmflora) spielt im Hinblick auf die Ernährung eine besondere Rolle.

Bei den Keimen im Darm (in ihrer Gesamtheit auch als Mikrobiom bezeichnet) unterscheidet man zwischen Keimen mit Nutzen für den Menschen (sog. Symbionten, z. B. mit nützlichen Effekten auf das Immunsystem), Keimen ohne krankhafte Bedeutung (Kommensalen) und Keimen, die möglicherweise krankhafte Bedeutung haben können (Pathobionten, die z. B. zu Entzündungsprozessen beitragen können). Eine mikrobielle Dysbalance im Darm mit Überwiegen der Pathobioten und von proinflammatorischen Einflüssen wird als Dysbiose bezeichnet. Eine solche Dysbiose kann durch eine Vielzahl von Einflüssen hervorgerufen werden – man denke z. B. an medizinische Einflüsse wie Antibiotikagebrauch – kann aber letztlich auch durch den Lebensstil des Individuums (Stress, diätetische Faktoren) nachhaltig beeinflusst werden (Gensollen et al. 2016).

Dem Mikrobiom (und seiner möglichen Beeinflussung durch diätetische Faktoren) wird derzeit für die Entstehung von Autoimmunität eine wesentliche Bedeutung beigemessen. Mit einem genetisch veränderten Mausmodell konnte bei Verwendung vollständig keimfreier (sog. gnotobiotischer) Mäuse mittels Transferexperimenten gezeigt werden, dass eine intakte Darmflora zumindest im experimentellen Modell unbedingte Voraussetzung für die Entstehung einer autoimmunen Entmarkung im ZNS ist (Berer et al. 2011). Diese Experimente führten zu der Hypothese, dass im Thymus misselektionierte, gegen Myelinbestandteile gerichtete autoreaktive T-Zellen im Darm aktiviert werden können und dann nach Rezirkulation ins ZNS einwandern und hier eine entzündliche Entmarkung verursachen. Dabei ist aber nach wie vor unklar, welche konkreten Keime den Prozess beeinflussen – und es ist auch unsicher, ob diese Frage überhaupt beantwortet werden kann.

Daher konzentrieren sich wissenschaftliche Untersuchungen auch auf Stoffwechselprodukte (das sog. Metabolom) des intestinalen Mikrobiomes. Es ist bekannt, dass die Aufnahme faserreicher Kost zur Produktion kurzkettiger gesättigter Fettsäuren (wie Acetat, Butyrat und Propionat) im

Darm führt, die günstigen Effekte auf das Darmepithel und auch direkt auf Immunzellen ausüben (Maslowski und Mackay 2011).

Funktionelle Studien zeigten, dass die Zugabe von Propionat zu T-Zellen in Kultur die Frequenz regulatorischer T-Zellen erhöhte und gleichzeitig die Frequenz proinflammatorischer Th17-Zellen reduziert. Ähnliche Beobachtungen fanden sich in vivo nach Gabe von Propionat im MS-Modell mit einem abgemilderten Verlauf, einer Reduktion von Entmarkung und Axonschaden und dem Nachweis funktionell kompetenter regulatorischer T-Zellen im Darm (Haghikia et al. 2015). Die gleichen Autoren haben kürzlich eine Proof-of-Concept-Studie publiziert, bei der Propionat als Ergänzung zur MS-Immuntherapie gegeben wurde. Es zeige sich ein Anstieg regulatorischer T (Treg)-Zellen, während die proinflammatorischen Th1- und Th17-Zellen signifikant abnehmen. Post-hoc-Analysen ergaben eine verringerte Schubrate, eine Stabilisierung der neurologischen Defizite und eine verringerte Hirnatrophie nach drei Jahren Propionat-Einnahme. Die Ergebnisse lassen somit den Schluss zu, dass Propionat eine wirksame Ergänzung einer immunmodulatorischen MS-Therapie sein könnte (Duscha et al. 2020).

Propionat findet sich in vor allem in Krustazeen und hatte bis zu den 1990er Jahren als Konservierungsmittel von Brotprodukten Anwendung. Dementsprechend ist die Substanz in Deutschland als Nahrungsergänzungsmittel zugelassen und im Internethandel auch erhältlich. Auch wenn größere klinische Studien noch fehlen, ist aufgrund der o.g. ersten positiven immunologischen Studie bei Gesunden und auch bei MS-Patienten nicht von der Hand zu weisen, dass die Substanz als interessante Ergänzung zu den zugelassenen Immuntherapeutika bei MS eine Rolle spielen könnte. Eine ärztliche Empfehlung sollte allerdings erst erfolgen, wenn prospektive, kontrollierte Studien vorliegen.

Propionat könnte ein Potenzial als add-on Therapie haben

7.2.2 Gesättigte und ungesättigte Fettsäuren

Fettsäuren können in ungesättigte (polyunsaturated fatty acids – PUFA) und gesättigte Fette (saturated fatty acids – SFA) unterteilt werden. Eine übermäßige Aufnahme von SFA soll eine Rolle bei der Entstehung der MS spielen (Swank und Goodwin 2003). Es ist allerdings umstritten, ob tatsächlich ein Einfluss auf den Krankheitsbeginn und v. a. die Krankheitsprogression besteht, darüber hinaus sind auch die exakten molekularen Mechanismen weitgehend unbekannt. Im Gegensatz zu den mittel- und langkettigen SFA scheinen mehrfach ungesättigte Fettsäuren (PUFAs) das MS-Risiko zu senken. So konnte gezeigt werden, dass die Aufnahme der PUFA α-Linolensäure (ω-3-Fettsäure vorwiegend pflanzlichen Ursprungs – Hanföl, Leinöl etc.) umgekehrt mit dem MS-Risiko assoziiert ist, während dies allerdings für die ungesättigten Fettsäuren Eicosapentaensäure (EPA) und Docosahexaensäure (DHA) nicht der Fall war (ω-3-Fettsäuren, angereichert in Seefisch, Lachs etc.) (Bjørnevik et al. 2017).

Eine Cochrane-Analyse konnte keinen Effekt mehrfach ungesättigter Fettsäuren zeigen

Eine Cochrane-Analyse der verfügbaren randomisierten Studien konnte keinen gesicherten Effekt einer diätetischen Intervention mit mehrfach ungesättigten Fettsäuren bei MS zeigen (Farinotti et al. 2012; Parks et al. 2020). Daher stellt sich die Frage, ob nicht in erster Linie das Gleichgewicht von SFA/PUFA von Bedeutung ist und weniger die Zufuhr einer einzelnen Substanz/Fettsäure. Eine solche Balance ist wahrscheinlich eher durch eine ausgewogene Ernährung zu erzielen, als durch Nahrungsergänzungsmittel. Darüber hinaus ist auch nicht von der Hand zu weisen, dass der übermäßige Fettkonsum per se als Voraussetzung für Adipositas und mangelnde Bewegung die eigentlichen Risikofaktoren im Zusammenhang mit der MS sind.

7.2.3 Kochsalzaufnahme

Hohe Kochsalzaufnahme als wichtiger (Ko)-Faktor bei der Entstehung von Autoimmunität

Neben einem hohen Fettanteil ist auch der hohe Salzgehalt ein Kennzeichen der sog. »Western Diet«. Während der mittlere Verbrauch in Ostafrika bei 1,5 g Kochsalz liegt, werden in Ländern mit hohem Bruttosozialprodukt bis zu 3,9 g Kochsalz pro Tag konsumiert. Es gibt mittlerweile eindeutige wissenschaftliche Evidenz, dass eine hohe Salz-Aufnahme ein wichtiger (Ko)-Faktor bei der Entstehung von Autoimmunität sein kann. Tierexperimentell konnte gezeigt werden, dass eine Hochdosis-Kochsalz-Diät den klinischen Verlauf der EAE, dem Tiermodell der MS, verstärkt. Man beobachtet eine Zunahme proinflammatorischer Th17-Zellen und ein vermehrten Influx dieser Zellen in das zentrale Nervensystem (ZNS). In Übereinstimmung mit diesen Befunden zeigen Th17-Zellen, die unter salzangereicherten Bedingungen in Kultur gehalten wurden, einen pathogeneren Phänotyp (Jörg et al. 2016; Kleinewietfeld et al. 2013).

Eine argentinische Studie an Patienten mit schubförmig-remittierender MS (RRMS) konnte einen Zusammenhang zwischen vermehrter Salzaufnahme und klinischer und kernspintomografischer Aktivitätszunahme zeigen (Farez et al. 2015). Im Durchschnitt war das Risiko neue MR-Läsionen zu entwickeln ca. 28-fach höher, wenn die Salzaufnahme größer als 2 g/Tag (empfohlener Grenzwert) betrug und 3,4-fach höher, wenn die Salzaufnahme mehr als 4,8 g/Tag überstieg. Zudem zeigte sich bei den Patienten mit hoher und mäßig erhöhter Salzaufnahme eine höhere Schubrate als bei Patienten, die sich an die empfohlenen Grenzwerte der Salzaufnahme hielten. Im Gegensatz dazu konnte allerdings eine retrospektive Auswertung einer großen europäisch-kanadischen Studie mit Interferon-beta 1b (BENEFIT) keine Assoziation zwischen Salzaufnahme und MS-Aktivität oder Progression in der Studienkohorte nachweisen (Fitzgerald et al. 2017). Allerdings könnte eine mögliche Erklärung dieser abweichenden Befunde im retrospektiven Ansatz der Analyse und der damit zusammenhängenden sehr ungenauen Bewertung der Kochsalzaufnahme der eingeschlossenen MS-Patienten über die Natrium Ausscheidung im Spontanurin liegen.

Da eine erhöhte Kochsalzaufnahme mit einem erhöhten kardiovaskulären Risiko assoziiert ist, ist eine Reduktion der Salzaufnahme bei MS vor dem

Hintergrund der oben ausgeführten Beobachtungen sicherlich sinnvoll. Eine effiziente Reduktion der Kochsalzaufnahme lässt sich am einfachsten mit dem Verzicht von »Fast Food« und »convenience food« und mit einer Umstellung auf eine ausgewogene (selbst zubereitete) Ernährung, die in Kasten 7.1 dargestellt ist, erzielen.

> **Kasten 7.1: Sinnvolle Ernährungsempfehlungen bei Multipler Sklerose**
>
> - Begrenzung des Fleischkonsums (zwei Mahlzeiten pro Woche)
> - fettarmes Fleisch bevorzugen
> - Fischmahlzeiten einbauen
> - Kaltgepresstes Raps-, Walnuss-, Soja- und Leinöl verwenden
> - Fünf Portionen Obst und/oder Gemüse über den Tag verteilt
> - Vollkornprodukte verwenden
> - ausreichend trinken
> - angemessene Kalorienzufuhr

> **Merke**
>
> Diätetische Modifikationen sind bei MS-Patienten sehr beliebt und werden als alternative Therapieansätze sehr häufig angewendet – die Patienten steigern hierdurch ihrer Selbstwirksamkeit und ihr Wohlbefinden. Wissenschaftliche Evidenz existiert allerdings bisher für keine Ernährungsmodifikation. Dementsprechend sind aus ärztlicher Sicht keine speziellen Diäten zu empfehlen – eine gesunde und ausgewogene Ernährung ist ausreichend.

7.3 Vitamin D

Rein biochemisch gesehen sind Vitamine chemische Verbindungen, die der menschliche Körper für bestimmte (lebenswichtige) Funktionen benötigt, sie aber nicht selbst in ausreichendem Maße herstellen kann. Sie müssen also demnach von außen (mit der Nahrung) zugeführt werden. Angesichts unserer mittlerweile sehr breiten Nahrungsmittelpalette und der Verfügbarkeit jedweder Nahrungsmittel zu jeder Jahreszeit ist es eigentlich bei normaler Ernährung, die noch nicht mal »gesund« sein muss, ziemlich ausgeschlossen, dass man heutzutage in Mitteleuropa Gefahr läuft, einen Vitaminmangelzustand zu entwickeln. Das kann allenfalls bei extremen

Restriktionsdiäten, bestimmten internistischen Erkrankungen oder schwerer Alkoholkrankheit passieren. Eine gezielte Substitutionsbehandlung ist in diesen Fällen notwendig.

Auf der anderen Seite muss man sich klarmachen, dass jede chemische Verbindung in Abhängigkeit von der Dosis auch Nebenwirkungen verursachen kann – so ist z. B. für die Vitamin A-Vorstufe beta-Carotin bekannt, dass es hochdosiert bei Rauchern vermutlich das Lungenkrebsrisiko steigert. Wasserlösliche Vitamine hingegen – wie z. B. das Vitamin C – werden in der Regel bei Überversorgung einfach zum größten Teil wieder ausgeschieden. Eine Vitaminsubstitution zur Therapie oder Prävention von chronischen Erkrankungen erscheint damit nicht unbedingt rational.

Trotzdem erfreut sich die Einnahme von Vitamin D bei MS einer großen Beliebtheit. Dies beruht auf der Tatsache, dass Vitamin D als unabhängiger Risikofaktor für die Entstehung der MS diskutiert wird. Die MS ist eine Erkrankung, die vor allem in den Industrienationen der nördlichen Hemisphäre anzutreffen ist – also in Regionen mit gemäßigtem Klima und relativ geringer Sonneneinstrahlung v. a. in den Wintermonaten. Je mehr man sich dem Äquator nähert, also den Ländern mit intensiver Sonneneinstrahlung, desto seltener wird die Erkrankung. Eine Erklärung für dieses Phänomen wird in einem relativen Vitamin D Mangel gesehen, denn Vitamin D wird durch Sonneneinstrahlung in der Haut gebildet und die Spiegel dieses Vitamins sind bei den meisten Menschen in Nordeuropa und Nordamerika v. a. im Winter relativ niedrig. Epidemiologische Studien und Assoziationsstudien konnten einen Zusammenhang zwischen Vitamin-D-Mangel und MS-Risiko demonstrieren. So wurden z. B. in einer großen Studie bei Angehörigen der US-Armee gezeigt, dass ein Zusammenhang zwischen niedrigem Vitamin-D-Spiegeln und MS-Risiko bestand (Munger et al. 2006).

Vitamin D besitzt vielfältige immunregulatorische Eigenschaften

Vitamin D ist zudem eine Substanz, die vielfältige immunregulatorische Eigenschaften besitzt, z. B. Einfluss auf die Produktion proinflammatorischer Botenstoffe, die Stimulation regulatorischer T-Lymphozyten oder die Produktion gewebsschädigender Substanzen durch Mikrogliazellen. Demnach gibt es vielfältige grundlagenwissenschaftliche Anhaltspunkte, dass ein relativer Mangel an Vitamin D für Patienten mit einer Autoimmunerkrankung unvorteilhaft sein könnte. Darüber hinaus existieren Studien, die einen Zusammenhang zwischen Höhe der Vitamin-D-Spiegel und Schweregrad der Erkrankung herstellen konnten – geringe Schubraten und ein niedrigerer Behinderungsgrad waren mit höheren Vitamin-D-Spiegeln assoziiert (Smolders et al. 2008). Studien dieser Art sind allerdings nicht in der Lage, die Richtung eines Effektes anzugeben – es ist demnach nicht gesagt, ob der niedrige Vitamin-D-Spiegel die Behinderung bedingt, oder ob aufgrund der Behinderung der Vitamin-D-Spiegel niedrig ist (weil sich die betreffende Person aufgrund der Behinderung weniger im Freien aufhält).

Die klinische Studienlage zu Vitamin D ist widersprüchlich

Dementsprechend sollten trotz dieser interessanten Beobachtungen zuerst prospektive Therapiestudien abgewartet werden, bevor generelle Empfehlungen zur Substitution von Vitamin D bei MS gegeben werden. Die bisherigen Studien waren allerdings zur Beantwortung dieser Frage nicht unbedingt eindeutig. Eine 2012 publizierte doppelblinde, Placebo-kontrollierte Studie an 66 Patienten zur Wirkung von Vitamin D als Add-on Therapie zu Interferon-beta 1b hatte eine Reduktion der MRT-Aktivität bei Zusatz von Vitamin D nach einem Jahr gezeigt. Im Gegensatz dazu hat die SOLAR Studie, eine Phase II Studie, die die Wirkung von hochdosiertem Vitamin D als Add-on Gabe zu einer immunmodulatorischen Therapie mit Interferon-beta 1a s.c. untersucht hat, ihren primären Endpunkt verfehlt. In die Studie wurden 229 schubförmige MS-Patienten eingeschlossen, die bereits stabil auf Interferon-beta 1a 3 x 44 µg/Woche eingestellt waren und deren Vitamin D3 Spiegel < 150 µmol/l betrug. Diese Patienten wurden 1:1 entweder in die Gruppe Interferon + Vitamin D oder Interferon + Placebo randomisiert. Die beiden Gruppen waren hinsichtlich der meisten Basisparameter homogen, allerdings waren die Patienten der Interferon + Placebo Gruppe im Gegensatz zu der Interferon + Vitamin D3 Gruppe im Mittel etwas länger erkrankt (14,8 Monate vs. 10,4 Monate). Die Behandlungsgruppe erhielt 6.670 IU täglich über vier Wochen, gefolgt von 14.007 IU täglich für den Rest des Studienzeitraums. Die Studie war ursprünglich für zwei Jahre angelegt, wurde aber aufgrund von Rekrutierungsproblemen auf 48 Wochen beschränkt. Als primärer Endpunkt wurde NEDA gewählt (NEDA = no evidence of disease activity). Sekundäre Endpunkt waren die jährliche Schubrate, die Kranheitsprogression gemessen an der EDSS Skala und verschieden MRT-Parameter. Im Hinblick auf NEDA ergab sich kein Unterschied zwischen Interferonpatienten mit oder ohne Einnahme von hochdosiertem Vitamin D. Keinen Hinweis auf Krankheitsaktivität haben 37,2 % der Behandlungsgruppe und 35,3 % der Placebogruppe erreicht. Auch ein wichtiger sekundärer Endpunkt wurde verfehlt. Es ergab sich kein Hinweis für eine Verzögerung der Behinderungprogression bei Einnahme von Vitamin D. Die jährliche Schubrate wurde durch die Einnahme von Vitamin D reduziert (0,28 in der Behandlungsgruppe vs. 0,41 in der Placebogruppe), allerdings war dieses Ergebnis statistisch nicht signifikant – hier war nur ein Trend erkennbar. Ein signifikanter Unterschied ergab sich aber hinsichtlich der MRT-Aktivität, die unter Einnahme von Vitamin D vermindert war (Hupperts et al. 2019). Eine Cochrane-Analyse aus dem Jahr 2018 kommt zu dem Schluss, dass die bisher verfügbaren Daten darauf hindeuten, dass Vitamin D für Patienten mit MS keinen Nutzen hat. Vitamin D scheint keinen Einfluss auf die Schubrate, die Behinderungsprogression, die MRT-Läsionen zu haben. Auswirkungen auf die gesundheitsbezogene Lebensqualität und Fatigue sind unklar (Jagannath et al. 2018).

Angesichts dieser Datenlage scheint ein pragmatischer Ansatz sinnvoll. MS-Patienten, die sich für das Vitamin-D-Konzept interessieren, sollten v.a. im Winter Vitamin D substituieren, z.B. durch die Einnahme von 1.000–2.000 IE Vitamin D pro Tag oder die einmal wöchentliche Einnahme von Dekristol (entspricht 20.000 IE). Sinnvoll ist es auch, sich viel im Freien aufzuhalten – 20 min in der Sonne mit freiem Gesicht und freien Unterarmen entspricht ca. 10.000 IE Vitamin D. Auch über die Nahrung kann man nachsteuern – Fisch hat z.B. einen hohen Anteil an Vitamin D, aber häufig ist das allein nicht ausreichend, um damit die gewünschten Spiegel zu erreichen.

Pragmatischer Umgang mit Vitamin D ist zu empfehlen

Hingegen ist die Einnahmen von ultrahohen Vitamin-D-Dosen, wie z. B. durch das Coimbra Protokoll (▶ Kasten 7.2) propagiert, klar abzulehnen. Es gibt hierfür keine wissenschaftliche Evidenz, hingegen mehren sich auch die Hinweise, dass ultrahohe Gaben von Vitamin D zu Gesundheitsschäden führen können. In diesem Zusammenhang sei auch eine kürzlich erschienene Arbeit zitiert, die zeigen konnte, dass hohe Dosen Vitamin D die Autoimmunität im ZNS verstärken kann (Häusler et al. 2019).

> **Kasten 7.2: Das COIMBRA-Protokoll**
>
> Das »Coimbra-Protokoll« (benannte nach dem brasilianischen Arzt Dr. C. Coimbra) verspricht MS-Patienten, dass durch den Einsatz von hochdosiertem Vitamin D keine Schübe mehr auftreten und sich die Symptome der Erkrankung zurückbilden. Behauptungen, dass etwa 95 % der MS-Patienten unter Anwendung des Protokolls eine dauerhafte Remission aufweisen, werden aufgestellt – der Ansatz wird vor allem im World Wide Web stark beworben. Kurz zusammengefasst ist Dr. Coimbra der Auffassung, dass Patienten mit der Autoimmunerkrankung MS eine genetisch bedingte Resistenz gegen die Wirkung von Vitamin D aufweisen, wodurch es zu einer »Th17 Reaktion« kommen soll. Das Ausmaß der Vitamin-D-Resistenz wird durch die Messung des Parathormons bestimmt – nach dem Ergebnis wird die Vitamin-D-Tagesdosis festgelegt, die bis zu 100.000 IE pro Tag betragen kann. Die Patienten sollen zusätzlich eine spezielle Calcium-arme Diät einhalten und auf Milchprodukte verzichten – darüber hinaus soll viel Sport getrieben werden. Die Hypothese wurde wissenschaftlich nie überprüft – das Coimbra-Protokoll wurde weder in einer kontrollierten Studie getestet noch seriös publiziert. Darüber hinaus existieren auch keine publizierten grundlagenwissenschaftlichen Daten. Das »Coimbra-Protokoll« ist mit hohen Kosten verbunden, die vom Patienten selbst getragen werden müssen. Nach Internet-Recherche zahlt man im ersten Jahr zwischen 400–1.000 Euro für die Laboruntersuchungen und die Behandlungsstunden bei sog. »zertifizierten« Ärzten; danach kann man mit Behandlungskosten zwischen 100–300 Euro/Jahr rechnen, die Aufwendungen für das Vitamin D selbst variieren zwischen 20–200 Euro pro Monat.

7.4 Zusammenfassung

Komplementärmedizinische Therapieansätze sind bei MS-Patienten beliebt, sie stellen aber keinen Ersatz für eine Immuntherapie bei MS dar. Am häufigsten werden Diäten und Nahrungsergänzungsmittel genutzt. Bisher gibt es keine Evidenz für die Wirksamkeit dieser Konzepte, auf der anderen

Seite existieren durchaus interessante grundlagenwissenschaftliche Ansätze zum Thema Ernährung. In der Regel sollte daher mit dem Wunsch der Patienten, komplementäre Therapieansätze auszuprobieren, gelassen umgegangen werden, so lange sie als Add-on Therapien gebraucht werden. Wenn allerdings ein Gefährdungspotenzial sichtbar wird oder MS-Patienten mit hohen Kosten einer mutmaßlich wirkungslosen oder gar gefährlichen Therapie konfrontiert werden, sollte vonseiten des MS-Therapeuten ein klares Statement abgegeben werden.

Literatur

Berer K et al. (2011) Commensal microbiota and myelin autoantigen cooperate to trigger autoimmune demyelination. Nature 479(7374): 538–41.

Bjørnevik K, Chitnis T, Ascherio A, Munger KL (2017) Polyunsaturated fatty acids and the risk of multiple sclerosis. Mult Scler 23(14): 1830–1838.

Duscha A, Gisevius B, Hirschberg S, Yissachar N, Stangl GI, Eilers E, Bader V, Haase S, Kaisler J, David C, Schneider R, Troisi R, Zent D, Hegelmaier T, Dokalis N, Gerstein S, Del Mare-Roumani S, Amidror S, Staszewski O, Poschmann G, Stühler K, Hirche F, Balogh A, Kempa S, Träger P, Zaiss MM, Holm JB, Massa MG, Nielsen HB, Faissner A, Lukas C, Gatermann SG, Scholz M, Przuntek H, Prinz M, Forslund SK, Winklhofer KF, Müller DN, Linker RA, Gold R, Haghikia A (2020) Propionic Acid Shapes the Multiple Sclerosis Disease Course by an Immunomodulatory Mechanism. Cell 180(6): 1067–1080.

Farez M F, Fiol M P, Gaitan M I, Quintana F J, Correale J (2015) Sodium intake is associated with increased disease activity in multiple sclerosis. J Neurol Neurosurg Psychiatry 86: 26–31.

Farinotti M, Vacchi L, Simi S, Di Pietrantonj C, Brait L, Filippini G (2012) Dietary interventions for multiple sclerosis. Cochrane Database Syst Rev 12: CD004192.

Fitzgerald KC, Munger KL, Hartung HP, Freedman MS, Montalbán X, Edan G, Wicklein EM, Radue EW, Kappos L, Pohl C, Ascherio A; BENEFIT Study Group (2017) Sodium intake and multiple sclerosis activity and progression in BENEFIT. Ann Neurol 82(1): 20–29.

Gensollen T, Iyer SS, Kasper DL, Blumberg RS (2016) How colonization by microbiota in early life shapes the immune system. Science 352(6285): 539–44.

Haghikia A, Jörg S, Duscha A, Berg J, Manzel A, Waschbisch A, Hammer A, Lee DH, May C, Wilck N, Balogh A, Ostermann AI, Schebb NH, Akkad DA, Grohme DA, Kleinewietfeld M, Kempa S, Thöne J, Demir S, Müller DN, Gold R, Linker RA (2015) Dietary Fatty Acids Directly Impact Central Nervous System Autoimmunity via the Small Intestine. Immunity 43(4): 817–29.

Häusler D, Torke S, Peelen E, Bertsch T, Djukic M, Nau R, Larochelle C, Zamvil SS, Brück W, Weber MS (2019) High dose vitamin D exacerbates central nervous system autoimmunity by raising T-cell excitatory calcium. Brain 142(9): 2737–2755.

Hupperts R, Smolders J, Vieth R, Holmøy T, Marhardt K, Schluep M, Killestein J, Barkhof F, Beelke M, Grimaldi LME; SOLAR Study Group. Randomized trial of daily high-dose vitamin D(3) in patients with RRMS receiving subcutaneous interferon beta-1a. Neurology 93(20): e1906-e191.

Jagannath VA, Filippini G, Di Pietrantonj C, Asokan GV, Robak EW, Whamond L, Robinson SA (2018) Vitamin D for the management of multiple sclerosis. Cochrane Database Syst Rev 9(9): CD008422.

Jörg S, Kissel J, Manzel A, Kleinewietfeld M, Haghikia A, Gold R, Müller DN, Linker RA (2016) High salt drives Th17 responses in experimental autoimmune encephalomyelitis without impacting myeloid dendritic cells. Exp Neurol 279: 212–222.

Kleinewietfeld M, Manzel A, Titze J, Kvakan H, Yosef N, Linker RA, Muller DN, Hafler DA (2013) Sodium chloride drives autoimmune disease by the induction of pathogenic TH17 cells. Nature 496(7446): 518–22.

Maslowski KM, Mackay CR (2011) Diet, gut microbiota and immune responses. Nat Immunol 12(1): 5–9.

Munger KL, Levin LI, Hollis BW, Howard NS, Ascherio A (2006) Serum 25-hydroxyvitamin D levels and risk of multiple sclerosis. JAMA 296(23): 2832–8.

Parks NE, Jackson-Tarlton CS, Vacchi L, Merdad R, Johnston BC (2020) Dietary interventions for multiple sclerosis-related outcomes. Cochrane Database Syst Rev 5 (5): CD004192.

Schwarz S, Knorr C, Geiger H, Flachenecker P (2008) Complementary and alternative medicine for multiple sclerosis. Mult Scler 14(8): 1113–9.

Smolders J, Menheere P, Kessels A, Damoiseaux J, Hupperts R (2008) Association of vitamin D metabolite levels with relapse rate and disability in multiple sclerosis. Mult Scler 14(9): 1220–4.

Swank R L, Goodwin J W (2003) How saturated fats may be a causative factor in multiple sclerosis and other diseases. Nutrition 19: 478.

8 Kindliche Multiple Sklerose

Barbara Kornek

Fallbeispiel 8.1

Das achtjährige Mädchen präsentierte sich mit einer subakut aufgetretenen Hemiataxie rechts und Nystagmus. In der MRT (▶ Abb. 8.1) fanden sich periventrikuläre und eine juxtakortikale Läsionen sowie einer Kontrastmittel-aufnehmenden infratentoriellen Läsion. Im Liquor waren positive oligoklonale Banden nachweisbar. Bei diesem Mädchen waren die McDonald-Kriterien zur Diagnose der schubhaften Multiplen Sklerose beim ersten klinischen Ereignis erfüllt.

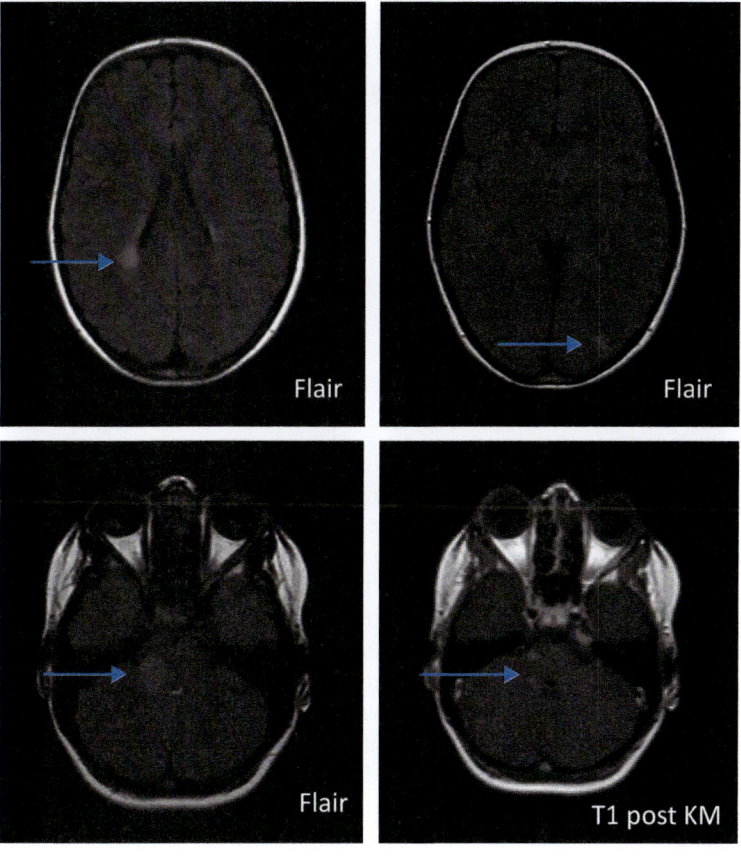

Abb. 8.1:
Achtjähriges Mädchen mit rechtsseitiger Ataxie. Die FLAIR Sequenz zeigt entzündungstypische Herde in periventrikulärer, juxtakortikaler und infratentorieller Lokalisation. In der KM-verstärkten T1 Serie nimmt die infratentorielle Läsion randständig Kontrastmittel auf

Die Multiple Sklerose beginnt in der Regel zwischen dem 20. und 40. Lebensjahr mit einem Gipfel zwischen 28 und 35 Jahren. Liegt der erste Schub vor dem 18. Geburtstag so spricht man von der pädiatrischen oder juvenilen Multiplen Sklerose oder »early onset multiple sclerosis« (EOMS). Bei Beginn nach dem 50. Lebensjahr spricht man von der »late onset multiple sclerosis« (LOMS).

Die MS bei Kindern und Jugendlichen hat in den letzten beiden Jahrzehnten zunehmend Beachtung erfahren, nicht zuletzt durch den Zusammenschluss zahlreicher pädiatrischer MS-Zentren die in gemeinsamen Bemühungen umfangreiche Daten zu Epidemiologie, Verlauf, Diagnostik und Therapie veröffentlich haben (Duignan et al. 2019). Die International Pediatric Multiple Sclerosis Study Group weist weltweit etwa 140 Mitglieder auf und ist seit ihrer Gründung 2009 in aktivem Austausch untereinander und auch mit MS-Zentren die sich überwiegend der Betreuung erwachsener MS-Betroffener widmen. So werden regelmäßig Guidelines zu Diagnostik und Therapie der juvenilen MS veröffentlicht und aktualisiert und Kooperationen gefördert.

Nachdem der medikamentös-therapeutische Bedarf bei Kindern und Jugendlichen zunehmend ins Blickfeld der behandelnden Zentren gerückt ist, wurde 2014 die erste prospektive, randomisierte, kontrollierte, multizentrische Studie zur Therapie der kindlichen MS mit etwa 100 teilnehmenden Zentren weltweit initiiert und die Ergebnisse 2018 veröffentlicht (Chitnis et al. 2018). Diese und weitere laufende Studien liefern wichtige Erkenntnisse zu Verlauf, Prognose und Therapieansprechen bei jugendlichen MS-PatientInnen und führen zur Zulassung immunmodulierender Therapien in dieser Altersgruppe, die bislang nur »off-label« behandelt werden konnte (Waubant et al. 2019).

8.1 Epidemiologie

Etwa 3–5 % aller MS-Fälle manifestieren sich in der Kindheit oder Jugend

In etwa 3–5 % aller MS-Fälle manifestiert sich die Multiple Sklerose in der Kindheit oder Jugend und tritt somit in dieser Altersgruppe deutlich seltener auf als bei Erwachsenen. Die Inzidenz und Prävalenz akuter demyelinisierender Syndrome bei Kindern liegt zwischen 0,5–1/100.000, während einzelne Studien auf eine höhere Inzidenz von etwa 3/100.000 in manchen Regionen hinweisen (Otallah und Banwell 2018). Die aktuellsten Zahlen aus Deutschland geben eine Inzidenz der pädiatrischen MS von 0,64/100.000 Personenjahren bei Kindern und Jugendlichen < 15 Jahren an. Auch in dieser Gruppe unterscheidet sich die Prävalenz deutlich zwischen Kindern und Jugendlichen: die Inzidenz der Altersgruppe der < 10-Jährigen liegt bei 0,09/100.000, während sie bei den 14–15-Jährigen 2,64/100.000 beträgt (Reinhard et al. 2014).

Ähnlich wie bei Erwachsenen mit MS scheint die Prävalenz der juvenilen MS auch vom Breitegrad abhängig zu sein mit einer höheren Prävalenz in nördlicheren Regionen. In einer nordamerikanischen Untersuchung konnte ein unerwartet hoher Anteil von Afroamerikanischen Kindern, Kindern mit hispanischem Hintergrund und Kindern, deren Eltern in die USA immigriert sind, gefunden werden (Otallah und Banwell 2018).

8.2 Risikofaktoren

Auch wenn die Ursache für die Entstehung der MS unklar ist, gibt es doch Faktoren, die das MS-Risiko beeinflussen. Zu den am besten untersuchten MS-Risikofaktoren zählen Vitamin D, Übergewicht, eine stattgehabte Infektion mit dem Epstein-Barr-Virus, (Passiv-)Rauchen und genetische Varianten. Die MS-Risikofaktoren unterscheiden sich nicht, je nachdem ob die Erkrankung bei Kindern oder bei Erwachsenen auftritt (Yeshokumar et al. 2017).

Der HLA-DRB1*15.01 ist ein MS-Risikofaktor bei Kindern und Erwachsenen. Für spezifische SNPs (Single Nucleotid Polymorphismen) konnte ein Zusammenhang mit dem MS-Risiko nachgewiesen werden, wobei nach einer Studie die Effektgrößen bei Kindern höher als bei Erwachsenen waren.

Risikofaktoren von Kindern und Erwachsenen unterscheiden sich nicht

Der am besten bestätigte Zusammenhang zwischen Umwelt und MS-Risiko ist der Nachweis einer stattgehabten EBV-Infektion sowohl bei Erwachsenen als auch bei Kindern und Jugendlichen. Eine symptomatische EBV-Infektion (infektiöse Mononukleose) erhöht das MS-Risiko noch mehr. Andere virale Erkrankungen dürften in der Pathogenese der MS keine wesentliche Rolle spielen.

Bei Erwachsenen konnte ein relevanter Zusammenhang zwischen niedrigem Vitamin-D-Spiegel und erhöhtem MS-Risiko nachgewiesen werden. In einer rezenten Genom-weiten Analyse konnte des Weiteren ein Zusammenhang zwischen einer seltenen Variante in CYP2R1 und dem Vitamin-D-Spiegel identifiziert werden. Bei Vorhandensein dieser Variante steigt das MS-Risiko (OR 2.2; CI 1.78-2.78) signifikant an. Bei Kindern mit MS konnte gezeigt werden, dass eine Zunahme des Vitamin-D-Spiegels um 10 ng/ml das Risiko einer weiteren Attacke um 34 % vermindert (Harroud et al. 2019).

Adipositas in der Adoleszenz ist mit einem höheren MS-Risiko bei Erwachsenen assoziiert, was durch einen höheren systemischen Entzündungszustand erklärt wird. Übergewicht kann auch zu einem erhöhten MS-Risiko bei Mädchen < 18 Jahren führen, bei Buben (Jungen) ist diese Assoziation nicht nachweisbar. Eine frühe Menarche ist ebenso mit einem höherem MS-Risiko assoziiert (Abnahme des MS-Risikos um 8 %/Jahr für jedes Jahr der späteren Menarche). Dieser Zusammenhang dürfte aber einem bedeutenden Einfluss des BMI unterliegen, sodass ein substanzieller Einfluss des Alters bei Menarche auf das MS-Risiko unabhängig vom BMI unwahrscheinlich erscheint (Harroud et al. 2019). Abgesehen von einem Einfluss des Gewichts und des Fettanteils auf das Alter der Menarche, besteht auch eine

Adipositas in der Adoleszenz ist mit einem höheren MS-Risiko im Erwachsenenalter assoziiert

Interaktion zwischen der Adipositas und dem Vitamin-D-Spiegel. Übergewicht vermindert den Vitamin-D-Spiegel in allen Altersgruppen, vermutlich aufgrund einer geringeren Bioverfügbarkeit. Es führt auch zu einem schlechteren Ansprechen auf Vitamin-D-Supplementation. Während ein Zusammenhang zwischen dem MS-Risiko und einem Vitamin-D-Mangel bestätigt ist, konnte bislang nicht nachgewiesen werden, dass die Supplementation von Vitamin D den MS Verlauf nachhaltig beeinflusst.

Bei Erwachsenen wurde ein erhöhtes MS-Risiko bei Rauchern sowie ein höheres Risiko eines weiteren Schubs nach einem klinisch isolierten Syndrom nachgewiesen. Passivrauchen ist ein unabhängiger MS-Risikofaktor bei Kindern und Jugendlichen.

> Passivrauchen ist ein unabhängiger MS-Risikofaktor bei Kindern und Jugendlichen

Ein komplexes, bislang nur teilweise erforschtes Gebiet im Bereich der autoimmunologischen Erkrankungen ist das Zusammenspiel zwischen dem Darmmikrobiom und dem ZNS. Erste Pilotstudien konnten einen Überhang gewisser Darmbakterien aus der Gruppe der Aktinobakteria und einen Mangel an Fusobakterien mit einem erhöhten MS-Risiko bei Kindern und Jugendlichen verknüpfen (Otallah und Banwell 2018).

8.3 Diagnose der pädiatrischen Multiplen Sklerose

Aufgrund der Seltenheit der MS bei Kindern und Jugendlichen sowie des schubhaft-remittierenden Charakters der Symptome dauerte es in historischen Kohorten um bis zu vier Jahre länger bis die Erkrankung bei dieser jungen Kohorte diagnostiziert wurde. Inzwischen ist die Wahrnehmung von MS-Symptomen auch im jungen Alter deutlich gestiegen und die klinischen Gemeinsamkeiten und Unterschiede bei Erstmanifestation in Abhängigkeit vom aktuellen Alter konnten herausgearbeitet werden.

> Multifokale Präsentation mit oder ohne Enzephalopathie finden sich häufiger bei Kindern unter zehn Jahren

Viele der fokalen und multifokalen Syndrome bei Erstmanifestation finden sich in jeder Altersgruppe. Dazu gehören Symptome im Bereich des Sehnerven (Neuritis nervi optici), Symptome, die sich auf Läsionen im Hirnstamm und Kleinhirn zurückführen lassen (Augenbewegungsstörungen, IV und VI Parese, Nystagmus, Koordinationsstörungen), spinale Symptome (inkomplette transverse Myelitis) und Syndrome die ihren Ursprung in einer zerebralen Hemisphäre haben (sensomotorische Halbseitenzeichen). Kinder zeigen häufiger als Jugendliche und Erwachsene eine infratentorielle Beteiligung, während sensible Symptome als Ausdruck einer spinalen Beteiligung häufiger bei Jugendlichen vorkommen (Milos et al. 2018). Multifokale Präsentation mit oder ohne Enzephalopathie finden sich häufiger bei Kindern unter zehn Jahren.

> Altersabhängigkeit der oligoklonalen Banden

In einer prospektiven Untersuchung an 324 Kindern und Jugendlichen mit einem ersten demyelinisierenden Syndrom fanden sich bei 70 % der Untersuchten positive oligoklonale Banden im Liquor. Auch hier war der

Nachweis positiver oligoklonaler Banden altersabhängig: Kinder mit negativen Banden waren etwa um drei Jahre jünger (Fadda et al. 2018).

Die MRT-Untersuchung hat eine Schlüsselrolle in der Diagnostik und der Verlaufsbeurteilung bei Kindern und Jugendlichen mit einer Erkrankung aus dem Formenkreis der Multiplen Sklerose inne. Die Lokalisation der Läsionen entspricht dem Verteilungsmuster wie bei erwachsenen MS-PatientInnen. Bei präpubertären Kindern allerdings können größere Läsionen mit unscharfer Begrenzung auftreten, die in der Folge auch wieder verschwinden können. Eine höhere infratentorielle Läsionslast, ähnlich wie die oben beschriebene häufige klinische Beteiligung von Hirnstamm und Kleinhirn sowie ein geringeres Auftreten von iuxtakortikalen Herden wurde ebenfalls beobachtet (Milos et al. 2018).

Die McDonald-Kriterien zur Diagnose der Multiplen Sklerose wurden 2017 aktualisiert und auch bereits in einer prospektiven pädiatrischen Kohorte mit guter Sensitivität, Spezifität und positiv prädiktivem Wert evaluiert (Fadda et al. 2018). Etwa 40 % der Kinder weisen asymptomatische Läsionen im Rückenmark auf. Daher sollte bei Erstpräsentation immer eine spinale MRT durchgeführt werden, das einerseits bei der Erfüllung der Kriterien der räumlichen Dissemination hilfreich ist, andererseits auch prognostische Hinweise liefert.

> Bei Erstpräsentation sollte immer eine spinale MRT durchgeführt werden

Bei jüngeren Kindern allerdings sowie bei Kindern, die sich mit einer ADEM (akuten demyelinisierenden Enzephalomyelitis) präsentieren, haben die McDonald-Kriterien eine geringere Aussagekraft. Hier und bei untypischen klinischen Manifestationen sollte der Verlauf abgewartet werden, bevor die Diagnose einer kindlichen MS gestellt wird.

> **Merke**
>
> Die Lokalisation der MRT Läsion im Kindes- und Jugendalter entspricht dem Muster wie bei erwachsenen Patienten. Bei präpubertären Kindern sind die Läsionen häufig größer und unscharf begrenzt. Eine höhere infratentorielle Läsionslast wurde beobachtet. Etwa 40 % der Kinder weisen asymptomatische Läsionen im Rückenmark auf.

8.4 Verlauf und Prognose

Die MS verläuft bei Kindern praktisch ausschließlich schubhaft. Ein primär progredienter Verlauf ist untypisch und sollte immer Anlass zu einer Re-evaluierung der Diagnose geben. Die Schubrate ist bei Kindern und Jugendlichen bis zu 2,3 höher als bei Erwachsenen. Umgekehrt erfolgt die Erholung nach einem Schub rascher und es dauert bis zu zehn Jahre länger, bis Meilensteine der irreversiblen Behinderung erreicht werden. Dennoch ist

> Die MS verläuft bei Kindern praktisch ausschließlich schubhaft

die Prognose der MS bei Beginn im Kindes- und Jugendalter ungünstiger als bei Beginn im Erwachsenenalter. Die Patienten mit pädiatrischem Beginn sind etwa um zehn Jahre jünger, wenn bleibende neurologische Defizite auftreten (Renoux et al. 2007). Kognitive Defizite zeigen sich bereits früh im Verlauf und sind häufiger als bei Patienten mit adultem Beginn bei gleicher Krankheitsdauer (Ruano et al. 2018).

In der MRT zeigen sich bereits bei Erstmanifestation geringere Hirnvolumina als bei alters-gematchten Kontrollen, wobei der Thalamus eine besonders vulnerable Region darstellt. Im Verlauf bleibt die altersgemäß erwartete Zunahme an Hirnvolumina zurück (Bartels et al. 2019).

8.5 Kognition, Depression und Fatigue

Bei 30–50 % aller Kinder und Jugendlichen mit MS finden sich kognitive Defizite. Die betroffenen Domänen sind die Informationsverarbeitungsgeschwindigkeit, das Arbeitsgedächtnis und die visuell-räumliche Verarbeitung. Bei gleicher Krankheitsdauer weisen Patienten mit juvenilen MS-Beginn häufiger kognitive Defizite auf als Patienten mit Beginn im Erwachsenenalter (Ruano et al. 2018). Geringe verbale Fähigkeiten können sich auf die Ausbildung und das Erreichen von beruflichen- und Bildungszielen auswirken. Anders als bei erwachsenen MS-Betroffenen können zusätzlich auch sprachliche Fähigkeiten eingeschränkt sein. Die sprachlichen Defizite können eine direkte Folge des Krankheitsprozesses als auch indirekte Folgen von häufigen Fehlstunden und Schwierigkeiten der Informationsverarbeitung darstellen.

Risikofaktoren für das Auftreten von kognitiver Einschränkung sind junges Alter bei Erkrankungsbeginn, hohe zerebrale Läsionslast, Verminderung von globalem und regionalem Hirnvolumen und ein höherer Behinderungsgrad. Während die Auswirkungen kognitiver Defizite auf die Berufsfähigkeit bei Erwachsenen mit MS gut untersucht sind, gibt es nur wenige systematische Daten bei Kindern und Jugendlichen. Erste Untersuchungen weisen jedoch darauf hin, dass die Rate an Schulabbrüchen höher ist als bei gleichaltrigen Jugendlichen (Parrish und Fields 2019).

MS-assoziierte Müdigkeit und Depression sind unterschätzte Symptome bei der juvenilen MS und haben einen wichtigen Einfluss auf die gesundheitsbezogene Lebensqualität. In einer Querschnittstudie an 106 Kindern und Jugendlichen mit MS und 210 alters-gematchten Kontrollen fanden sich doppelt so viele MS-Betroffene mit Depression als in der gleichaltrigen Kontrollgruppe. Fatigue war bei 40 % der pädiatrischen MS-Kohorte erhebbar (Storm van's Gravesande et al. 2019).

Der Einfluss auf das Familienleben bei Diagnose einer juvenilen MS sollte nicht außer Acht gelassen werden: mehrere Untersuchungen konnten einen negativen Einfluss auf die gesundheitsbezogene Lebensqualität bei Eltern von Kindern mit MS zeigen.

Fallbeispiel 8.2

Der zehnjährige Bub präsentierte sich mit einer bilateralen Optikusneuritis, der Visus war beidseits hochgradig eingeschränkt. In der kraniellen MRT zeigte sich eine Kontrastmittelaufnahme beider Sehnerven sowie eine Läsion im Thalamus (▶ Abb. 8.2). Nach der Gabe von Methylprednisolon i. v. 1 g/Tag über fünf Tage kam es zu einem Anstieg des Visus auf 0,6 rechts und 0,8 links. Im Liquor fanden sich sieben Zellen/µl, die oligoklonalen Banden waren negativ. Die ANA waren ebenfalls negativ. Im Serum fanden sich hohe Titer von Anti-MOG.

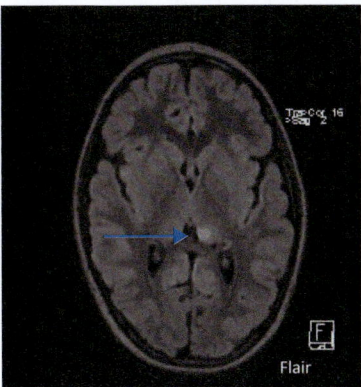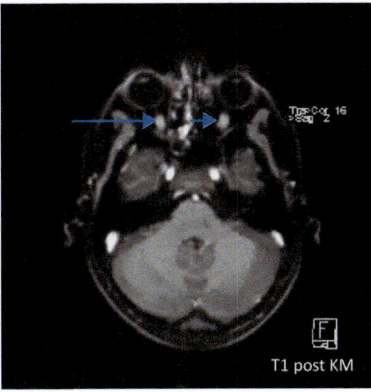

Abb. 8.2: Zehnjähriger Bub mit MOG-assoziierter Erkrankung. Die FLAIR Sequenz zeigt eine unscharf begrenzte Läsion im linken Thalamus, die KM-verstärkte T1-Sequenz zeigt KM Anreicherungen in beiden Sehnerven entsprechend einer beidseitigen Opticusneuritis

8.6 Differenzialdiagnosen der kindlichen Multiple Sklerose

Die Abgrenzung der juvenilen MS von anderen ZNS Erkrankungen entzündlicher oder nicht-entzündlicher Genese kann bei gleicher oder ähnlicher klinischer Präsentation im klinischen Alltag eine Herausforderung darstellen. Der diagnostische Prozess umfasst die detaillierte Anamnese, Syndromatologie, den neurologischen Status, Vorerkrankungen, und Familienanamnese. Die paraklinischen Untersuchungen beinhalten die MRT der Neuroachse, Laboruntersuchungen und die Lumbalpunktion. Die Sicherung der Diagnose ist essenziell für die nachfolgende Einleitung einer Therapie.

Folgende Symptome stellen Warnsignale dar und sollten Anlass zu einer Überprüfung der MS-Diagnose geben: sehr junges Alter, Konsanguinität der Eltern, Enzephalopathie, hohe Zellzahl im Liquor, fehlende oligoklonale Banden, chronisch progredienter Verlauf, fehlende Rückbildung der Schubsymptomatik, atypische MR Läsionen, systemische und periphere neurologische Manifestationen (Rostasy und Bajer-Kornek 2018).

Die wichtigsten Differenzialdiagnosen umfassen andere Erkrankungen aus dem entzündlich-demyelinisierenden Formenkreis, die monophasisch oder auch in Schüben verlaufen können. Dazu gehören isolierte Sehnervenentzündungen (NNO), die Transverse Myelitis (TM), die akute demyelinisierende Enzepahlomyelitis (ADEM) sowie die Neuromyelitis optika Spektrum Erkrankungen (NMOSD) und die MOG-assoziierten Erkrankungen (MOGAD) (▶ Fallbeispiel 8.2).

Die Diagnosekriterien der kindlichen NMOSD entsprechen jenen bei Erwachsenen. MOG-assoziierte Erkrankungen treten bei Kindern häufiger auf als bei Erwachsenen. Die klinischen Manifestationen lassen sich oft nicht von anderen erworbenen demyelinisierenden ZNS Erkrankungen unterscheiden und ändern sich mit dem Alter. Bei jüngeren Kindern treten häufig ADEM auf, während bei älteren Kindern isolierte oder bilaterale Sehnervenentzündungen vorkommen. Auch eine klinische Präsentation einer NMOSD mit Nachweis von MOG-Antikörpern ist möglich (▶ Tab. 8.1).

Tab. 8.1: Unterscheidung zwischen MS, MOG-assoziierter Erkrankung und Neuromyelitis optica Spektrumerkrankung (NMOSD) (modifiziert nach Reindl und Waters 2019)

	MS	MOG-assoziierte Erkrankung	AQ-4 NMOSD
Alter bei Beginn	Erwachsene >> Kinder	Kinder >> Erwachsene	Jedes Alter
W : M	3 : 1	1–2 : 1	8–9 : 1
Prävalenz	80–300/100.000	1–4/100.00	1–4/100.00
Verlauf	ON, Myelitis, Hirnstamm, Kleinhirn	ADEM (ADEM, MDEM, ADEM-ON), ON, Myelitis	ON, Myelitis, Area postrema, Hirnstamm, akutes dienzephales Syndrom
Verlauf	Schubhaft/sekundär progredient, primär progredient	Monophasisch/wiederkehrend	Schubhaft >> monophasisch
MRT Schädel	McDonald-Kriterien der räumlichen und zeitlichen Dissemination	Unschärfe Läsionen, keine Läsionen, Läsionen nicht typisch für MS	Läsionen nicht typisch für MS, keine Läsionen
MRT spinal	Kurzstreckige TM	LETM	LETM
Liquor oligoklonale Banden	typisch (> 90 %)	selten (< 10 %)	selten (< 10 %)

ON – Optikusneuritis, ADEM – akute demyelinisierende Enzephalomyelitis, MDEM – multiphasische demyelinisierende Enzephalomyelitis, MOG – Myelin Oligodendrozyten Glykoprotein, NMOSD – Neuromyelitis optica Spektrum Erkrankung, CBA – cell-based, LETM – longitudinal extensive transverse myelitis

Optikusneuritiden und transverse Myelitiden können auch im Rahmen von entzündlichen Erkrankungen wie M. Behcet, Sarkoidose, SLE oder ZNS Vaskulitis bzw. bei Erregerbedingten ZNS Erkrankungen vorkommen: unter diesen seien nur die wichtigsten genannt wie Neuroborreliose, HTLV-1, HHV-6. Bei sehr jungen Kindern können im Rahmen einer hämophagozytischen Lymphohistiozytose, die zur Gruppe der angeborenen Immundefizienzen gehört, zerebrale Läsionen auftreten, die einer ADEM ähneln können. Ein breites Spektrum an neurometabolischen Erkrankungen kann ZNS Läsionen in der weißen Substanz verursachen, die ADEM-ähnlich aussehen können.

Leukodystrophien, wie die X-ALD, die metachromatische Leukodystrophie oder M. Alexander können in jedem Alter mit entsprechenden MRT Veränderungen auftreten. Die in der Regel symmetrische Verteilung der Läsionen, der progredienten Verlauf und die serologische Diagnostik sind richtungweisend in der Differenzialdiagnostik.

Bei Erwachsenen mit Migräne finden sich gehäuft unspezifische Läsionen der weißen Substanz, die als MS Herde fehlinterpretiert werden können. Diese Läsionen finden sich in der Regel nur supratentoriell im Marklager. Hier ist eine akkurate Anwendung der McDonald-Kriterien notwendig (typisches klinisches Syndrom und Nachweis der räumlichen und zeitlichen Dissemination unter Einbeziehung nur solcher Läsionen, die tatsächlich streng periventrikulär bzw. juxtakortikal lokalisiert sind). Tabelle 8.2 gibt einen Überblick der wichtigsten Differenzialdiagnosen.

Tab. 8.2: Differenzialdiagnosen der MS (modifiziert nach Rostasy et al. 2016)

Erkrankung	Klinische Präsentation	Empholene Zusatzuntersuchungen
Entzündlich-demyelinisierende Erkrankung des ZNS		
NMOSD	NNO, LETM, Area postrema Syndrom, dienzephales Syndrom, akutes Hirnstammsyndrom, zerebrale Syndrome, ADEM. Begleitende Autoimmunerkrankungen möglich	Aquaporin-4 AK (CBA), begleitende Autoimmunerkrankungen: (Myasthenia gravis, Schilddrüsenerkrankungen, Zöliakie, Sjögren, SLE, Autoimmunenzephalitis)
ADEM	Quantitative oder qualitative Bewusstseinstörung, polyfokales neurologisches Defizi, Verlauf monophasisch oder multiphasisch (MDEM), ADEM gefolgt von NNO, dann meist MOG-assoziiert	Snti-Aquaporin-4 AK (CBA), anti-MOG-Ak (CBA)
MOG-AD	Unilaterale oder bilaterale NNO, TM, ADEM, MDEM, ADEM-ON, kortikale Enzephalopathie mit Epilepsie, NMOSD-artige Präsentation	Anti-MOG-Antikörper

Tab. 8.2: Differenzialdiagnosen der MS (modifiziert nach Rostasy et al. 2016) – Fortsetzung

Erkrankung	Klinische Präsentation	Empohlene Zusatzuntersuchungen
Entzündliche Erkrankungen des ZNS		
SLE	Hautveränderungen, Kopf- und Gelenksschmerzen, Schlaganfall, neuropsychiatrische Symptome, Bewegungsstörung, spastische Paraparese	BSG, Komplement (c3, C4), ANA, ds-DANN, Liquor, rheumatologische Abklärung
Neurosarkoidose	Basale Meningitis, Uveitis, Parotitis, Hirnnervenausfälle, erhöhter intrakranieller Druck, periphere Neurophatie, kognitive Veränderngen, Epilepsie	BSG, Serum/Liquor ACE, Calcium, IgG, CD4:CD8 Ratio im Liquor, HR-CT Thorax, Bronchiallavage
M. Behcet	Hautveränderungen, Arthralgien, NNO, Uveitis, orale/genitale Ulzerationen, Schlaganfall, kognitive Veränderungen, Sinusvenenthrombose	Orale/genitale Ulzerationen, Liquor, HLA-B27, Pathergie-Test
ZNS Vaskulitis	Kopfschmerzen, Schlaganfall, Epilepsie, Enzephalopathie, Sehstörungen, kognitive Veränderungen	BSG, CRP, von Willebrand Faktor, zerebrale Angiografie, Liquor, VZV Antikörper, Biopsie
Hämophagozytische Lymphohistiozytose	Fieber, epileptische Anfälle, Meningismus, Konsanguinität, Familienanamnese	Ferritin, Triglyeride, komplettes Blutbild, Knochenmarkaspiration, genetische Testung
Neuroborreliose	Frühstadium: Meningitis, Hirnnervenausfälle (Faszialisparese), Transverse Myelitis, Plexusneuritis, Mononeuritis multiplex, Erythema migrans Spätstadium: Enzephalomyelitis, Enzephalitis, Myelitis, chronische Meningitis, Vaskulitis	Intrathekale Synthese von Borrelien-spez. Antikörper, Liquorpleozytose, IgG, IgA, IgM im Liquor, Borrelien PCR
ZNS Infektion (Auswahl)	PML, HTLV-1, HHV, CMV, EBV, Mykoplasmen	Liquoruntersuchung (Zellzahl, Eiweiß, Zytologie, Glukose, intrathekale Ig Synthese, Alb Quotient), Virologie, Mikrobiologie, gg.falls PCR/Kultur
Antilörper-mediierte Erkrankungen		
Akute Enzephalopathie mit Auto-Antikörpern	Epilepsie, Verhaltensauffälligkeiten, Bewegungsstörungen, autonome Störungen, neuropsychiatrische Auffälligkeiten	Serum/Liquor NMDA; GABA-A, Glycin-Rezeptor-Antikörper, EEG

8.6 Differenzialdiagnosen der kindlichen Multiple Sklerose

Tab. 8.2: Differenzialdiagnosen der MS (modifiziert nach Rostasy et al. 2016) – Fortsetzung

Erkrankung	Klinische Präsentation	Empfohlene Zusatzuntersuchungen
Steroid-responsive Enzephalopathie mit Autoimmunthyreoiditis	Enzephalopathie, Epilepsie, neuropsychiatrische Auffälligkeiten, fogal-neurologische Ausfälle	Anti-Thyreoperoxidase Antikörper, Anti-Thyreoglobulin-Antikörper
Tumorerkrankungen		
Solide Tumoren (Gliom, Astrozytom, Ependymom, Oligodendrogliom)	Fokal-neurologische Ausfälle, Epilepsie, Kopfschmerzen	Liquor inkl. Zytologie, Biopsie
ZNS-Lymphom	Fokal-neurologische Ausfälle, Epilepsie, Kopfschmerzen	Liquor inkl. Zytologie und FACS Analyse, Biopsie
Langerhanszellhistiozytose	Epilepsie, Störungen der hypothalamo-hypophysären Achse, Kopfschmerzen, Verhaltensauffälligkeiten, Sehstörungen	KBB, BSG, Leberwerte, Immunglobulinwerte, Liquor inkl. Zytologie, Knochenmarkaspiration, BRAF Mutation
Migräne	Wiederkehrende Kopfschmerzen anhand der International Headache Classification	Anamnwaw und Bildgebung
Mitochondriale Erkrankungen		
Leber'sche hereditäre Optikusneuropathie (LHON)	Schwerer uni- oder bilateraler Visusverlust	Mutation in mtDNA m.3460G.A., m.11778G.A, oder m.14484T.C bei 90 %
Kearns-Sayre-Syndrom, POLG Mutation, Leigh Syndrome	Je nach Erkrankung Enzephalopathie, Ataxie, Retinopathie, Bewegungsstörungen, Organmanifestation außerhalb ZNS	Mitochondriale genetische Testung, POLG Mutation
Neurometabolische/-genetische Erkrankungen		
X-ALD, metachromatische Leukodystrohie, M. Alexander	Progrediente neurologische Verschlechterung, symmetrische Veränderungen der weißen Substanz	Serologische und Liquordiagnostik, Harn (überlangkettige Fettsäuren, Arylsufatse A, Genetik
Biotin-responsive Basalgangliener-krankung	ADEM-ähnliche Präsentation und symmetrische Beteiligung der Basalganglien	SLC19A§ mutation

Tab. 8.2: Differenzialdiagnosen der MS (modifiziert nach Rostasy et al. 2016) – Fortsetzung

Erkrankung	Klinische Präsentation	Empohlene Zusatzuntersuchungen
Akute nekrotisierende Enzephalopathie	Akute Enzephalopathie, Epilepsie, häufig nach Infekt, Kinder zwischen 6–12 Monaten	Leberwerte, Liquor: erhöhtes Eiweiß, normale Zellzahl, RANBP2 Mutation

ON – Optikusneuritis, TM – transverse Myelitis, ADEM – akute demyelinisierende Enzephalomyelitis, MDEM – multiphasische demyelinisierende Enzephalomyelitis, MOG – Myelin Oligodendrozyten Glykoprotein, MOGAD – MOG-associated disease, NMOSD – Neuromyelitis optica Spektrum Erkrankung, CBA – cell-based assay, LETM – longitudinal extensive transverse myelitis, IPMMSG – International pediatric Multiple Sclerosis Study Group, BSG – Blutsenkungsgeschwindigkeit, ANA – antinukleäre Antikörper, ACE – Angiotensin Converting Enzym, AQ-4 – Aquaporin-4, CRP – C-reaktives Protein, PCR – Polymerase Chain Reaction, PML – progressive multifokale Leukenzephalopathie, HHV – humanes Herpesvirus, HTLV – humanes T-lymphotropes Virus, CMV – Cytomegalievirus, EBV – Epstein Barr Virus, KBB – komplettes Blutbild, NMDA-Rezeptor - N-Methyl-D-Aspartat, GABA-A – gamma Aminobuttersäure

8.7 Therapie der kindlichen Multiplen Sklerose

95–100 % aller Kinder und Jugendlichen haben einen schubhaften Verlauf. Die medikamentöse Behandlung von Kindern und Jugendlichen stützt sich auf die Therapie des akuten Schubs und die Schubprophylaxe mittels Immunmodulation oder Immunsuppression.

Die Therapie des akuten Schubs erfolgt mit hochdosiertem intravenösen Methylprednisolon in der Dosierung von 30–50 mg/kg KG/Tag, maximal 1 g/Tag über fünf Tage. In Einzelfällen mit schwerwiegendem neurologischem Defizit, welches auf Cortison nicht ausreichend anspricht, kann eine Plasmapherese erwogen werden. Plasmapherese bzw. Immunadsorption zur Behandlung des akuten Schubs wurden bei Kindern und Jugendlichen bislang nicht systematisch untersucht. Einzelfallberichte weisen jedoch auf ein gutes Ansprechen hin, analog zur Plasmaseparation bei Erwachsenen.

Bei den ersten Berichten zur immunmodulierenden Behandlung von Kindern und Jugendlichen mit MS handelte es sich um Fallberichte oder nicht-kontrollierte, zumeist retrospektive Fallserien. Aufgrund der Zunahme der Erfahrungen mit Interferonen und Glatirameracetat, unter denen keine neuen oder unerwarteten Nebenwirkungen im Vergleich zu Erwachsenen auftraten, wurde diese 2006 schließlich zur Behandlung von Jugendlichen ab zwölf Jahren (Betaferon®, Avonex®, Copaxone®) bzw. Kindern ab zwei Jahren (Rebif®) zugelassen. Dennoch gab es bis 2018 keine randomisierten, kontrollierten Studien zur Behandlung von Kindern und Jugendlichen mit MS.

8.7 Therapie der kindlichen Multiplen Sklerose

Der mittel- und langfristige Einfluss auf Kognition und Behinderung sowie die hohe Krankheitsaktivität machen eine effiziente Therapie von Beginn an notwendig. Die IPMSSG empfiehlt die Behandlung mit einer immunmodulierenden Substanz, sobald die MS-Diagnose gesichert ist. Der Therapieerfolg soll in regelmäßigen Abständen klinisch und mittels Bildgebung überprüft werden und bei Bedarf auf eine hochaktive Substanz umgestellt werden.

Tatsächlich gibt es aufgrund der hohen Schubrate bei Kindern und Jugendlichen in dieser Altersgruppe häufige Therapiewechsel. In einer aktuellen Analyse hatten von 97 Kindern und Jugendlichen, die auf eine Injektionstherapie eingestellt wurden, nach einem medianen Follow-up von zwölf Jahren nur mehr ein Drittel auch weiterhin eine Injektionstherapie, während 44 % eine Second-line Therapie erhalten. Nur 15 % hatten während der Beobachtungsdauer keinen Therapiewechsel durchgemacht (Baroncini et al. 2019).

Bei Kindern und Jugendlichen mit hochaktivem Verlauf kann Natalizumab (Tysabri®) erwogen werden. Retrospektive Daten weisen auf ein gutes Ansprechen in dieser Altersgruppe hin. Ein Vorteil ist, da die jungen Patienten häufiger als Erwachsene initial noch keine Antikörper gegen das JC-Virus aufweisen. Bei Beendigung oder Umstellung der Therapie muss berücksichtigt werden, dass die Krankheitsaktivität meist wieder zurückkehrt. Off-label Rituximab kommt mit gutem Nutzen/Risikoprofil zunehmend bei Kindern und Jugendlichen mit MS zum Einsatz.

Die erste randomisierte kontrollierte multizentrische doppelblinde Phase III Studie stellt einen Meilenstein in der Behandlung von Kindern und Jugendlichen mit MS dar. In der PARADIGMS wurden über zwei Jahre an 100 Zentren 215 Patientinnen zwischen 10 und 18 Jahren mit entweder Fingolimod (Gilenya®) oder Interferon-beta 1a intramuskulär (Avonex®) behandelt. Hierbei konnte eine Überlegenheit von Gilenya® in Hinblick auf Schubratenreduktion und MRT Parameter gegenüber Avonex® gezeigt werden (Chitnis et al. 2018). Gilenya® wurde daher in Europa zur Behandlung der (hoch)aktiven schubhaften MS bei 10–18-Jährigen zugelassen. Anhand dieser Studie und den Phase III Studien zu Fingolimod bei Erwachsenen konnte gezeigt werden, dass nicht nur die Schubrate selbst, sondern auch das Ansprechen auf eine Krankheitsmodifizierende Therapie altersabhängig ist: je jünger die Patienten, desto höher der Einfluss auf die Schubrate.

Derzeit finden sich auch andere, für Erwachsene bereits zugelassene immunmodulierende Therapien in Phase III Studien für Kinder und Jugendlichen bzw. sind in Vorbereitung. Auch zu Dimethylfumarat (CONNECT) und Teriflunomid (TERIKIDS) gibt es erste Ergebnisse aus Phase III Studien. Lemtrada wird derzeit in einer offenen Studie nach Therapieversagen unter einer Basistherapie bei jugendlichen MS-Patienten untersucht.

> **Merke**
>
> Die kindliche und juvenile MS profitiert von einer frühen, konsequenten und effizienten immunmodulierenden Therapie.

8.8 Zusammenfassung

Die MS bei Kindern und Jugendlichen ist selten, dennoch weist sie im Hinblick auf die möglichen Differenzialdiagnosen und der langfristigen Auswirkungen auf Kognition und Motorik einige Besonderheiten im Vergleich zur MS bei Erwachsenen auf. Die Therapieeinstellung soll erfolgen, sobald die Diagnose gesichert ist, um langfristige Schäden zu verhindern. Die Ergebnisse der ersten randomisierten, kontrollierten Studie weisen ein gutes Nutzen-Risiko-Profil auf und ermöglichen eine sachlich und rechtlich nachvollziehbare Behandlung der jungen Patienten. Die Initiierung pädiatrischer Phase III Studien zu den für Erwachsene zugelassene Therapeutika stellt eine positive Entwicklung dar und gibt Aufschluss über Therapieansprechen und Sicherheit in dieser besonderen Patientengruppe.

Literatur

Baroncini D, Zaffaroni M, Moiola L et al. (2019) Long-term follow-up of pediatric MS patients starting treatment with injectable first-line agents. A multicentre, retrospective, Italian observational study. Mult Scler 25(3): 399–407.

Bartels F, Nobels K, Cooper G et al. (2019) Childhood multiple sclerosis is associated with reduced brain volumes at first clinical presentation and brain growth failure. Mult Scler 25(7): 927–936.

Chitnis T, Arnold DL, Banwell B et al. (2018) Trial of Fingolimod versus Interferon-beta 1a in pediatric multiple sclerosis. New Engl J Med 379(11): 1017–1027.

Duignan S, Brownlee W, Wassmer E et al. (2019) Paediatric multiple sclerosis: a new era in diagnosis and treatment. Dev Med & Child Neurol 61(9): 1039–1049.

Fadda G, Brown RA, Longoni G et al. (2018) MRI and laboratory features and performance of international criteria in the diagnosis of children and adolescents: a prospective cohort study. Lancet Child Adolesc Health 2(3): 191–204.

Harroud A, Morris JA, Forgetta V et al. (2019) Effect of age at puberty on risk of multiple sclerosis: a mendelian randomization study. Neurology 92(16): e1803–e1810.

Milos RI, Szimaczek M, Leutmezer F et al. (2018) Clinical and magnetic resonance imaging features of children, adolescents, and adults with a clinically isolated syndrome. Eur J Paed Neurol 22(6): 1087–1094.

Otallah S, Banwell B (2018) Pediatric Multiple Sclerosis: an update. Curr Neurol Neurosci Reports 18: 76. (https://doi.org/10.1007/s11910-018-0886-7).

Parrish JB, Fields E (2019) Cognitive functioning in patients with pediatric-onset multiple sclerosis. Children (Basel) 6(2): 21.

Reindl M, Waters P (2019) Myelin oligodendrocyte glycoprotein antibodies in neurological disease. Nat Rev Neurol 15(2): 89–102.

Reinhard K, Weiss S, Rosenbauer J et al. (2014) Multiple sclerosis in children and adolescents: incidence and clinical picture – new insights from the nationwide surveillance (2009-2011). Eur J Neurol 21(4): 654–9.

Renoux C, Vukusic S, Mikaeloff Y et al. (2007) Natural history of multiple sclerosis with childhood onset. New Engl J Med 356(25): 2603–13.

Rostasy K, Bajer-Kornek B, Venkateswaran S et al. (2016) Differential diagnosis and evaluation in pediatric inflammatory demyelinating disorders. Neurology 87(Suppl 2): S28–S34.

Ruano L, Branco L, Portaccio E et al. (2018) Patients with pediatric-onset multiple sclerosis are of higher risk of cognitive impairment in adulthood. An Italian collaborative study. Mult Scler 24(9): 1234–1242.

Storm van's Gravesande K, Blaschek A, Calabrese P et al. (2019) Depression and fatigue predict health-related quality of life in patients with paediatic-onset multiple sclerosis. Mult Scler Rel Dis 36: 101368.

Waubant E, Banwell B, Wassmer E et al. (2019) Clinical trials of disease-modifying agents in MS: Opportunities, challenges, and recommendations from the IPMSSG. Neurology 92(22): e2538–e2549.

Yeshokumar A, Narula S, Banwell B (2017) Pediatric multiple sclerosis. Curr Opin Neurol 30(3): 216–221.

9 Multiple Sklerose bei älteren Menschen

Christoph Uibel und Mathias Mäurer

Fallbeispiel 9.1

Eine 51-jährige Servicekraft stellte sich zur Abklärung einer vor drei Monaten aufgetretenen Schwäche des rechten Beines mit begleitender Stand- und Gangunsicherheit vor. Sie berichtete über keine Vorerkrankungen. Eine ambulant durchgeführte MRT der LWS war ohne erklärenden Befund.

In der neurologischen Untersuchung zeigte sich eine rechtsbetonte spastische Paraparese mit gesteigerten Reflexen sowie eine ataktische Gangstörung bei unauffälligem HN-Befund. In der elektrophysiologischen Diagnostik waren die Ableitung der MEP zu den Beinen mit einer pathologisch verlängerten zentral motorischen Leitungszeit als Zeichen einer Schädigung des ersten Motoneurons auffällig. Die weiteren evozierten Potenziale waren unauffällig. In der MRT des Myelons waren mehrere zervikale Herdsetzungen (insgesamt drei T2-Läsionen) nachweisbar. Die kranielle MRT zeigte mehrere periventrikuläre Herde ohne Kontrastmittelaufnahme (▶ Abb. 9.1)

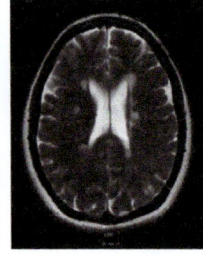
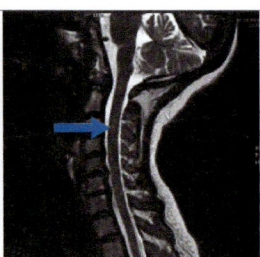
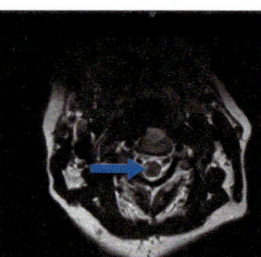

Abb. 9.1: Kraniale und spinale MRT einer 51-jährigen Patientin mit multiplen periventrikulären Läsionen und entzündungstypisch exzentrischen Läsionen im zervikalen Rückenmark (mit freundlicher Genehmigung von Dr. Isabel Distelmaier und Dr. Wolfgang Küsters, Institut für diagnostische und interventionelle Radiologie, Klinikum Würzburg Mitte)

Die Liquordiagnostik zeigte eine leicht erhöhte Zellzahl von 13 Zellen/µl sowie eine intrathekale IgG-Synthese. Die weitere Liquordiagnostik zeigte, zu einer chronisch entzündlichen ZNS Erkrankung passend, eine partiell positive MRZ-Reaktion und positive oligoklonale Banden.

In der Zusammenschau der Befunde liegt eine chronisch entzündliche ZNS Erkrankung vor. Bei klinisch relevanter Gangstörung erfolgte eine Cortisonpulstherapie. Dies führte zu einer geringfügigen Besserung der Gangstörung. Die Kriterien der räumlichen Dissemination wurden durch die infra- und supratentoriell nachweisbaren Herdsetzungen in der

Bildgebung erfüllt und die der zeitlichen Dissemination, auch bei erster klinischer Manifestation, mit dem Nachweis von oligoklonalen Banden im Liquor Trotz des bereits höheren Lebensalters war – nach Ausschluss anderer differenzialdiagnostisch möglicher Erkrankungen – vom ersten Schub einer Multiplen Sklerose auszugehen. Mit der Patientin wurde daher über die Einleitung einer immunmodulatorischen Therapie gesprochen.

> **Das Wichtigste im Überblick**
>
> - Bei ca. 12 % aller Erkrankten beginnt die MS nach dem 50. Lebensjahr. Sie wird auch als »Late onset MS (LOMS)« bezeichnet.
> - Bei älteren Patienten mit einer MS findet man eine geringere Schubhäufigkeit
> - Bei den Patienten mit einer späten Erstmanifestation unterscheidet sich das diagnostische Vorgehen nicht von dem bei jüngeren Patienten.
> - In der klinischen Präsentation dominieren bei älteren Patienten mit einer multiplen Sklerose motorische und zerebelläre Symptome.
> - Die Liquordiagnostik zeigt seltener oligoklonale Banden und seltener eine Pleozytose, aber in der Bildgebung häufiger spinale Herdsetzungen.
> - Für den Verlauf der Erkrankung und für die Therapieentscheidungen ist das Konzept der Immunoseneszenz (lat. senescere = alt werden), d. h. eine verminderte bzw. veränderte Reaktion des Immunsystems wichtig.
> - Bei der Auswahl einer verlaufsmodifizierten Therapie ist das Phänomen der Immunoseneszenz zu berücksichtigen. Zusätzlich sollte man beachten, dass Zulassungsstudien diese Patientengruppe (LOMS) zumeist nicht untersucht haben.
> - Krankheitsmodifizierende Therapien scheinen mit zunehmendem Alter an Effektivität einzubüßen.
> - Ähnlich bedeutsam wie Überlegungen zur Immuntherapie sind Überlegungen zur symptomatischen Therapie und einer gesunden Lebensführung.

9.1 Inzidenz, Klinik und Verlauf

Bei ca. 7 % aller Erkrankten beginnt die MS vor dem 20. Lebensjahr und bei ca. 5–12 % nach dem 50. Lebensjahr, was auch als Late onset MS (LOMS) bezeichnet wird. Bei einer steigenden Lebenserwartung der Allgemeinbevölkerung und einer nur wenig reduzierten Lebenserwartung von Patienten mit einer MS ist davon auszugehen, dass die Zahl von MS-Patienten im höheren Lebensalter weiter zunehmen wird.

Die Late onset MS (LOMS) beginnt nach dem 50 Lebensjahr und betrifft 5–12 % aller MS-Patienten

In der klinischen Präsentation dominieren bei älteren Patienten mit der Erstmanifestation einer multiplen Sklerose häufiger motorische und zerebelläre Symptome. Im Gegensatz dazu klagen Patienten mit einem Beginn im jüngeren Alter signifikant häufiger über sensible und visuelle Symptome (Tremlett und Devonshire 2006). Bezüglich der Geschlechtsverteilung sind im Vergleich zu den jüngeren MS-Patienten mehr Männer betroffen, dennoch überwiegt auch hier das weibliche Geschlecht. Der Anteil der Patienten mit einem primär progredienten Verlauf ist größer und liegt bei etwa 20 %. Zur Frage, ob es sich doch um eine schubförmige Multiple Sklerose handelt, sollte eine kritische Prüfung der Vorgeschichte erfolgen. In der Untersuchung von Roohani et al. (2014) wurde unter diesem Aspekt der Krankheitsverlauf reevaluiert und der Anteil der zunächst als primär progredienten eingeordneten Multiple Sklerose reduzierte sich von 36 % auf 20 %.

Bei der LOMS ist der Anteil einer PPMS häufiger und klinisch dominieren motorische und zerebelläre Symptome

Bei der late onset MS ist die jährliche Schubfrequenz im Vergleich zur MS bei frühem Beginn geringer. Es ist aber nicht ungewöhnlich im ersten Jahr nach der Diagnose einen erneuten Schub zu bekommen. Mehrere Studien bestätigen das eine späte Erstmanifestation der Multiplen Sklerose und die primäre progrediente Verlaufsform zwei Prädiktoren für einen schlechteren Verlauf sind und mit einem schnelleren Erreichen eines EDSS von 3 und EDSS von 6 einhergehen. In einer Arbeit von Tremlett und Devonshire (2006) lag bei den sogenannten AOMS (adult onset MS) das durchschnittliche Mittel bis zum Erreichen eines EDSS von 6 bei 27,7 Jahren und bei den Patienten mit einer LOMS (Late onset MS) bei 16,9 Jahren. Dies war statistisch signifikant. In Anbetracht des Alters, in dem die Patienten diesen EDDS von 6 erreichen (58,4 Jahre versus 71,2 Jahre) relativiert sich aber dieser Verlauf.

Bei der Betrachtung der Multipler Sklerose beim älteren Menschen können zwei unterschiedliche Situationen vorliegen:

1. Die späte Erstmanifestation einer MS, sogenannte »Late onset MS«. Patienten die immunologisch das 50. Lebensjahr überschritten haben.
2. Patienten, die bereits die Diagnose einer MS erhalten haben, aber mit ihrer Erkrankung in ein höheres »immunologisches« Alter kommen und sich folgende Fragen stellen:
   - Kann man die Immuntherapie absetzen? Und wenn ja, unter welchen Bedingungen?
   - Wie berät man ältere Patienten, z. B. bei sekundär chronisch progredienter MS ohne Aktivität und/oder Patienten, die bislang keine verlaufsmodifizierende Therapie eingenommen haben?

Für beide Situationen und zur Beantwortung dieser Fragen muss die Entwicklung des Immunsystems bei zunehmendem Lebensalter betrachtet werden, das wie jedes andere »Organ« auch altert und dabei seine Reaktionsfähigkeit verändert. So finden bei älteren Menschen sowohl in der angeborenen als auch in der adaptiven Immunabwehr eine Reihe von Veränderungen statt. Diese sogenannte Immunoseneszenz mag auch für den Übergang einer aktiven MS mit Zeichen der Inflammation in eine langsam progrediente Phase mit im Vordergrund stehender Neurodegeneration verantwortlich sein.

> **Merke**
>
> Immunoseneszenz bezeichnet die verminderte Kapazität des älteren Menschen, eine adäquate Immunantwort aufzubauen und geht mit einer Schwächung sowohl der adaptiven als auch der angeborenen (innate) Immunität einher.

So kann man eine altersbedingte verminderte Anzahl der Zellen des weißen Blutbildes feststellen, u. a. eine verminderte Reifung von B-Zellen mit reduzierter Produktion von Antikörpern und einer begleitenden Veränderung des Zytokinprofils. In der Arbeit von Nicaise et al. (2019) wurden weitere Beweise gefunden, dass bei der primär progredienten MS die Seneszenz ein aktiver Prozess ist. Es wird angenommen, dass das zelluläre Altern der Vorläuferzellen von Oligodendrozyten die regenerative Kraft der »Mikroumgebung« der MS-Läsion verschlechtert. Durch diesen pathologischen Vorgang wird die bei gesunden Menschen stattfindende Remyelinisierung gestört. Hierbei scheint eine erhöhte Expression von Proteinen wie dem High mobility group box 1-Protein (HMGB1) eine wichtige Rolle spielen.

Es ist zudem so, dass es ein Kennzeichen des alternden Immunsystems ist, eine chronisch inflammatorische Komponente aufzuweisen mit einem Freisetzen von proinflammatorischen Zytokinen und Akutphaseproteinen. Es wird spekuliert, dass dieser Vorgang auf eine permanente Auseinandersetzung mit Viren wie zu dem Cytomegalivirus oder dem Epstein-Barr Virus zurückzuführen ist. Auch Stressoren wie chronische Schlafstörung oder Übergewicht können zu dieser als »Inflammaging« bezeichneten Situation führen und zu schlechterer Regenerationsfähigkeit und Neurodegeneration beitragen (Cevenini et al. 2013).

Die Komplexität der Auswirkungen auf die verschiedenen Mitspieler unseres Immunsystems sind in Abbildung 9.2 dargestellt.

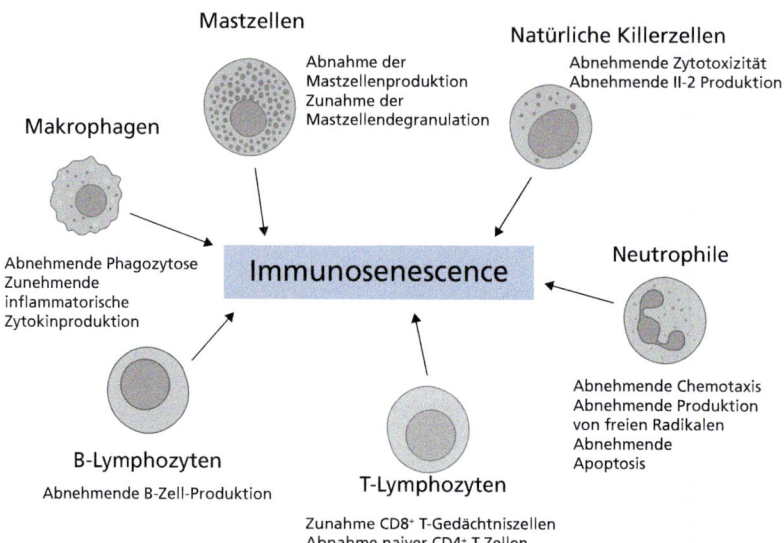

Abb. 9.2: Immunoseneszenz und Einfluss auf die verschiedenen Komponenten des Immunsystems (modifiziert nach Grizzi et al. 2013)

9.2 Diagnose, Differenzialdiagnose und Komorbiditäten beim älteren MS-Patienten

Nach der Untersuchung von Vaughn et al. (2019) entwicklen MS-Patienten häufiger kardiovaskuläre Erkrankungen und Schlaganfälle mit entsprechend erhöhtem Mortalitätsrisiko. Auch ein erhöhtes Risiko für myoproliferative Erkrankungen und autoimmune Darmerkrankungen, insbesondere eine Colitis ulzerosa, ist beschrieben (Capkun et al. 2015). Eine wichtige Rolle spielen neben dem im Alter erhöhten Risiko von kognitiven Störungen auch autonome Einschränkungen wie Blasenfunktionsstörungen. Letztere sorgt nicht nur für eine relevante Alltagseinschränkung, sondern birgt auch ein zusätzlich erhöhtes Infektionsrisiko mit einer damit meist ebenfalls assoziierten Verschlechterung der Grunderkrankung.

Wichtige Komorbiditäten sind kardiovaskuläre und myeloproliferative Erkrankungen

Interessanterweise hatten in einer Studie zur spät-manifesten MS 20 % der Patienten eine schwere Depression zwei Jahre vor der Diagnose der MS und weitere ca. 20 % entwickelten eine depressive Störung innerhalb von vier Jahren nachdem die Diagnose gestellt wurde. Dementsprechend sollte insbesondere bei LOMS ein diagnostischer Fokus auf depressive Störungen gelegt werden (Polliack et al. 2001).

Betrachtet man die Liquorbefunde, ist die Häufigkeit eines positiven Liquorbefundes mit Nachweis von oligoklonalen Banden oder einer erhöhten Zellzahl bei der »Late Onset MS« geringer, was als Merkmal einer geringeren entzündlichen Grundaktivität interpretiert werden kann (Lotti et al. 2017).

9.2 Diagnose, Differenzialdiagnose und Komorbiditäten

Die spinale Bildgebung ist hilfreich, da die Präsenz spinaler Herdsetzung bei der Abgrenzung von vaskulären Ursachen hilfreich sein kann. So waren in einer retrospektiven Untersuchung häufiger spinale Herde bei Patienten mit einer späten MS-Manifestation nachzuweisen (Kis et al. 2008).

Patienten mit einer LOMS zeigen in der Regel eine raschere Progredienz. Sie erreichen einen EDSS von 6.0 in einer signifikant kürzeren Zeit. In der Arbeit von Alroughani et al. (2016) war die raschere Progredienz neben dem höheren Alter signifikant mit dem männlichen Geschlecht und einer spinalen Symptomatik bei Krankheitsbeginn korreliert.

Die wichtigsten differenzialdiagnostischen Überlegungen beim Verdacht einer MS im höheren Lebensalter sind in Kasten 9.1 dargestellt, Kasten 9.2 enthält eine Listung der diagnostischen Maßnahmen, insbesondere im Hinblick auf wichtige Komorbiditäten im Alter.

Spinale Herde sind der LOMS häufig nachweisbar

> **Merke**
>
> Die Verdachtsdiagnose einer MS sollte nicht »blind« machen für das Vorliegen anderer relevanter medizinischer Erkrankungen.

> **Kasten 9.1: Wichtige Differenzialdiagosen zur MS beim älteren Patienten**
>
> - zerebrale vaskuläre Läsionen-mikroangiopathische Veränderungen
> - degenerative spondylogene Myelopathie – zerebrale bzw. spinale Tumorerkrankungen – infektiöse ZNS-Erkrankungen:
> - bakterielle Erkrankungen wie eine Neuroborreliose, Neurolues
> - virale Erkrankungen wie Varizella Zoster/Herpes simplex-Myelitis/Enzephalitis; FSME;
> - metabolische Störungen: Vit. B 12-Mangel
> - andere Autoimmunerkrankungen: z. B. Sarkoidose
> - paraneoplastische ZNS-Erkrankungen

> **Kasten 9.2: Diagnostisches Vorgehen bei älteren Patienten mit Erstmanifestation einer MS**
>
> - Rö-Thorax
> - Abdomensonografie
> - umfassende Labordiagnostik inkl. HbA1c; SD-Diagnostik;
> - zerebrale und spinale MRT
> - Liquordiagnostik mit oligoklonale Banden und MRZ-Reaktion
> - ggf. Tumormarker-antineurale Antiköper
> - EKG, LZ-EKG zur Frage kardialer Begleiterkrankungen

9.3 Therapie

Wie bereits erwähnt, müssen bei Therapieentscheidungen zwei Sachverhalte unterschieden werden: Handelt es sich um eine »Late onset MS (LOMS)« oder handelt es sich um Patienten mit einer bekannten MS, die in ein »immunologisch« höheres Alter kommen. Im ersten Fall muß die Entscheidung getroffen werden, ob man mit einer immunmodulatorischen Therapie beginnt. Im zweiten Fall muß entschieden werden ob und ggf. wie lange und mit welchem Medikament die Therapie fortgeführt wird.

Mit steigendem Alter nimmt die Schubfrequenz/Krankheitsaktivität ab

Für diese Entscheidungen spielt die Aktivität der MS eine wichtige Rolle. Dass die MS im höheren Alter weniger aktiv ist, wurde auch in einer retrospektiven Untersuchung gezeigt (Ahrweiller et al. 2020). In dieser Arbeit wurde bei 505 Patienten die Schubrate bei Patienten mit einer sekundär progredienten Multiplen Sklerose untersucht. Hier zeigte sich mit zunehmendem Alter eine deutliche Abnahme der Schubrate und somit der entzündlichen Krankheitsaktivität.

In den meisten Zulassungsstudien der MS Medikamente wurden nur Personen bis 55 Jahre eingeschlossen

Außerdem sollte berücksichtigt werden, dass in den Zulassungsstudien der verschiedenen MS-Medikamente in der Regel Patienten im Alter von 18-55 Jahren, max. 60 Jahren eingeschlossen wurden. Somit fehlen Wirksamkeitsdaten und Sicherheitsdaten für die Gruppe der älteren Patienten mit einer MS (Johnson et al. 1995; Comi et al. 2001; o. A. 1998; Jacobs et al. 1996; o. A. 1993; Hartung et al. 2002; Polman et al. 2006; Kappos et al. 2010; Cohen et al. 2010; O'Connor et al. 2011; Miller et al. 2014; Confavreux et al. 2014; Gold et al. 2012; Cohen et al. 2012; Hauser et al. 2017; Giovannoni et al. 2010; Comi et al. 2019; Kappos et al. 2018). Hier sind weitere Daten, insbesondere die Auswertung von Registern wünschenswert.

Die aktuell zugelassenen MS-Medikamente haben in erster Linie einen Effekt auf die entzündliche Aktivität der MS – gemessen an der Schubrate und der MRT-Aktivität. Interessanterweise waren diese Effekte häufig deutlich geringer ausgeprägt, wenn Subgruppen mit höherem Lebensalter analysiert wurden. So zeigte eine Subgruppenanalyse der Zulassungsstudie von Fingolimod (FREEDOMS) eine geringere Wirksamkeit bei älteren Patienten, die gegenüber Placebo nicht signifikant war (Devonshire et al. 2012). Für Teriflunomid hingegen konnte bei einer gepoolten Analyse eine aus den Daten der Zulassungsstudien, den Extensionsstudien und real-world Daten unabhängig von der Altersgruppe, auch in einer Gruppe von über 55-Jährigen (n = 212) eine niedrige jährliche Schubrate und ein stabiler EDDS über den Beobachtungszeitraum von 48 Wochen gezeigt werden (Oh et al. 2019).

Allerdings bestätigte kürzlich eine Metanalyse aus 38 klinischen Studien (28.000 Patienten) (Weideman et al. 2017), dass die Wirkung der MS-Medikamente mit steigendem Alter abnimmt. Ab einem Alter von 53 Jahre war kein Effekt mehr auf die Behinderungsprogression nachzuweisen. Das bedeutet zwar nicht, dass im Individualfall eine immunmodulatorische Therapie nicht auch im höheren Lebensalter indiziert ist, die Indikation sollte aber aufgrund der Datenlage sorgfältiger und strenger gestellt werden, auch im Hinblick auf Sicherheitsaspekte der Therapien, die sich ebenfalls mit zunehmendem Lebensalter verändern können.

Neben der Wirksamkeit spielen somit auch Sicherheitsaspekte der Medikamentenauswahl eine wichtige Rolle. So zeigte sich eine erhöhte Inzidenz für eine Progressive multifokale Leukenzephalopathie (PML) bei Patienten im höheren Alter unter einer verlaufsmodifizierenden Therapie. Acht der neun Patienten, die mit Dimethylfumarat eine progressive multifokalen Leukenzephalopathie entwickelt haben waren älter als 55 Jahre (Jordan et al. 2020). Auch der einzige PML-Fall, der bisher isoliert Ocrelizumab zugeschrieben wird, also nicht im Rahmen einer Carry-over Situation aufgetreten ist, ereignete sich bei einem 78 Jahre alten Patienten mit bereits vor Therapiebeginn niedrigen CD4+- und CD8+-Counts (Graf et al. 2020).

Behandlungsindikation mit DMT bei älteren Patienten kritisch prüfen

Hinsichtlich des Malignitätsrisikos spielt das Lebensalter ebenfalls eine Rolle, wie sich bei Betrachtung der ORATORIO-Studie zur Behandlung der PPMS mit Ocrelizumab zeigt (Montalban et al. 2017) – hier zeigte sich eine höhere Tumorinzidenz als in den Studien zur schubförmigen MS, in die signifikant jüngere Patienten eingeschlossen wurden. Betrachtet man das Malignitätsrisiko unter den Immuntherapien, so können für manche Therapeutika in der höheren Altersgruppe eine erhöhte Tumorinzidenz festgestellt werden. So waren in der Zulassungsstudie für Ocrelizumab mehr Tumoren bei älteren MS-Patienten nachzuweisen (Montalban et al. 2017).

Höhere PML Inzidenz bei älteren Patienten

Somit sollte vor Einleitung einer Immuntherapie bei älteren Patienten die Indikation kritisch geprüft werden. Bei milder neurologischer Symptomatik ist im Individualfall auch eine abwartende Haltung zu rechtfertigen. Dabei ist aber eine enge neurologische Anbindung und eine regelmäßige radiologische Kontrolle indiziert. Bei einer medikamentösen Therapie sollte sowohl das Phänomen der Immunoseneszenz als auch die möglichen Nebenwirkungen der Medikamente in Betracht gezogen werden. Insbesondere beim Einsatz hochwirksamer Medikamente sollte eine sorgfältige Nutzen-Risiko-Analyse durchgeführt werden.

An dieser Stelle soll auch darauf hingewiesen werden, dass, insbesondere bei älteren Patienten, vor Einleitung einer Therapie (aber auch generell) der Impfstatus überprüft werden sollte. Insbesondere auf eine Impfung gegen Herpes zoster (STIKO Empfehlung in dieser Gruppe) sollte hingewiesen werden.

Vor Einleitung einer Therapie den Impfstatus überprüfen

Bei den Patienten, die mit ihrer MS und ihrer MS-Therapie alt geworden sind, stellt sich irgendwann im Verlauf, insbesondere bei Stabilität, die Frage, ob eine Immuntherapie beendet oder zumindest deeskaliert werden kann. In einer solchen Situation ist es sinnvoll, zwischen Patienten mit einem moderaten Verlauf und einem hochaktiven Verlauf zu unterscheiden. Bei einem stabilen Verlauf einer bislang als moderat eingeordneten Multiplen Sklerose kann ab einem Alter von 55–60 Jahren über ein Absetzen nachgedacht werden. Eine praktikable Diskussionsgrundlage wäre eine symptomfreie Zeit von fünf Jahren vor dem Absetzen der verlaufsmodifizierenden Therapie (Pawlitzki und Meuth 2020). Bei Patienten mit einer hochaktiven MS sollte hingegen zunächst auf eine milde bzw. moderat wirkende Medikation deeskaliert werden. Wird die Therapie abgesetzt bzw. deeskaliert, ist eine engmaschige klinische und bildgebende Kontrolle zu empfehlen.

Absetzen der Therapie kann im höheren Lebensalter bei langjähriger Stabilität und moderater Schwere der Erkrankung erwogen werden

Neben der medikamentösen Therapie darf, insbesondere im höheren Lebensalter bzw. bei länger bestehender MS, die symptomatische Therapie nicht vernachlässigt werden. Besonders sinnvoll ist eine regelmäßige körperliche Aktivität. Symptomorientierte begleitende physiotherapeutische, ergotherapeutische und logopädische Behandlungen sind ebenfalls häufig indiziert. Regelmäßige stationär rehabilitative Maßnahmen in eine Rehabilitationseinrichtung mit MS-Expertise sind ebenso gerechtfertigt und stabilisieren den Krankheitsverlauf.

> **Merke**
>
> Insbesondere für LOMS sind symptomatische Therapien und regelmäßige fachneurologische stationäre rehabilitative Maßnahmen wichtige Säulen der symptomatischen Therapie.

9.4 Zusammenfassung

Das Auftreten einer MS jenseits des 50. Lebensjahres liegt zwischen 7–12 %. Im Vergleich zu jüngeren MS-Patienten besteht häufiger eine primär progrediente Verlaufsform. Die Prognose gilt als schlechter, die EDSS-Landmarken von 3 bzw. 6 werden im Mittel schneller erreicht. Die klinische Präsentation wird häufiger von motorischen und zerebellären Symptomen dominiert. Eine spinale Bildgebung sowie die Liquordiagnostik sind auch unter differenzialdiagnostischen Gesichtspunkten wichtig. In der höheren Altersgruppe sollten differenzialdiagnostisch, insbesondere Gefäßerkrankung und Neoplasien, in Betracht gezogen werden. Der Beginn einer Therapie richtet sich nach der Aktivität und dem Schweregrad, bei der Auswahl des Immuntherapeutikums sollte die Immunoseneszenz beachtet werden. Insbesondere die Indikation hochwirksamer Therapien muss kritisch überprüft werden. Bei Patienten mit langjähriger MS und entsprechender Therapie kann bei stabilem Krankheitsverlauf ein Absetzen/eine Deeskalation erwogen werden. Symptomatische Therapien und stationär rehabilitative Maßnahmen sind wichtige Therapiesäulen.

Literatur

Ahrweiller K, Rousseau C, Le Page E, Bajeux E, Leray E et al. (2020) Decreasing impact of late relapses on disability worsening in secondary progressive multiple sclerosis. Multiple Sclerosis Journal 26(8): 924–935.

Alroughani R, Akhtar S, Ahmed S, Behbehani R, Al-Hashel J (2016) Is Time to Reach EDSS 6.0 Faster in Patients with Late-Onset versus Young-Onset Multiple Sclerosis? PLoS One 11(11): (Is Time to Reach EDSS 6.0 Faster in Patients with Late-Onset versus Young-Onset Multiple Sclerosis? (plos.org), Zugriff am 11.04.2022).

Capkun G, Dahlke F, Lahoz R, Nordstrom B, Tilson HH, Cutter G et al. (2015) Mortality and comorbidities in patients with multiple sclerosis compared with a population without multiple sclerosis:An observational study using the US Department of Defense administrative claims database. Mult Scler Relat Disord 4: 546–54.

Cevenini E, Monti D, Franceschi C (2013) Inflamm-ageing. Curr Opin Clin Nutr Metab Care 16(1): 14–20.

Cohen JA, Barkhof F, Comi G, Hartung HP, Khatri BO, Montalban X et al. (2010) Oral fingolimod or intramuscular interferon for relapsing multiple sclerosis. N Engl J Med 362: 402–15.

Cohen JA, Coles AJ, Arnold DL, Confavreux C, Fox EJ, Hartung HP et al. (2012) Alemtuzumab versus interferon beta 1a as first-line treatment for patients with relapsing-remitting multiple sclerosis:a randomised controlled phase 3 trial. Lancet 380: 1819–28.

Comi G, Filippi M, Wolinsky JS (2001) European/Canadian multicenter, double-blind, randomized, placebo-controlled study of the effects of glatiramer acetate on magnetic resonance imaging – measured disease activity and burden in patients with relapsing multiple sclerosis. European/Canadian Glatiramer Acetate Study Group. Ann Neurol 49: 290–7.

Comi G, Kappos L, Selmaj KW, Bar-Or A, Arnold DL, Steinman L et al. (2019) Safety and efficacy of ozanimod versus interferon beta-1a in relapsing multiple sclerosis (SUNBEAM): a multicentre, randomised, minimum12-month, phase 3 trial. Lancet Neurol 18: 1009–20.

Confavreux C, O'Connor P, Comi G, Freedman MS, Miller AE, Olsson TP et al. (2014) Oral teriflunomide for patients with relapsing multiple sclerosis (TOWER): a randomised, doubleblind, placebo-controlled, phase 3 trial. Lancet Neurol 13: 247–56.

Devonshire V, Havrdova E, Radue EW, O'Connor P, Zhang-Auberson L, Agoropoulou C, Häring DA, Francis G, Kappos L; FREEDOMS study group (2012) Relapse and disability outcomes in patients with multiple sclerosis treated with fingolimod: subgroup analyses of the double-blind, randomised, placebo-controlled FREEDOMS study. Lancet Neurol 11(5): 420–8.

Giovannoni G, Comi G, Cook S, Rammohan K, Rieckmann P, Soelberg Sorensen P et al. (2010) A placebo-controlled trial of oral cladribine for relapsing multiple sclerosis. N Engl J Med 362: 416–26.

Gold R, Kappos L, Arnold DL, Bar-Or A, Giovannoni G, Selmaj K et al. (2012) Placebo-controlled phase 3 study of oral BG-12 for relapsing multiple sclerosis. N Engl J Med 367: 1098–107.

Graf J, Albrecht P, Goebels N et al. (2020) Ocrelizumab zur Behandlung der Multiplen Sklerose. Nervenarzt 91(13): 722–734.

Grizzi F, Di Caro G, Laghi L et al. (2013) Mast cells and the liver aging process. Immun Ageing 10(1): 9. (Published 2013 Mar 7. doi:10.1186/1742-4933-10-9).

Hartung HP, Gonsette R, Konig N, Kwiecinski H, Guseo A, Morrissey SP et al. (2002) Mitoxantrone in progressive multiple sclerosis:a placebo-controlled, double-blind, randomised, multicentre trial. Lancet 360: 2018–25.

Hauser SL, Bar-Or A, Comi G, Giovannoni G, Hartung HP, Hemmer B et al. (2017) Ocrelizumab versus Interferon Beta-1a in Relapsing Multiple Sclerosis. N Engl J Med 376: 221–34.

Jacobs LD, Cookfair DL, Rudick RA, Herndon RM, Richert JR, Salazar AM et al. (1996) Intramuscular interferon beta-1a for disease progression in relapsing multiple sclerosis. The Multiple Sclerosis Collaborative Research Group (MSCRG). Ann Neurol 39: 285–94.

Johnson KP, Brooks BR, Cohen JA, Ford CC, Goldstein J, Lisak RP et al. (1995) Copolymer 1 reduces relapse rate and improves disability in relapsing-remitting multiple sclerosis:results of a phase III multicenter, double-blind placebo-controlled trial. The Copolymer 1 Multiple Sclerosis Study Group. Neurology 45: 1268–76.

Jordan AL, Yang J, Fisher CJ, Racke MK, Mao-Draayer Y (2020) Progressive multifocal leukoencephalopathy in dimethyl fumarate-treated multiple sclerosis patients. Mult Scler 18: 1352458520949158.

Kappos L, Bar-Or A, Cree BAC, Fox RJ, Giovannoni G, Gold R et al. (2018) Siponimod versus placebo in secondary progressive multiple sclerosis (EXPAND): a double-blind, randomised, phase 3 study. Lancet 391: 1263–73.

Kappos L, Radue EW, O'Connor P, Polman C, Hohlfeld R, Calabresi P et al. (2010) A placebo-controlled trial of oral fingolimod in relapsing multiple sclerosis. N Engl J Med 362: 387–401.

Kis B, Rumberg B, Berlit P (2008) Clinical characteristics of patients with late-onset multiple sclerosis. J Neurol 255: 697–702.

Lotti C B de C, Oliveira A S B, Bichuetti D B, Castro I de, Oliveira, E M L (2017) Late onset multiple sclerosis: concerns in aging patients. Arquivos de Neuro-Psiquiatria 75(7): 451–456.

Miller AE, Wolinsky JS, Kappos L, Comi G, Freedman MS, Olsson TP et al. (2014) Oral teriflunomide for patients with a first clinical episode suggestive of multiple sclerosis (TOPIC): a randomised, double-blind, placebo-controlled, phase 3 trial. Lancet Neurol 13: 977–86.

Montalban X, Hauser SL, Kappos L, Arnold DL, Bar-Or A, Comi G, de Seze J, Giovannoni G, Hartung HP, Hemmer B, Lublin F, Rammohan KW, Selmaj K, Traboulsee A, Sauter A, Masterman D, Fontoura P, Belachew S, Garren H, Mairon N, Chin P, Wolinsky JS; ORATORIO Clinical Investigators (2017) Ocrelizumab versus Placebo in Primary Progressive Multiple Sclerosis. N Engl J Med 376(3): 209–220.

Nicaise AM, Wagstaff LJ, Willis CM, Paisie C, Chandok H, Robson P, Fossati V, Williams A, Crocker SJ (2019) Cellular senescence in progenitor cells contributes to diminished remyelination potential in progressive multiple sclerosis. Proc Natl Acad Sci U S A 116(18): 9030–903.

o. A. (1993) Interferon beta-1b is effective in relapsingremitting multiple sclerosis. I. Clinical results of a multicenter, randomized, doubleblind, placebo-controlled trial. The IFNB Multiple Sclerosis Study Group. Neurology 43: 655–61.

o. A. (1998) Randomised double-blind placebo-controlled study of interferon beta-1a in relapsing/remitting multiple sclerosis. PRISM (Prevention of Relapses and Disability by Interferon beta-1a Subcutaneously in Multiple Sclerosis) Study Group. Lancet 352: 1498–504.

O'Connor P, Wolinsky JS, Confavreux C, Comi G, Kappos L, Olsson TP et al. (2011) Randomized trial of oral teriflunomide for relapsing multiple sclerosis. N Engl J Med 365: 1293–303.

Oh J. et al. (2019) Efficacy and Safety of Teriflunomide in Patients of Different Ages: Analysis of Pooled Clinical Trials and Real-World Data. 2019 CMSC Annual Meeting. May 28-June 1, 2019; Seattle, WA. Abstract DXT27.

Pawlitzki M, Meuth S (2020) MS-Therapie im Alter – Was gilt es zu bedenken? DNP – Der Neurologe & Psychiater 21(6): 36–40.

Polliack ML, Barak Y, Achiron A (2001) Late-Onset Multiple Sclerosis. Journal of the American Geriatrics Society 49: 168–171.6.

Polman CH, O'Connor PW, Havrdova E, Hutchinson M, Kappos L, Miller DH et al. (2006) A randomized, placebo-controlled trial of natalizumab for relapsing multiple sclerosis. N Engl J Med 354: 899–910.

Roohani P, Emiru T, Carpenter A, Luzzio C, Freeman J, Scarberry S, Beaver G, Davidson L, Parry G (2014) Late onset multiple sclerosis: Is it really late onset? Multiple Sclerosis and Related Disorders 3(4): 444–449.

Tremlett H, Devonshire V (2006) Is late-onset multiple sclerosis associated with a worse outcome? Neurology 67(6): 954–9.

Vaughn CB, Jakimovski D, Kavak KS, Ramanathan M, Benedict RHB, Zivadinov R, Weinstock-Guttman B (2019) Epidemiology and treatment of multiple sclerosis in elderly populations. Nat Rev Neurol 15(6): 329–342.

Weideman AM, Tapia-Maltos MA, Johnson K, Greenwood M, Bielekova B (2017) Meta-analysis of the Age-Dependent Efficacy of Multiple Sclerosis Treatments. Front Neurol 8: 577.

10 Multiple Sklerose und Kinderwunsch

Mathias Mäurer

Fallbeispiel 10.1

Eine 30-jährige medizinisch-technische Assistentin ohne relevante Vorerkrankungen hatte vor vier Monaten geheiratet. Das Paar hat einen konkreten Kinderwunsch. Die aktuelle neurologische Vorstellung erfolgte wegen Taubheit und Missempfindungen an beiden unteren Extremitäten, die seit zwei Wochen bestehen. Anamnestisch berichtete die Patientin über eine unklare, anfänglich schmerzhafte Sehstörung des linken Auges vor drei Jahren, die sich schließlich spontan gebessert hätte.

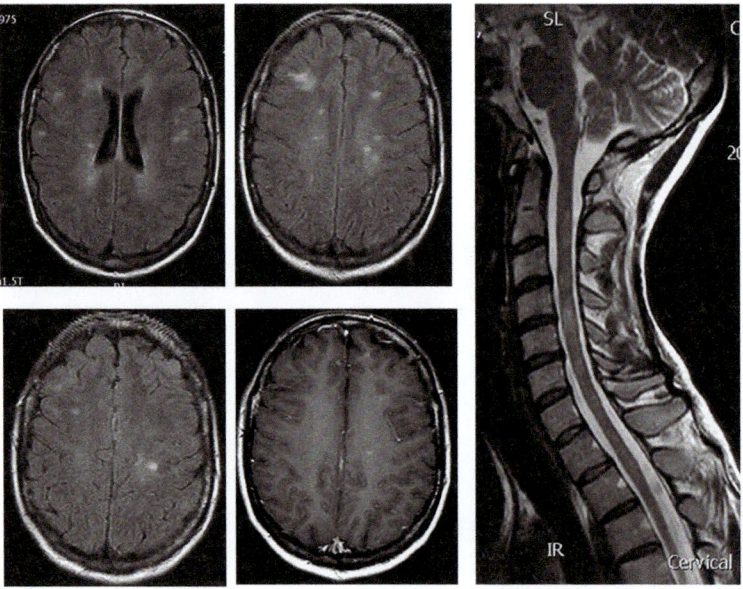

Abb. 10.1: Multiple zerebrale und spinale Herdsetzungen bei einer 30-jährigen Patientin mit erstem klinisch dokumentiertem Schub einer Multiplen Sklerose. Mutmaßlich ist dieser Symptomatik bereits eine Retrobulbärneuritis vor drei Jahren vorrausgegangen (mit freundlicher Genehmigung von Dr. Isabel Distelmaier und Dr. Wolfgang Küsters, Institut für diagnostische und interventionelle Radiologie, Klinikum Würzburg Mitte)

Bei der aktuellen neurologischen Untersuchung wird eine beidseitige symmetrische Störung der Oberflächensensibilität von den Oberschenkeln abwärts angegeben, die Pallästhesie ist an beiden Beinen in allen Höhen (Großzehe, Malleolus, Kniescheibe) auf 3/8 reduziert, im Romberg besteht eine leichte Standunsicherheit bei Augenschluss. Der übrige neurologische Untersuchungsbefund war negativ, eine Blasenstörung wurde verneint. Bei der diagnostischen Abklärung fanden sich multiple Läsionen der weißen Substanz im zerebralen Marklager und im zervikalen und oberen thorakalen Rückenmark (▶ Abb. 10.1). Der Liquorbefund zeigte eine leichte Pleozytose, die OKB waren positiv, die übrige Labordiagnostik zeigte keine wegweisenden Befunde. Die Symptomatik bildete sich auf die Gabe einer Steroidpulstherapie vollständig zurück. Es wurde die Diagnose einer Multiplen Sklerose gestellt (auch gestützt auf die retrospektiven Angaben der Patientin). Nicht zuletzt wegen des Kinderwunsches wurde die Patientin zur Beratung in der MS Ambulanz vorgestellt.

> **Das Wichtigste im Überblick**
>
> Die überwiegende Mehrzahl der Multiple Sklerose (MS) Erkrankungen wird bei jungen Frauen im gebärfähigen Alter diagnostiziert. Die Familienplanung ist daher ein essenzieller Bestandteil der Beratung von jungen MS-Patienten. Außerdem ist die Tatsache zu beachten, dass in Westeuropa ca. 20 % der Schwangerschaften ungeplant auftreten. Dies spielt für die Betrachtung und Auswahl immunmodulatorischer Therapien eine wichtige Rolle.
>
> In der Vergangenheit wurde aufgrund der relativ moderaten Wirkung der MS-(Basis)Therapeutika bei gleichzeitig begrenzten Daten zur Sicherheit dieser Medikamente in der Schwangerschaft häufig auf die Einleitung einer MS-Therapie bei Frauen mit Kinderwunsch verzichtet. Nun kann aber in manchen Fällen die Empfängnis länger dauern als beabsichtigt, was dem Konzept einer konsequenten und frühen Therapie der MS zur Verhinderung des axonalen Schadens zuwiderläuft. Darüber hinaus konnte gezeigt werden, dass das Risiko postpartaler Schübe mit der Krankheitsaktivität in den Jahren vor der Schwangerschaft korreliert und demnach eine adäquate antientzündliche Behandlung von Vorteil ist.
>
> Die zunehmende Verfügbarkeit von hochwirksamen krankheitsmodifizierenden MS-Medikamenten eröffnet die Möglichkeit (hoch) aktive Verläufe durch eine frühzeitige Behandlung effizient zu kontrollieren. Auch die Patientin im Fallbeispiel 10.1 hat bereits eine sehr ausgeprägte Läsionslast bei Diagnosestellung und die Bürde vieler spinaler Läsionen. Sie erfüllt daher einige Kriterien einer aggressiven MS und könnte möglicherweise von einer hochwirksamen Therapie profitieren.
>
> Das Dilemma besteht darin, dass nur für wenige Medikamente eine ausreichende Sicherheit während der Schwangerschaft in Studien/Registern belegt wurde. Derzeit können nur Glatirameracetat und die Interferon-beta Präparate als sicher betrachtet werden. Für die meisten anderen Wirkstoffe (und damit v. a. für die stärker wirksamen Substanzen) ist die Datenlage begrenzt.

> Die Risiken, die mit der Verzögerung bzw. dem Absetzen einer effizienten Behandlung einhergehen, müssen daher mit den möglichen Risiken der Behandlung abgewogen werden. In manchen Fällen wird nämlich auch die »natürliche« Reduktion der Schubrate während der Schwangerschaft nicht ausreichen, um die Krankheitsaktivität zu kontrollieren – und Schübe in der Schwangerschaft sind für alle Beteiligten eine große Belastung. Diese Erwägungen sollten, wenn möglich, bei der Auswahl einer MS-Therapie bei Frauen mit Kinderwunsch berücksichtigt werden.

10.1 Multiple Sklerose – generelle Empfehlungen bei Kinderwunsch und Schwangerschaft

Die MS ist eine Autoimmunerkrankung, die in erster Linie Frauen betrifft. Das Erkrankungsalter liegt meist zwischen dem 20–40 Lebensjahr, d. h. in der Lebensphase in der die Familienplanung eine wichtige Rolle spielt. Daher besteht ein hoher Beratungsbedarf, der proaktiv bedient werden sollte, um den Patientinnen eine möglichst hohe Sicherheit zu vermitteln. Erfreulicherweise hat die intensive Information und Aufklärung der letzten Jahre dazu geführt, dass die Rate schwangerer MS-Patientinnen in den letzten Jahren deutlich angestiegen ist. Während noch vor nicht allzu langer Zeit eine Schwangerschaft bei MS von vielen Neurologen kritisch gesehen wurde – u. a. auch weil man eine starke Aktivitätszunahme der MS postpartum befürchtete – ist die Datenlage aktuell klarer und bietet die Grundlage MS-Patientinnen rational zu beraten und in ihrem Kinderwunsch zu unterstützen.

Eine Schwangerschaft ändert nicht den natürlichen Verlauf der Erkrankung

Als Meilenstein ist die PRIMS Studie zu nennen (Confavreux et al. 1998), deren Ergebnisse auch mittlerweile in anderen Kollektiven bestätigt werden konnte (Hellwig et al. 2008). Demnach kommt es während der Schwangerschaft zu einer deutlichen Abnahme der Schubrate mit Maximum im dritten Trimenon, nach der Entbindung folgt dann ein Anstieg des Schubrisikos, dass sich nach ca. 3–6 Monaten postpartum wieder auf das Ausgangsniveau vor der Schwangerschaft reduziert. Insgesamt ändert eine Schwangerschaft somit nicht den natürlichen Verlauf der Erkrankung, Auswirkungen auf die Behinderungsprogression hat eine Schwangerschaft somit wahrscheinlich nicht (Hellwig 2014). Mütter mit hohem Behinderungsgrad und hoher Schubrate neigen mit größerer Wahrscheinlichkeit zu postpartaler Schubaktivität (Vukusic et al. 2004; Portacio et al. 2014). Daher ist es von Vorteil, wenn eine Schwangerschaft aus einer stabilen Krankheitsphase der MS geplant wird, wozu die Anwendung von krankheitsmodifizierenden Therapien beitragen kann (Fragoso et al. 2018).

10.1 Multiple Sklerose – generelle Empfehlungen bei Kinderwunsch

Beratungsthemen von Frauen im gebärfähigen Alter mit MS

Kontrazeption

- Vielfältige Optionen möglich

Kinderwunsch

- Kontrolle der MS bis zur Empfängnis
- Fertilität: Alter, chronische Erkrankung, MS-Therapie (Wirksamkeit, Sicherheit)

Schwangerschaft

- Fetus/Kind: Einfluss der MS und Therapie
- Frau: Management und Kontrolle der MS (Schubrisiko, Behinderungsprogression, Nebenwirkungen

Geburt

- Schwangerschaftsergebnis: Kind und Mutter
- Spezifische Bedenken der Mutter aufgrund der MS:
  - Geburt: natürlich oder Kaiserschnitt
  - Medikation während der Geburt: Peridural- oder Spinalanästhesie
  - Blasenprobleme

Postpartum

- Entwicklung des Kindes
- Mutter
- Stillen (Übertritt der Medikation in die Muttermilch)
- MS und MS-spezifische neurologische Symptome, z. B. Fatique
- Andere gesundheitliche Themen (z. B. Depression)

Das Thema Kinderwunsch erstreckt sich aber nicht allein auf die Schwangerschaft, sondern muss auch die Phase vor Eintritt der Schwangerschaft, die Geburt und die postpartale Phase, insbesondere mit Schwerpunkt auf die Stillzeit berücksichtigen (Dobson et al. 2019).

Merke

Kinderwunsch sollte die Einleitung einer Immuntherapie nicht verzögern oder verhindern.

Mit Blick auf die Phase vor Eintritt der Schwangerschaft sollte sichergestellt sein, dass alle Frauen mit MS im gebärfähigen Alter eine Schwangerschaftsberatung erhalten und diese bei Bedarf regelmäßig wiederholt wird. Hierbei sollte vermittelt werden, dass eine Schwangerschaft nicht das Risiko einer langfristigen Verschlechterung der MS mit sich bringt. Ärzte sollten bei der Verschreibung von MS-Medikamenten bei Frauen im gebärfähigen Alter, die Sicherheit dieser Medikamente während einer möglichen Schwangerschaft im Blick haben. Das Verschieben einer krankheitsmodifizierenden medikamentösen Behandlung wegen eines zukünftigen Kinderwunsches sollte vermieden werden. Ebenso sollte auch darüber aufgeklärt werden, dass nicht jedes MS-Medikament zwangsläufig mit Eintritt einer Schwangerschaft abgesetzt werden sollte – hier empfiehlt sich grundsätzlich die Absprache mit einem spezialisierten Zentrum. Männer und Frauen mit MS sollten darüber informiert werden, dass die MS keinen Einfluss auf die Fertilität oder das Risiko einer Fehlgeburt hat.

> **Merke**
>
> Bei Verordnung von MS-Medikamenten bei allen Frauen mit MS im gebärfähigen Alter sollte die Möglichkeit einer Schwangerschaft berücksichtig werden.

Frauen mit MS können normal entbinden

Was die Geburt betrifft, so sollte eine MS das normale geburtshilfliche Management nicht beeinflussen. In der Regel können Frauen mit MS regulär vaginal entbinden – auch eine starke Paraspastik muss hierfür kein Hinderungsgrund sein, wobei dies bei der Planung geburtshilflicher Maßnahmen berücksichtigt werden sollte. In solchen Fällen kann es hilfreich sein, eine MS-spezifische Physiotherapie mit dem Ziel der Spastikreduktion und einer besseren Kontrolle des Beckenbodens in die Geburtsvorbereitung mit einzubeziehen. Es sei an dieser Stelle auch darauf hingewiesen, dass eine Schwangerschaft bei MS nicht per se als Risikoschwangerschaft eingestuft werden sollte, es sind auch keine zusätzlichen geburtshilflichen Untersuchungen erforderlich. Trotzdem empfiehlt sich die Entbindung in einem Zentrum mit einer neurologischen Klinik zu planen. Die Anwendung einer periduralen Anästhesie ist entgegen landläufiger Ansichten ebenfalls bei Frauen mit MS möglich – die MS sollte grundsätzlich keine Auswirkungen auf die Anwendung analgetischer Maßnahmen während der Geburt haben.

> **Merke**
>
> Die MS per se führt nicht zu einer Schwangerschaft mit hohem Risiko und sollte die Möglichkeit einer normalen Geburt inkl. einer adäquaten Analgesie nicht einschränken.

Obwohl Schübe in der Schwangerschaft seltener auftreten, ist dies nicht ausgeschlossen. In einem solchen Fall kann intravenös Methylprednisolon gegeben werden. Methylprednisolon darf bei einer entsprechenden Indikation zu jedem Zeitpunkt in der Schwangerschaft verabreicht werden, wobei die Indikation im ersten Trimenon besonders scharf gestellt werden sollte. Bei sehr schweren Schüben, die nicht auf Kortikosteroide ansprechen, ist ein Plasmaaustausch oder eine Immunabsorption auch in der Schwangerschaft möglich. Eine MRT kann bei medizinischer Notwendigkeit durchgeführt werden, auf Gadolinium-Kontrastmittel sollte jedoch verzichtet werden

Nach der Entbindung sollten Frauen zum Stillen ermutigt werden. Ausschließliches Stillen in den ersten sechs Monaten scheint die postpartale Schubrate zu senken, die Studienergebnisse hierzu sind allerdings nicht ganz eindeutig (Hellwig et al. 2015). Falls ein postpartaler Schub eine Steroidbehandlung benötigt, so ist dies kein Grund das Stillen zu beenden (Boz et al. 2018) – ggf. sollte eine Stillpause von ca. vier Stunde nach der Infusion eingeplant werden und die Milch aus diesem Zeitraum verworfen werden. Zur Kompensation solcher Episoden empfiehlt sich das Einfrieren überschüssiger Milch. Dies gilt auch für Phasen in denen Medikamente aus anderen medizinischen Gründen verschrieben werden müssen. Die regelmäßige Gabe von Methylprednisolon zur Verhinderung von postpartalen Schüben ist nicht empfohlen, ebenso wie die prophylaktische Gabe intravenöser Immunglobuline (IVIG) (Horvat Ledinek et al. 2020).

10.2 Krankheitsmodifizierende Therapien und Schwangerschaft

10.2.1 Interferone und Glatirameracetat

Sowohl Glatirameracetat (GA) als auch die unterschiedlichen Interferon-beta Präparate können bei klinischer Notwendigkeit auf der Basis umfangreicher Registerdaten für den Einsatz in der Schwangerschaft als sicher betrachtet werden. Für GA hatten Registerdaten gezeigt, dass über 20 Jahre bei über 7.000 Schwangeren keine erhöhten Risiken für Kind oder Mutter beobachtet werden konnten. Zudem wurde in Tierstudien keine schädlichen Konsequenzen für die Nachkommen beobachtet. Für die Interferone konnten kürzlich bei der Auswertung des Europäischen Interferon-beta Schwangerschaftsregisters und zwei skandinavischen Registern ebenfalls keine Hinweise auf einen negativen Einfluss einer IFN beta-Exposition vor der Konzeption und/oder während der Schwangerschaft auf den Ausgang der Schwangerschaft und das Kind gefunden werden. Auch für ein erhöhtes Risiko für Spontanaborte bei Schwangerschaften mit IFN beta-Exposition im Vergleich zu Schwangerschaften ohne DMT-Exposition ergab sich kein Hinweis (Hakkarainen et al. 2020). Dementsprechend kann, falls klinisch erforderlich, die Anwendung von Interferon-beta während der Schwangerschaft in Betracht gezogen werden. Zu den Vorteilen einer fortgesetzten Therapie könnte die Reduktion der postpartalen Schubrate gehören – trotzdem ist davon auszugehen, dass die meisten Patienten die Gabe während der Schwangerschaft aussetzen werden, auch wenn sie als sicher gilt. IFN-beta und GA interagieren nicht mit einer hormonellen Empfängnisverhütung. Ebenso gibt es auch keine Hinweise auf eine reduzierte Fertilität bei Männern oder Frauen.

> Interferon-beta und Glatirameracetat können – wenn klinisch erforderlich – während der Schwangerschaft gegeben werden

Was die Stillzeit betrifft, so legen Studiendaten nahe, dass IFN-beta nicht signifikant in das Milchkompartiment übergeht und die Konzentration im subklinischen Bereich liegt. Bei gestillten Säuglingen wurden keine Nebenwirkungen beobachtet (Hale et al. 2012). Daher darf Interferon-beta auch während der Stillzeit angewendet werden, gleiches gilt mittlerweile auch für Glatirameracetat.

10.2.2 Dimethylfumarat

Grundsätzlich liegen nur begrenzte Daten zur Sicherheit von Dimethylfumarat in der Schwangerschaft vor. Daher wird die Einnahme nicht empfohlen, die Therapie sollte bei Bekanntwerden der Schwangerschaft abgesetzt werden, außer es besteht ein substanzieller Nutzen für die Frau, der das Risiko einer fortgesetzten Gabe rechtfertigt. Dimethylfumarat hat allerdings eine so kurze Halbwertszeit, dass eine Schädigung des Fötus bei rechtzeitigem Absetzen nach Eintritt der Schwangerschaft extrem unwahrscheinlich ist. Daher eignet sich die Substanz durchaus zur Behandlung von Frauen im gebärfähigen Alter. Derzeit werde Daten zu Dimethylfumarat in einem großen Register gesammelt – bei mehr als 300 Schwangerschaften konnte bisher noch kein Sicherheitssignal gefunden werden, sowohl die Missbildungsrate als auch die Fehlgeburtenraten ist vergleichbar mit der der Normalbevölkerung. Dimethylfumarat interagiert nicht mit einer hormonellen Empfängnisverhütung. Ebenso gibt es auch keine Hinweise auf eine reduzierte Fertilität bei Männern oder Frauen.

Aufgrund des Übertritts in die Muttermilch wird Stillen bei Einnahme von Dimethylfumarat nicht empfohlen.

10.2.3 Teriflunomid

Teriflunomid wirkt im Tierversuch teratogen. Trotzdem gibt es anhand der bisher publizierten Schwangerschaftsdaten keine Sicherheitssignale. Das mag mit der unterschiedlichen Speziesspezifität von Teriflunomid zusammenhängen. Trotz dieser Ergebnisse aus den Schwangerschaftsregistern, sollten Frauen, die schwanger werden möchten und Teriflunomid erhalten, die Einnahme stoppen und ein beschleunigtes Eleminationsverfahren mit Cholestyramin oder Aktivkohle durchführen. Vor der Empfängnis sollte die Serumkonzentration zweimal unter 0,02 mg/l liegen. Das Eleminationsverfahren sollte auch umgehend angewendet werden, wenn Frauen ungewollt mit Teriflunomid schwanger werden. Ein Schwangerschaftsabbruch ist in einem solchen Fall nicht empfohlen, jedoch sollte die Schwangerschaft engmaschig durch die Geburtshilfe begleitet werden – ein fetales Ultraschall-Screening sollte durchgeführt werden. Grundsätzlich ist deswegen bei Anwendung von Teriflunomid eine sichere Kontrazeption empfohlen. Teriflunomid interagiert nicht mit einer hormonellen Empfängnisverhütung. Teriflunomid geht in geringem Ausmaß in die Spermienflüssigkeit über, dadurch können geringe Mengen der Substanz auf die Frau beim Geschlechtsverkehr übertragen werden.

Eine Anwendung während der Stillzeit ist für Teriflunomid nicht empfohlen.

Beschleunigtes Eleminationsverfahren bei Schwangerschaft unter Teriflunomid

10.2.4 Fingolimod, Siponimod, Ozanimod und Poensimod

Die meisten Daten zu S1P-Modulatoren und Schwangerschaft existieren verständlicherweise für Fingolimod, aufgrund seiner bereits 2011 erfolgten Zulassung. Wahrscheinlich können die Erkenntnisse zu Fingolimod auf die anderen S1P-Modulatoren übertragen werden, da Klasseneffekte anzunehmen sind. Aufgrund der bisherigen Beobachtung und auch angesichts der Wirkungsweise der Substanzen (Migrationshemmung) wird grundsätzlich empfohlen S1P-Modulatoren nur mit einer zuverlässigen Verhütungsmethode einzunehmen. S1P-Modulatoren sollten zwei Monate vor einer geplanten Schwangerschaft abgesetzt werden. Dieses Absetzen ist nicht unproblematisch, da die Wirkstärke der S1P-Modulatoren von vielen Patienten benötigt wird und außerdem nach Absetzen von Fingolimod häufig ein Rebound durch wiederkehrende Krankheitsaktivität festgestellt werden kann. Dementsprechend sind S1P-Modulatoren in der Kinderwunschsituation trotz ihrer guten Wirksamkeit und Verträglichkeit eher ungünstig. Kommt es zu einer ungeplanten Schwangerschaft sollten die Substanzen sofort abgesetzt werden, die Schwangerschaft sollte mit fetalen Ultraschalluntersuchungen begleitet werden.

Stillen wird bei Anwendung von S1P-Modulatoren nicht empfohlen.

10.2.5 Natalizumab

Tierexperimentelle Studien haben für Natalizumab eine Reproduktionstoxizität gezeigt. Daten aus klinischen Studien, dem prospektivem Schwangerschaftsregister, Fälle aus der Anwendungspraxis und die vorhandene Literatur weisen aber nicht auf einen Effekt einer Natalizumab Exposition auf den Ausgang einer Schwangerschaft hin. Da die meisten Frauen, die aktuell Natalizumab erhalten, unter einer hochaktiven MS leiden und eine effektive Immuntherapie zur Krankheitskontrolle benötigen, sollte bei dieser Klientel ein Absetzen der Substanz vor einer geplanten Schwangerschaft sehr sorgfältig abgewogen werden.

Anhand der klinischen Erfahrung reicht bei Patienten mit hochaktiver Erkrankung der immunsuppressive Effekt der Schwangerschaft allein nicht aus, um die MS zu kontrollieren und es muss mit einer Rückkehr der Krankheitsaktivität ca. 12–16 Wochen nach Absetzen von Natalizumab gerechnet werden. Daher sollte erwogen werden, die Medikation mit Natalizumab währen der Schwangerschaft beizubehalten. Die bisherigen – wenn auch begrenzten – Erfahrungen mit dieser Strategie sind positiv.

Bei hochaktiven Patienten reicht der immunsupressive Effekt der Schwangerschaft allein häufig nicht aus

Natalizumab tritt im ersten Trimester nicht in den fetalen Kreislauf über, wird im zweiten und dritten Trimester jedoch über die Plazentaschranke transportiert. Um die Exposition des Fötus zu minimieren, sollte Natalizumab während der Schwangerschaft in extendierten Intervallen (sechswöchentlich) gegeben werden und die Gabe um die 32. Schwangerschaftswoche herum beendet werden. Nach Entbindung sollte die Therapie mit Natalizumab dann relativ rasch wieder begonnen werden. Dieses Vorgehen hat sich im Hinblick auf die Sicherheit der Mutter bewährt. Bei den Säuglingen wurden in einigen Fällen selbstlimitierende hämatologische Abweichungen gefunden, ansonsten fanden sich keine relevanten Sicherheitssignale (Haghikia et al. 2014).

Natalizumab geht in die Muttermilch über. Stillen gilt allerdings als vorteilhaft für den Säugling. Obwohl die Fachinformation von Natalizumab ein Absetzen der Substanz während der Stillzeit empfiehlt, gehen Experten davon aus, dass die Bioverfügbarkeit vernachlässigbar ist und es sehr unwahrscheinlich ist, dass ein Säugling nach der Magen-Darm Passage den Wirkstoff systemisch absorbiert. Im Sinne einer Nutzen-Risiko Abwägung spricht daher mehr für Stillen unter Natalizumab als dagegen.

10.2.6 Alemtuzumab, Cladribin

Bei diesen Substanzen handelt es sich um eine sog. gepulste Immunrekonstitutionstherapie, die mit dem Ziel gegeben werden, eine Therapie-freie Remission herbeizuführen. Daher eignen sich diese Substanzen, obwohl ihr Einsatz in der Schwangerschaft nicht empfohlen ist bzw. im Fall von Cladribin kontraindiziert ist, um Medikamente mit denen eine zukünftige Familienplanung gut realisiert werden kann.

Frauen können nach einem Sicherheitsabstand von drei Monaten zur Alemtuzumab Infusion wieder schwanger werden

Alemtuzumab sollte weder in der Schwangerschaft noch in der Stillzeit verabreicht werden. Die Serumkonzentrationen von Alemtuzumab ist aber ca. 30 Tage nach der Behandlung nicht mehr nachweisbar, sodass Frauen mit einem Sicherheitsabstand von weiteren drei Monaten wieder schwanger werden können. Im Verlauf von vier Jahren nach der letzten Infusion besteht nach der Gabe von Alemtuzumab ein erhöhtes Risiko für sekundäre Autoimmunerkrankungen, insbesondere autoimmune Schilddrüsenerkrankungen treten häufig auf. Eine frühzeitige Identifikation einer Schilddrüsenfunktionsstörung ist essenziell, um eine Schilddrüsenfunktionsstörung in der Schwangerschaft mit negativen Auswirkungen auf den Fötus zu vermeiden.

Angesichts des Einnahmeschemas von Cladribin ist eineinhalb Jahre nach Beginn der Therapie wieder ein Kinderwunsch realisierbar

Cladribin ist aufgrund seines Wirkmechanismus im Tierversuch embryotoxisch. Aufgrund seines Potenzials für ernsthafte Risiken für den Fötus, wird bei Anwendung von Cladribin eine strikte Empfängnisverhütung empfohlen. In den ersten vier Wochen nach Einnahme sollte zudem eine zusätzlich Barrieremethode angewendet werden. Auch männliche Patienten sollten während der Einnahme von Cladribin keine Kinder zeugen. Sechs Monate nach der Einnahme ist eine Schwangerschaft wieder möglich. Angesichts des Einnahmeschemas von Cladribin ist demnach eineinhalb Jahre nach Beginn der Therapie wieder ein Kinderwunsch realisierbar. Die

Substanz eignet sich damit gut für eine längerfristige, nicht aber für eine kurzfristige Familienplanung. Kommt es zu einer ungeplanten Schwangerschaft innerhalb der ersten sechs Monate nach Einnahme, so sollte keine weitere Gabe von Cladribin erfolgen – der weitere Verlauf der Schwangerschaft sollte mit fetalen Ultraschalluntersuchungen begleitet werden. Eine Indikation für einen Schwangerschaftsabbruch besteht primär nicht. Daten über eine Beeinflussung der menschlichen Fertilität unter Cladribin existieren nicht.

Eine Anwendung von Cladribin in der Stillzeit ist kontraindiziert. Stillen ist eine Woche nach Gabe der letzten Dosis gemäß Fachinformation möglich.

10.2.7 Ocrelizumab, Ofatumumab

Ocrelizumab und Ofatumumab sind B-Zell depletierende Antikörper gegen das Oberflächenmolekül CD20. Die B-Zell Depletione ist derzeit wahrscheinlich das am häufigsten eingesetzte Konzept bei hochaktiven MS-Verläufen. Daher sind Strategien für den Einsatz der Substanz bei Frauen im gebärfähigen Alter sehr wichtig. Die Datenlage ist daher limitiert, eine Schwangerschaft ist nicht empfohlen. Die aktuelle Fachinformation von Ocrelizumab schließt eine Schwangerschaft zwölf Monate nach der letzten Gabe von Ocrelizumab aus, was für die Praxis wenig hilfreich ist und andere Empfehlungen erforderlich macht.

Um Frauen unter einer B-Zell depetierenden Therapie einen Kinderwunsch zu ermöglichen, ist es wahrscheinlich rational, eine Schwangerschaft ca. 4–6 Monate nach der letzten Ocrelizumabgabe zu planen und bei erfolgter Konzeption die weiteren Gaben auf die postpartale Phase zu verschieben. Aufgrund der Daten aus der Phase II Studie zu Ocrelizumab ist davon auszugehen, dass bei diesem Vorgehen noch ein relativer Schutz während der Schwangerschaft besteht und die Risiken für das ungeborene Kind minimiert werden. Für Ofatumumab, das monatlich subkutan gegeben wird, existieren aufgrund er kurzen praktischen Erfahrung (Verfügbarkeit erst seit Herbst 2021 in Deutschland) noch keine Konzepte.

> Eine Schwangerschaft kann 4–6 Monate nach der letzten Ocrelizumab-Gabe geplant werden

Kommt es unter einer laufenden B-Zell depletierenden Therapie zu einer Schwangerschaft, sollten die B-Zellen beim Säugling überprüft werden, da von andern Anti-CD20 Antikörpern (Rituximab) bekannt ist, dass sich die Placenta überqueren.

Anti-CD 20 Antikörper gehen in die Muttermilch über, Stillen ist daher nicht empfohlen. Ähnlich wie bei Natalizumab wird aber in Expertenkreisen kein relevantes Expositionsrisiko für den Säugling gesehen, sodass sich die Empfehlungen bezüglich anti-CD20 Therapie und Stillen in der nächsten Zeit ändern könnten.

10.3 Männliche Patienten und Kinderwunsch

Auch für männliche MS-Patienten gibt es einige Grundsätze beim Thema Kinderwunsch zu beachten, allerdings wesentlich weniger als bei Frauen. Es geht in erster Linie um die Frage, bei welchen Medikamenten Vorsichtsmaßnahmen bei der Zeugung eines Kindes zu beachten sind. Des Weiteren spielt in der Praxis die Frage nach einer Beeinträchtigung der Fertilität eine wichtige Rolle für männliche Patienten. Hier gibt es mit Ausnahme von Mitoxantron, dass aber in der heutigen Zeit nur noch eine untergeordnete Rolle spielt, keine Hinweise, dass eines der aktuell zugelassenen Medikamente einen Einfluss auf die Fortpflanzungsfähigkeit hat. Für Mitoxantron wird ausdrücklich empfohlen, dass aufgrund der Gefahr einer irreversiblen Fertilitätsstörung eine Kryokonservierung des Spermas vor Anwendung durchgeführt werden sollte.

Auch bei der Zeugung eines Kindes gilt für Männer, die mit Mitoxantron behandelt wurden, dass für mindestens sechs Monate nach der letzten Gabe verhütet werden sollte, da Mitoxantron Erbgut-schädigend wirken kann.

Bei einer Behandlung mit Cladribin gilt, dass sechs Monate nach der letzten Gabe von Cladribin sicher verhütet werden sollte. Angesichts einer Reife- und Lebensdauer von Spermien von ca. drei Monaten gilt der Abstand von sechs Monaten im Allgemeinen als ausreichend und sicher. Grundsätzlich bedeutet dies aber auch für Männer, dass bei einer Einstellung auf Cladribin ein Kinderwunsch erst wieder eineinhalb Jahre nach Beginn der Therapie mit Cladribin realisierbar ist.

Bei den meisten MS-Medikamenten müssen Männer keine besonderen Vorkehrungen treffen

Bei allen übrigen MS-Medikamenten müssen Männer keine besonderen Vorkehrungen treffen. Die Zeugung eines Kindes ist auch unter Anwendung der MS-Therapien möglich. Für Teriflunomid sollte darauf hingewiesen werden, dass der Wirkstoff in der Spermienflüssigkeit nachgewiesen werden kann, allerdings um ein Vielfaches niedriger (ca. 100 x) als im Blut eines mit 14 mg exponierten Individuums. Dementsprechend besteht die theoretische Möglichkeit, dass geringste Mengen des Wirkstoffes bei der Zeugung eines Kindes an die Partnerin weitergegeben werden. Insgesamt kann das Risiko aber als gering eingeschätzt werden.

10.4 Zusammenfassung – MS-Therapie und Schwangerschaft

Außer für Glatirameracetat und die Interferon-beta Präparate existiert für keines der anderen MS-Medikamente eine ausreichende Datenbasis, die eine Anwendung in der Schwangerschaft als sicher erscheinen lässt. Daher sollten diese Medikamente während der Schwangerschaft abgesetzt werden, wobei eine Weiterführung bei sorgfältiger Nutzen-Risiko-Abwägung durch die Fachinformation (außer bei den nachweislich embryotoxischen Wirkstoffen) gedeckt ist.

Für alle Interferonpräparate (Betaferon, Rebif, Avonex, Plegridy), Glatiramceracetat (Copaxone) und Dimethylfumarat (Tecfidera) ist es sinnvoll, die Therapien grundsätzlich bis zum Eintritt der Schwangerschaft beizubehalten und erst dann abzusetzen. Da in der Schwangerschaft Schübe deutlich reduziert sind, hat man mit diesem Vorgehen meist einen guten Kompromiss zwischen Gesundheit der Mutter und Schutz des Ungeborenen vor negativen Auswirkungen der Medikamente. Außerdem kann man davon ausgehen, dass Patientinnen, die unter diesen moderat wirksamen MS-Therapien stabil sind, dies auch während der Schwangerschaft bleiben.

Bei Teriflunomid (Aubagio), Fingolimod (Gilenya) und anderen S1P-Modulatoren (Mayzent, Zeposia, Ponvory) sollte das oben beschriebene Vorgehen nicht angewendet werden. Zwar zeigen die Daten, die zu Schwangerschaften unter diesen Präparaten existieren, keine besonderen Sicherheitssignale, aber beide Präparate haben aufgrund ihres Wirkmechanismus ein theoretisches Gefahrenpotenzial. Daher sollten beide Substanzen vor der Konzeption abgesetzt werden, was aber im Hinblick auf den Schutz der werdenden Mutter vor MS-Schüben nicht günstig ist. Bei Teriflunomid (Aubagio) besteht die Möglichkeit, die Substanz bei Eintreten einer Schwangerschaft mit Cholestyramin auszuwaschen, was auch umgehend getan werden sollte. S1P-Modulatoren sollten zwei Monate vor der Konzeption gestoppt werden bzw. im Falle einer ungeplanten Schwangerschaft sofort.

Natalizumab (Tysabri) ist eine Substanz zur Behandlung hochaktiver MS Verläufe – setzt man die Substanz ab, kommt die Krankheitsaktivität zurück. Da in der Regel hochaktive MS-Patientinnen mit Natalizumab behandelt werden, ist man in den letzten Jahren dazu übergegangen, im Sinne der Gesundheit der werdenden Mutter, Natalizumab auch während der Schwangerschaft weiter zu geben. Häufig reicht nämlich der Schutz der Schwangerschaft bei Natalizumab Patienten nicht aus: Wenn das Medikament schon bei Eintritt der Schwangerschaft abgesetzt wird, kommt es nicht selten zu Schüben während der Schwangerschaft, was für alle Beteiligten sehr belastend ist. Die bisher vorliegenden Sicherheitsdaten rechtfertigen dieses Vorgehen, wobei es immer eine Einzelfallentscheidung sein muss. Aufgrund dieser Erfahrungen eignet sich der Einsatz von Natalizumab auch bei Frauen mit hochaktiver MS und unmittelbarem Kinderwunsch für einer Ersteinstellung.

> **Merke**
>
> Die medikamentöse Strategie bei Kinderwunsch und Schwangerschaft ist abhängig von der Aktivität der Multiplen Sklerose. Bei hochaktiven Verläufen sollte eine Schwangerschaft ohne einen medikamentösen Schutz eher kritisch gesehen werden. Strategien zum Schutz der Mutter sollten gesucht werden.

Nach Gabe von Alemtuzumab ist eine Schwangerschaft relativ gut planbar. Man sollte zwar nicht im ersten Monat nach dem Infusionszyklus schwanger werden, ab dem 4. Monat nach Infusion ist es jedoch möglich – die Substanz ist zu diesem Zeitpunkt nicht mehr nachweisbar. Außerdem ist die Phase der therapiefreien Remission nach Alemtuzumab ein guter Zeitpunkt, um einen Kinderwunsch zu realisieren.

Die Einnahme von Cladribin erfordert eine sichere Kontrazeption während der Tabletteneinnahme – darüber hinaus sollte ein halbes Jahr nach der letzten Einnahme kein Kind gezeugt werden, was für Männer wie für Frauen gilt. Dementsprechend muss der Kinderwunsch um ca. 1,5 Jahre verschoben werden. Danach verspricht das Medikament allerdings eine therapiefreie Remission für die folgenden Jahre. Auch das ist dann eine günstige Situation für einen bestehenden Kinderwunsch.

Für Ocrelizumab (Ocrevus) ist die Situation derzeit unbefriedigend. Das Medikament ist gut wirksam und hat gute Sicherheitsdaten – es ist also ein sehr attraktives Konzept zur Behandlung aktiver schubförmiger MS-Patienten. Leider besagt die Europäische Fachinformation, dass man nach Ocrelizumab-Gabe ein Jahr lang nicht schwanger werden soll. Da Ocrelizumab alle sechs Monate gegeben werden muss, ist diese Empfehlung nicht pragmatisch. Daher hat sich allgemein durchgesetzt, eine Schwangerschaft vor dem nächste Zyklus Ocrelizumab zu planen, was im Übrigen mit den Empfehlungen der amerikanischen Fachinformation konform ist, die die Empfehlung ausspricht sechs Monate nach Gabe nicht schwanger zu werden. Für Ofatumumab existieren aufgrund der kurzen praktischen Erfahrung noch keine Konzepte, diese sind aber zu erwarten.

> **Merke**
>
> Kinderwunsch bei MS ist ein wichtiges Thema und umfasst mehr als nur Informationen zur Schwangerschaft. MS-Patientinnen und Ihre Partner sollte proaktiv über diesem Themenkomplex informiert werden. Wenn immer möglich, sollte MS-Patienten ein Kinderwunsch ermöglicht werden – eine kompetente neurologische Begleitung sollte angeboten werden. Die Auswahl der MS-Therapie bei gebärfähigen Frauen sollte immer einen potenziellen Kinderwunsch berücksichtigen. Dies bedeutet, dass MS-Therapeuten über die spezifischen Besonderheiten der MS-Medikamente in Bezug auf Schwangerschaft und Stillzeit informiert sein sollten.

Literatur

Boz C, Terzi M, Zengin Karahan S et al. (2018) Safety of IV pulse methylprednisolone therapy during breastfeeding in patients with multiple sclerosis. Mult Scler 24: 1205–11.

Confavreux C, Hutchinson M, Hours MM, Cortinovis-Tourniaire P, Moreau T.et al. (1998) Rate of pregnancy-related relapse in multiple sclerosis. Pregnancy in Multiple Sclerosis Group. N. Engl J Med 339: 285–291.

Dobson R, Dassan P, Roberts M, Giovannoni G, Nelson-Piercy C, Brex PA (2019) UK consensus on pregnancy in multiple sclerosis: ›Association of British Neurologists‹ guidelines. Pract Neurol 19(2): 106–114.

Fragoso YD, Adoni T, Brooks JBB, Finkelsztejn A, da Gama PD, Grzesiuk AK, Marques VD, Parolin MFK, Sato HK, Varela DL, Vasconcelos CCF (2018) Practical Evidence-Based Recommendations for Patients with Multiple Sclerosis Who Want to Have Children. Neurol Ther 7(2): 207–232.

Haghikia A, Langer-Gould A, Rellensmann G et al. (2014) Natalizumab use during the third trimester of pregnancy. JAMA Neurol 71: 891–5.

Hakkarainen KM, Juuti R, Burkill S, Geissbühler Y, Sabidó M, Popescu C, Suzart-Woischnik K, Hillert J, Artama M, Verkkoniemi-Ahola A, Myhr KM, Mehtälä J, Bahmanyar S, Montgomery S, Korhonen P (2020) Pregnancy outcomes after exposure to interferon beta: a register-based cohort study among women with MS in Finland and Sweden. Ther Adv Neurol Disord 13: 1756286420951072.

Hale TW, Siddiqui AA, Baker TE (2012) Transfer of interferon β-1a into human breastmilk. Breastfeed Med 7(2): 123–5.

Hellwig K, Beste C, Brune N, Haghikia A, Müller T, Schimrigk S, Gold R (2008) Increased MS relapse rate during assisted reproduction technique. J Neurol 255(4): 592–3.

Hellwig K, Rockhoff M, Herbstritt S et al. (2015) Exclusive Breastfeeding and the Effect on Postpartum Multiple Sclerosis Relapses. JAMA Neurol 72: 1132–8.

Hellwig K (2014) Pregnancy in multiple sclerosis. Eur Neurol 72(Suppl 1): 39–42.

Horvat Ledinek A, Brecl Jakob G, Jerše J, Ruška B, Pavičić T, Gabelić T, Barun B, Adamec I, Rot U, Šega Jazbec S, Krbot Skorić M, Habek M (2020) Intravenous immunoglobulins for the prevention of postpartum relapses in multiple sclerosis. Mult Scler Relat Disord 38: 101519.

Portaccio E, Ghezzi A, Hakiki B, Sturchio A, Martinelli V, Moiola L, Patti F, Mancardi GL, Solaro C, Tola MR, Pozzilli C, De Giglio L, Totaro R, Lugaresi A, De Luca G, Paolicelli D, Marrosu MG, Comi G, Trojano M, Amato MP; MS Study Group of the Italian Neurological Society (2014) Postpartum relapses increase the risk of disability progression in multiple sclerosis: the role of disease modifying drugs. J Neurol Neurosurg Psychiatry. 85(8): 845–50.

Vukusic S, Hutchinson M, Hours M, Moreau T, Cortinovis-Tourniaire P, Adeleine P, Confavreux C, Pregnancy In Multiple Sclerosis Group (2004) Pregnancy and multiple sclerosis (the PRIMS study): clinical predictors of post-partum relapse. Brain 127(6): 1353–60.

11 Multiple Sklerose und körperliche Aktivität

Alexander Tallner und Mathias Mäurer

> **Fallbeispiel 11.1**
>
> Eine 39-jährige Frau meldet sich zur Teilnahme an einer Studie zur Förderung von körperlicher Aktivität für Personen mit Multipler Sklerose (»MS bewegt Studie«).
>
> Sie hat seit 16 Jahren Multiple Sklerose (MS), aktuell die sekundär chronisch progrediente Verlaufsform. Die Patientin erhält eine Immuntherapie mit Ocrelizumab, zusätzlich symptomatische Therapie zur Verbesserung der Gehfähigkeit (Fampyra). Sie erhält regelmäßig Physiotherapie (2 x pro Woche).
>
> Sie war früher Medizinische Fachangestellte, ist jedoch seit drei Jahren berentet. Sie zeigt deutliche körperliche Einschränkungen mit einer Gehstrecke von 100 m mit kleinen Pausen und Gehhilfe (Stock unilateral). Bei andauerndem Gehen setzt eine Fußheberschwäche auf der linken Seite und allgemeine motorische Ermüdung der unteren Extremitäten ein.
>
> In Bezug auf Vorwissen und Erfahrungen mit körperlicher Aktivität macht die Patientin die folgenden Angaben.
>
> Sie weiß um die positiven Wirkungen von körperlicher Aktivität bei MS Bescheid und glaubt, die MS-spezifischen Empfehlungen für körperliche Aktivität einigermaßen zu kennen. Auf der anderen Seite traut sie sich nicht zu, die Belastung für ihr eigenes körperliches Training selbst zu steuern, und sie fühlt sich nicht in der Lage, sich selbst passende Übungen für ein Training auszuwählen.
>
> Die Patientin zeigt eine klare Motivation und Ziele, die sie durch Training und körperliche Aktivität erreichen möchte: Verbesserung von Gleichgewicht und Gangbild, Erhöhung der Gehstrecke, und sich allgemein fitter und beweglicher fühlen.
>
> Im Bereich der Volition zeigt Sie allerdings Schwächen: Sie gibt an, bei der Umsetzung von Vorhaben oft nicht diszipliniert zu sein und von bereits geschmiedeten Plänen wieder abzuweichen.
>
> Auch bei der Körperwahrnehmung besteht dringender Unterstützungsbedarf. Sie gibt an ihre Körpersignale (Atmung, Puls) nicht gut einsetzen zu können, um körperliche Belastung einschätzen und regulieren zu können. Somit sind die Voraussetzungen (noch) nicht gegeben, bei selbständigem Training eine Über- oder Unterforderung zu vermeiden.

Das wichtigste im Überblick

Regelmäßige körperliche Aktivität und Training zeigt bei Personen mit Multipler Sklerose (PmMS) vielfältige positive Wirkungen auf die körperliche Fitness, Gehfähigkeit, Gleichgewicht/Sturzrisiko, Kognition, Fatigue, Depression und Lebensqualität (im Überblick bei Motl et al. 2017), möglicherweise sogar auf den neuro-immunologischen Krankheitsverlauf (Dalgas und Stenager 2012). Tabelle 11.1 zeigt die aktuellen Empfehlungen für körperliches Training bei MS.

Dennoch sind PmMS häufig körperlich inaktiv, was zu einem erhöhten Risiko für Komorbiditäten wie Depressionen, Bluthochdruck oder Übergewicht führt (Tallner et al. 2013a).

Bewegungstherapeutische Maßnahmen stellen zurecht eine zentrale Säule der symptomatischen Therapie im Rahmen rehabilitativer Maßnahmen für die MS dar (Pfeifer et al. 2013). Nach der Rehabilitation jedoch reduzieren PmMS ihre körperliche Aktivität meist relativ schnell wieder (Rimmer 2012). Trotz des breiten Wirkspektrums körperlicher Aktivität (und anders als bei kardiovaskulären oder pulmonalen Erkrankungen) existieren für MS keine standardisierten, indikationsspezifischen und flächendeckenden Bewegungsangebote, die vor (Sekundärprävention) oder nach einer Rehabilitation (Nachsorge) in Anspruch genommen werden könnten. Ziel von solchen Bewegungsangeboten muss die Aufnahme und Aufrechterhaltung eines eigenverantwortlichen körperlich aktiven Lebensstils sein. Dies kann nur unter Berücksichtigung der Förderfaktoren und Barrieren zu körperlicher Aktivität gelingen, die für diese spezifische Zielgruppe charakteristisch sind: Körperliche Funktionsfähigkeit (speziell Gehfähigkeit), Ausprägung der MS-Symptomatik, Selbstwirksamkeit, Motivation/Volition (Intention, Zielsetzung, Ergebniserwartungen, wahrgenommene Barrieren), sozialer Status (Bildungsstand, Berufstätigkeit) (Streber et al. 2016).

Internetgestützte Bewegungsförderung hat das Potenzial, die Lücke von Bewegungsangeboten in der Versorgung zu schließen und den oben formulierten Ansprüchen gerecht zu werden. Das Internet hat sich als effektives Medium erwiesen, um Interventionen zur Veränderung von Gesundheitsverhalten bei Gesunden sowie Personen mit chronischen Erkrankungen zu transportieren. Dies trifft auch auf Interventionen zur Förderung von körperlicher Aktivität bei PmMS zu, die eine deutlich höhere aktive Internetnutzung aufweisen als Gesunde (im Überblick bei Tallner et al. 2013b).

Motivation: bezeichnet die Summe an Motiven (Beweggründen), die zur Handlungsbereitschaft führen

Volition: bewusste, willentliche Umsetzung von Zielen und Motiven in Handlungen und Resultate (Selbststeuerung, Überwindung von inneren/äußeren Widerständen, »innerer Schweinehund«)

11.1 Diagnose – Erfassung der körperlichen Funktionsfähigkeit

Im Vorfeld einer Intervention zu Steigerung von körperlicher Aktivität und Training sollte eine ganzheitliche, bio-psychosoziale Erhebung relevanter Barrieren bzw. Förderfaktoren stattfinden. Diese dient natürlich dazu, über die Erfassung der körperlichen Funktionsfähigkeit die Inhalte von körperlichem Training individuell anpassen zu können und über indikationsspezifische Scores die Symptome der MS charakterisieren zu können. Des Weiteren ist sie die Basis für gezielte Edukation und Kompetenzförderung, und ist somit wichtige Voraussetzung für Compliance und nachhaltige Wirkung der Intervention. Im Folgenden werden die Assessmentinstrumente (sowie deren Begründung) angegeben, so wie sie in der Studie »MS bewegt« auch bei vorgestellter Patientin erhoben wurden (▶ Kasten 11.1).

Kasten 11.1: Das Projekt »MS bewegt«

Das interdisziplinär ausgelegte Projekt »MS bewegt« (nähere Informationen unter https://sport.fau.de/ms-bewegt) wurde von 2017–2020 unter Trägerschaft der AMSEL (Aktion Multiple Sklerose Erkrankter Landesverband der DMSG in Baden-Württemberg e. V.) durchgeführt. Ziel von MS bewegt war,

- eine E-Health Plattform mit professioneller und integrativer Betreuung durch medizinisches wie therapeutisches Fachpersonal für Personen mit Multipler Sklerose zu entwickeln, um
- den Aufbau eines körperlich aktiven und gesundheitsförderlichen Lebensstils zu fördern

Die Einbindung des medizinischen sowie therapeutischen Fachpersonals ist das Hauptmerkmal dieses bewegungsbezogenen Gesundheitsangebotes. Nach dem Einschluss des Studienarztes wurde teilnehmenden Personen mit MS ein Bewegungstherapeut für drei Monate an die Seite gestellt, der über die E-Health Plattform Kräftigungs- und Ausdauertraining verordnete sowie Unterstützung zur Steigerung der körperlichen Aktivität im Alltag gab. Teilnehmende PmMS erhielten eine Smartphone-App, mit der die Trainingsvorgaben abgerufen und rückgemeldet werden konnten. Kommunikation fand über einen eingebauten Messaging-Dienst sowie über E-Mail und Telefon oder Videokommunikation (Einzel- und Gruppentermine) statt. Zusätzlich erfolgte gezielte Patientenedukation über elektronische Lernmodule.

Um therapeutische Maßnahmen hinsichtlich ihrer Wirkung beurteilen und anpassen zu können, bedarf es verlässliche Daten bzw. Informationen während des Behandlungsverlaufs. Ein weiteres wichtiges Merkmal von »MS-bewegt« war daher die detaillierte Integration von Übungsfeedbacks der Teilnehmer sowie die Dokumentation von Trainingseinheiten und Einbindung von Bewegungssensoren in die E-Health Plattform. Damit können Therapeuten die therapeutischen Maßnahmen individuell an die momentane gesundheitliche Situation des Patienten anpassen.

11.2 Messinstrumente und Rationale

11.2.1 Körperliche Funktionsfähigkeit/Gehfähigkeit

Klinische Gehtests zur Ermittlung der Gehgeschwindigkeit auf kurzen (hier: Timed-25-foot Walk) und mittleren Distanzen (hier: 2-Minuten-Gehtest als valide Alternative zum längeren und belastenderen 6-Minuten-Gehtest) dienen zur Einschätzung der Mobilität. Sie sind Ausdruck der »Leistungsfähigkeit« unter standardisierten, klinischen Bedingungen und liefern somit zwar – hinsichtlich der oft starken Schwankungen unterliegenden Symptomatik von PmMS – nur einen »Schnappschuss«. Dennoch können Sie als Maßstab helfen, die tatsächlich im Alltag erbrachte »Leistung« – z. B. tägliche Schritte im Alltag – besser einzuschätzen. Insbesondere sind sie auch zur Verlaufsmessung gut geeignet. Dies trifft auch auf die subjektive, patientenberichtete Einschätzung der Gehfähigkeit zu, die hier mit dem Walk 12, der deutschen Version der MS Walking Scale 12 (MSWS-12), gemessen wurde.

11.2.2 Fatigue

Die subjektive Fatigue ist eines der häufigsten und am stärksten einschränkenden Symptome der MS. Besonders bei körperlicher Aktivität ist diese abnorme Ermüdbarkeit sehr hinderlich. Die Evidenz zur positiven Wirkung von Training, vor allem von kombiniertem Ausdauer- und Krafttraining, auf die Fatigue ist sehr gut. Dennoch ist für Betroffene bei Aufnahme eines körperlichen Trainings oft nicht intuitiv, dass man, um gegen die Erschöpfbarkeit anzukämpfen, im Training in Richtung körperlicher Erschöpfung gehen muss, um Anpassungen auszulösen. Das bewusste Erleben und Differenzieren der Zustände pathologischer Ermüdung (Fatigue) und bewusst herbeigeführter, positiver Ermüdung durch Training ist hierbei für die Motivation und das Dabeibleiben enorm wichtig. Die subjektive Fatigue wurde hier mit dem Würzburger Erschöpfungsinventar Multiple Sklerose (WEIMuS) erhoben.

11.2.3 Depression

Häufig mit Fatigue verbunden und oft schwer zu trennen ist Depression. Es gibt gute Evidenz dafür, dass leichte Depression generell und auch speziell bei MS durch körperliches Training, vor allem Ausdauertraining, gebessert werden können (Motl et al. 2017). Eigene Erfahrungen zeigen, dass PmMS, die zu Beginn einer Intervention zur Förderung körperlicher Aktivität eine Depression aufweisen, besonders häufig frühzeitig abbrechen. Somit kann der Einsatz eines Fragebogens zur Depression, hier die Allgemeine Depressionsskala ADS-L, offensichtlich auch dazu genutzt werden, um besonders »vulnerable« Teilnehmer zu identifizieren und spezielle Unterstützung anzubieten.

11.2.4 Krankheitsspezifische Lebensqualität

Die Messung krankheitsspezifischer Lebensqualität schließlich liefert ein fokussiertes Bild des Krankheitseinflusses auf zumeist einer physischen und psychologischen Domäne. Sie ergänzt die oben aufgeführten Instrumente und bietet eine gute Möglichkeit zur Verlaufsmessung. Hier wurde der Multiple Sclerosis Impact Scale (MSIS-29) eingesetzt.

11.2.5 Körperliche Aktivität

Die Erfassung der körperlichen Aktivität im Alltag spielt in mehrerlei Hinsicht eine ganz zentrale Rolle. Wie bereits aufgeführt, ist körperliche Aktivität ein multidimensional bedingtes Konstrukt, das zwar entscheidend, aber nicht *nur* von der Gehfähigkeit bedingt ist. Ebenso wichtig sind Motivation und Volition, notwendige Kompetenzen sowie soziale Unterstützung. Klinische Gehtests allein sind also nicht unbedingt aussagekräftig für das, was eine PmMS tatsächlich im Alltag an Bewegung leisten kann und schließlich leistet. Diese Information ist jedoch wichtig, um zu Beginn adäquate Ziele setzen zu können, die Intervention im Verlauf individuell anpassen zu können und schließlich den Erfolg der Intervention bewerten zu können.

Die Erfassung körperlicher Aktivität im Alltag von PmMS kann grundsätzlich über subjektive Methoden (Fragebögen, Bewegungstagebücher, Interviews) und objektive Methoden (doubly labelled water, (in)direkte Kalorimetrie, Herzfrequenzmessung, direkte (Video)Beobachtung, Akzelerometrie) erfolgen. Subjektive und objektive Methoden haben jeweils spezifische Vor- und Nachteile (siehe im Überblick bei Tallner 2012), sodass es keinen akzeptierten Goldstandard für die Messung von körperlicher Aktivität gibt. Akzelerometer haben in den letzten Jahren die größte Aufmerksamkeit erhalten und kommen diesem Anspruch am nächsten. Akzelerometer sind Beschleunigungssensoren, die meist in kleine, tragbare Geräte integriert werden und Mobilitätsparameter wie z. B. Schritte über einen längeren, aussagekräftigen Zeitraum (meist sieben Tage) erfassen können. Aktuelle Untersuchungen zeigen, dass in der Forschung eingesetzte Akzelerometer valide Instrumente zur Schritterkennung bei PmMS sind (Motl et al. 2013). Es gibt mehrere Belege für einen direkten Zusammenhang zwischen Krankheitsschweregrad (EDSS) und der täglichen Schrittzahl (Block et al. 2016, 2019).

Jedoch sind diese wissenschaftlichen Geräte meist nicht nutzerfreundlich, eignen sich nicht für den täglichen Gebrauch und verlangen oft ein hohes Maß an technischem Verständnis. Zudem sind sie oft nicht im Einzelhandel erhältlich. Als Alternative bieten sich hier kommerziell erwerbliche Akzelerometer (oft auch Fitness-Tracker genannt) an. Diese Geräte finden meist im Sport Einsatz und dienen zur Trainingsgestaltung und -kontrolle (z. B. gelaufene Schritte während einer Trainingseinheit). Darüber hinaus bieten die Geräte die Möglichkeit, die Aktivitäten über den Tag (z. B. Anzahl Schritte an einem Tag) zu »tracken«. Die meisten dieser Fitness-Tracker werden wie eine Uhr als eine Art Armband am Handgelenk getragen, einige Modelle können an der Hüfte befestigt werden. In einigen Studien konnte gezeigt werden, dass auch kommerzielle Fitnesstracker bei Personen mit MS ausreichend valide Schritte erkennen können (Fitbit One an der Hüfte (Balto et al. 2016), Fitbit Flex am Handgelenk (Block et al. 2019). Das bei dieser Teilnehmerin verwendete Gerät (Fitbit Inspire) zeigte beim Tragen an der Hüfte in einer eigenen Validierungsstudie gute Ergebnisse bezüglich der Schritterkennung bei Gesunden (Hartung et al. 2020a) und bei Personen mit MS (Hartung et al. 2020b).

Es spricht also vieles dafür, Patienten zu raten, sich einen Fitnesstracker zu kaufen und damit die eigenen Aktivitäten zu beobachten. Dies sollte jedoch nicht unreflektiert geschehen, da die Genauigkeit und Zuverlässigkeit der Schritterkennung stark vom jeweiligen Gangbild abhängen kann (▶ Kasten 11.2).

Kasten 11.2: Wie zuverlässig ist die Erfassung der täglichen Schritte mit Beschleunigungssensoren bei Personen mit MS?

Um Akzelerometer oder Fitnesstracker als zuverlässiges Instrument zur Erfassung der Mobilität nutzen zu können, ist eine valide Schritterkennung unabdingbar. Die Algorithmen zur Schritterkennung der kommerziell erwerblichen Fitness-Tracker und Smartphones beruhen gewöhnlich auf Daten von Personen ohne Gangbeeinträchtigung!

Die Genauigkeit der Schritterkennung kann aufgrund eines veränderten Gangmusters und dem damit veränderten Beschleunigungssignal des Akzelerometers individuell erheblich schwanken. Die Genauigkeit der Schritterkennung ist dabei vor allem abhängig von der Gehgeschwindigkeit (Balto et al. 2016; Treacy et al. 2017). So zeigt sich vor allem bei langsamen Gehgeschwindigkeiten eine Abweichung der gemessenen zu den tatsächlich gegangenen Schritten, auch bei PmMS.

Des Weiteren spielt die Trageposition der Geräte eine Rolle für die korrekte Erkennung von Schritten: die Messung am Handgelenk scheint die geringste Validität zu besitzen, gefolgt von der Messung an der Hüfte. Das Fußgelenk hingegen scheint die valideste Trageposition zu sein, vor allem bei sehr langsamen Gehgeschwindigkeiten (Balto et al. 2016; Shammas et al. 2019; Treacy et al. 2017). Beobachtungen zeigen, dass Geräte der Firma Fitbit (One, Zip, Inspire), die eigentlich zum Tragen an der Hüfte gedacht sind, am Fußgelenk sehr gute bis exzellente Ergebnisse aufweisen.

Des Weiteren ist die valide Erfassung von Schritten erschwert,

- wenn sie nicht unter standardisierten Bedingungen (geradeaus Gehen) und gleichmäßiger Geschwindigkeit erfolgt, sondern unter ständig wechselnden Bedingungen (starten, beschleunigen, stoppen, drehen, verschiedene Tätigkeiten etc.), die typisch für Alltagsbewegungen im Haushalt sind.
- wenn, vor allem bei Messungen am Handgelenk, falsch positive Schritte erkannt werden. Diese können durch Bewegungen der Hände wie beispielsweise beim Anziehen, Geschirr spülen, Essen zubereiten oder ähnlichen Tätigkeiten entstehen.

Empfehlungen für die Trageposition in Abhängigkeit von Gangmuster und habitueller Gehgeschwindigkeit (Anhaltswerte, individuell zu überprüfen):

Gangbild	Habituelle Gehgeschwindigkeit	2 min Walk Gehstrecke	Empfohlene Trageposition
Unauffällig	> 4 km/h	Über 130 m	Handgelenk/Hüfte/Fußgelenk
Auffällig, unilaterale Gehhilfe	Zwischen 2,5 und 4 km/h	Zwischen 80 und 130 m	Hüfte oder Fußgelenk
Stark beeinträchtigt, uni-/bilaterale Gehhilfe/Rollator	Unter 2,5 km/h	Unter 80 m	Fußgelenk

Über Fitnesstracker können nur Aktivitäten korrekt erfasst werden, für die Schritte charakteristisch sind (Gehen, Joggen, Nordic Walking etc.). Andere Aktivitäten wie Radfahren, Schwimmen Krafttraining können meist nicht korrekt erfasst werden. Daher ist es sinnvoll, zusätzlich eine subjektive Abfrage der körperlichen oder sportlichen Aktivität mithilfe eines Fragebogens durchzuführen.

Im Rahmen der Studie wurde die körperliche Aktivität bei der Teilnehmerin wie folgt erfasst:

- Subjektiv: Fragebogen zur Erfassung der Bewegungs- und Sportaktivitäten (BSA-F).
- Objektiv: Fitnesstracker Fitbit Inspire, Trageposition an der Hüfte

11.3 Bewegungsbezogene Gesundheitskompetenz

Für die Initiierung und Aufrechterhaltung eines körperlich aktiven Lebensstils, aber auch für den positiven Bewältigungsprozess im Umgang mit einer chronischen Erkrankung wie der MS, steht die Entwicklung individueller Kompetenzen im Vordergrund bewegungstherapeutischer Maßnahmen. In diesem Zusammenhang ist das Konzept der »bewegungsbezogenen Gesundheitskompetenz« (BGK; Pfeifer et al. 2013) entstanden, die für die Befähigung zu eigenständiger Durchführung und Aufrechterhaltung von gesundheitsförderlicher körperlich-sportlicher Aktivität steht. Die BGK besteht aus drei Teilkompetenzen:

- Bewegungskompetenz (z. B. motorische Fertigkeiten, Übungen technisch/körperlich ausführen können, Körperwahrnehmung)
- Steuerungskompetenz (z. B. Belastung anhand von Körpersignalen einschätzen, kontrollieren und regulieren können, Training gestalten können)
- Selbstregulationskompetenz (z. B. hohe Motivation und Volition haben (Zielsetzung, Handlungsplanung, Barrieremanagement), Selbstwirksamkeit erfahren

Zur gezielten Ansteuerung und Steigerung dieser drei Teilkompetenzen müssen Elemente des körperlichen Übens und Trainierens mit Körperwahrnehmung und Edukation verknüpft werden, und die Patienten eigenverantwortlich in die Therapiegestaltung mit eingebunden werden.

Die BGK mit ihren Teilkompetenzen wurde mithilfe eines Fragebogens abgefragt (https://www.sport.fau.de/files/2019/11/BGK_Aktueller_Fragebogen.docx). Individuelle Ausprägungen der Teilkompetenzen können so zur Schwerpunktsetzung von Maßnahmen zur Bewegungsförderung herangezogen werden, zusätzlich besteht die Möglichkeit der Verlaufsbeurteilung der Ausprägung der Teilkompetenzen.

> **Fallbeispiel 11.1 (Fortsetzung) – Ergebnisse der Baseline-Diagnostik**
>
> Im Folgenden werden die Ergebnisse der Baseline-Messung dargestellt.
>
> **Körperliche Funktionsfähigkeit/Gehfähigkeit:** Die Gehgeschwindigkeit war deutlich beeinträchtigt bei einer Zeit von 17 Sekunden beim Timed-25-foot-walk (Gehstrecke von 7,62 m, entspricht ca. 0,45 m/sec oder 1,6 km/h) und einer zurückgelegten Strecke von 51 m beim 2-minute-walk (entspricht 0,43 m/sec oder 1,5 km/h). Dem entsprach die subjektiv eingeschätzte starke Beeinträchtigung der Gehfähigkeit (Maximale Beeinträchtigung von 60 Punkten beim Walk-12 Fragebogen erreicht).

Fatigue und Depression: Der Ausgangswert des WEIMuS Fragebogens (Messbereich 0–68) zur Fatigue lag mit 48 deutlich über dem Fatigue-Schwellenwert von 32, somit lag ausgeprägte Fatigue vor. Dies wurde bei der Gestaltung des Trainingsprogramms berücksichtigt. Der Wert des Depressionsfragebogens ADS-L jedoch lag mit 16 unterhalb des Grenzwerts von 22. Somit lag keine Depression und somit eine gute Ausgangslage für die Therapietreue vor.
Krankheitsspezifische Lebensqualität: Der MSIS-29 zeigte deutliche Beeinträchtigungen der Lebensqualität durch die MS, mit Werten von 77,5 bei der körperlichen und 58 auf der psychologischen Subskala (Werte von 0-100, 100 stärkste Einschränkung).
Körperliche Aktivität: Im BSA-Fragebogen wurde für Aktivitäten in der Freizeit ein Wert von 257 Minuten pro Woche ermittelt, Sportliche Aktivitäten wurden nicht ausgeführt.
Bewegungsbezogene Gesundheitskompetenz: Im Bereich der Bewegungskompetenz gab die Patientin an, anstrengende oder etwas anstrengende Aktivitäten nicht oder nur mit großen Problemen ausführen zu können. Beim Gleichgewicht wurden ebenfalls große Probleme angegeben. Signale des Körpers (Puls, Atmung) konnten nicht interpretiert werden.

Bei der Steuerungskompetenz offenbarten sich große Schwächen. Die Patientin ist also voraussichtlich nicht in der Lage, selbständig sinnvoll zu trainieren und konnte Aktivität nicht sinnvoll einsetzen, um ihr Wohlbefinden zu regulieren.

Auch die Selbstregulationskompetenz war nicht angemessen ausgeprägt. Das Zutrauen in die Umsetzung sportlicher Aktivität war gering, ebenso wie die positiven Erwartungen an die Durchführung sportlicher Aktivität.

11.4 Therapie – Generelle Empfehlungen für Personen mit Multipler Sklerose

In der Vergangenheit wurden aufgrund bestehender Studien wiederholt Empfehlungen für körperliche Aktivierung von PmMS gegeben. Tabelle 11.1 zeigt aktuelle, nun erstmals vom Krankheitsschweregrad abhängig gemachte, generelle Empfehlungen.

11.4 Therapie – Generelle Empfehlungen für Personen mit Multipler Sklerose

Tab. 11.1: Empfehlungen für körperliches Training, abhängig vom Krankheitsschweregrad (zusammengestellt und übersetzt von Kalb et al. 2020)

EDSS 0-4.5, 5-6.5	
Übungen und Intensität sollten immer individuell angepasst werden; Hitzeempfindlichkeit kann zu vorübergehenden Symptomen führen, eventuell sind Kühlmaßnahmen sinnvoll/notwendig; Hilfs- und Vorsichtsmaßnahmen sind bei körperlichen Beeinträchtigungen zu treffen; Training ist am effektivsten, wenn supervidiert, kann aber auch nicht supervidiert erfolgen.	
Ausdauertraining	10–30 min, 2–3/Woche bei moderater Intensität (40–60 % der maximalen Herzfrequenz, Borg-Skala 11–13). *Umsetzung*: Arm- oder Fahrradergometer, Crosstrainer, Laufband oder Ruderergometer oder Gehen/Joggen
Kräftigungstraining	2–3/Woche, 5–10 Übungen, 1–3 Serien pro Übung mit 8–15 Wiederholungen. *Umsetzung*: Krafttrainingsgeräte, freie Gewichte, Widerstandsbänder, Übungen mit dem eigenen Körpergewicht
Beweglichkeitstraining	Täglich, jede Übung 2–3 Serien mit 30–60 Sekunden halten; auch Yoga oder Stretching.
Koordinationstraining	3–6/Woche, 20–60 min, Intensität und Dauer individuell, Ziel: Sturzvermeidung, Haltungsstabilität und Gleichgewicht, Koordination, Geschicklichkeit. *Umsetzung*: Pilates, Tanzen, Yoga, Tai Chi, Hippotherapie, Virtual Reality, Gleichgewichtstraining
EDSS 7-7.5	
Training ist wirkungsvoll, sollte aber entweder von Therapeuten/Trainern angeleitet oder von geschulten Angehörigen begleitet/unterstützt werden	
Generell	20min/Tag, 3–7/Woche. *Umsetzung*: Individuell angepasst, kann auch über mehrere kleine Einheiten mit Pausen kumuliert werden,
Atmungstraining	Jeden zweiten Tag, drei Serien zu zehn Wiederholungen mit Atemtrainingsgerät (Spirometer)
Beweglichkeitstraining	Täglich, 30–60 Sekunden halten, betroffene obere/untere Extremitäten
Ausdauertraining (Oberkörper)	3-Minuten-Intervalle bei 70 % der eigentlichen Trainingsherzfrequenz. *Umsetzung*: Oberkörperergometer
Kräftigungstraining	3/Woche, drei Serien mit zehn Wiederholungen oder zehn Serien mit drei Wiederholungen (je nach Leistungsfähigkeit). *Umsetzung*: Leichte Gewichte oder Widerstandsbänder.

11.4.1 Praktischer Therapieverlauf

Die therapeutischen Inhalte zur Aktivitätsförderung im Rahmen der MS bewegt Studie erfolgten in folgenden Bereichen:

- Edukation über Lernmodule und Gruppengespräche

- Steigerung der täglichen Schrittzahl, gemessen und rückgemeldet über einen Fitnesstracker
- Vermittlung eines individuellen Ausdauer-, Kräftigungs- und Beweglichkeitstrainings

Zu Beginn wurde ein Eingangsgespräch mit der zugewiesenen persönlichen Bewegungstherapeutin durchgeführt. Neben einem ersten Kennenlernen erfolgte eine gesundheitsbezogene Anamnese sowie die Vereinbarung von Trainings- und Aktivitätszielen.

Im Anschluss wurde ein persönlicher Trainingsplan erstellt und der Zugang zu relevanten Lernmodulen freigeschaltet. Abgedeckte Lernbereiche waren:

- Wie plane und steuere ich mein Training?
- Wirkung und Empfehlungen zu Aktivität/Sport bei MS
- Trainingsprinzipien und Belastungssteuerung im Ausdauer- und Krafttraining
- Training und Symptome der MS
- Trainieren trotz und mit Fatigue
- Training bei Hitzeempfindlichkeit
- Training und Gehfähigkeit
- Den inneren Schweinehund überwinden
- Ziele setzen und Bewegung planen
- Hindernisse überwinden und sich selbst beobachten

Auf diese Lerninhalte wurde dann in zwei Gruppengesprächen (Videokonferenzen) Bezug genommen. Zusätzlich erfolgte ein weiteres Einzelgespräch mit der Therapeutin, um den Trainingsfortschritt zu besprechen und das Programm anzupassen. Das anfängliche Ziel für tägliche Schritte wurde auf 500 Schritte festgelegt, dieses Ziel wurde dann im weiteren Verlauf auf 700 und schließlich auf 1.000 erhöht.

Das Kräftigungs- und Ausdauertraining wurde aufgrund der vorhandenen Fatigue intervallartig und mit ausreichenden Belastungspausen konzipiert. Die Belastungsvorgaben wurden zu Beginn bewusst niedrig gehalten, um den Einstieg in ein regelmäßiges Training zu erleichtern und Überlastung zu vermeiden. Im Verlauf erfolgte dann eine regelmäßige, systematische Steigerung basierend auf den Trainingsrückmeldungen der Patientin über die App. Ein weiterer Vorteil eines niedrigschwelligen Trainingseinstiegs ist kürzere Regenerationszeit und somit die Möglichkeit einer hohen Trainingshäufigkeit. In Absprache mit der Patientin sollten 2–3 Mal pro Woche ein Krafttraining (ca. 30 Minuten) und 2–3 Mal pro Woche ein Ausdauertraining stattfinden (jeweils 5–10 Minuten). Tage mit Ausdauer- und Krafttraining wurden abgewechselt, um die jeweilige Regenerationszeit von mind. 48 Stunden aufrechtzuerhalten.

Beim Ausdauertraining wurden Laufbandtraining und Radfahren im Wechsel durchgeführt. Auf dem Laufband wurde mit einer Intervallbelastung von 3 x 2 Minuten gestartet, dies wurde dann gesteigert auf 1 x 5

Minuten. Beim Radfahren wurde mit 2 x 3 Minuten gestartet, dies wurde weiter auf 1 x 5 und dann 1 x 6 Minuten gesteigert. Auffällig war hier, dass ein- und dieselbe Belastung an einigen Tagen als gut bewertet, an anderen als zu anstrengend eingeschätzt wurde. Dies spiegelt die stark wechselnde »Tagesform« von PmMS wider.

Im Bereich Kräftigung wurde der Schwerpunkt auf Oberschenkelmuskulatur, Rücken- und Bauchmuskulatur sowie Stabilisierung und Gleichgewicht gelegt. Beispielhafte Steigerungen der Belastung waren: Kniebeugen (Aufstehen vom Stuhl) und Brücke in Rückenlage wurden mit 3 x 5 Wiederholungen gestartet, die Übungen konnten dann jeweils bis auf 3 x 20 Wiederholungen gesteigert werden. Übungen für Bauch- und Rückenmuskulatur konnten von anfänglich 2 bzw. 3 x 10 Wiederholungen auf 3 x 18 gesteigert werden. Auch Übungen zur Rumpfstabilisierung konnten in ähnlicher Weise gesteigert werden.

Fallbeispiel 11.1 (Fortsetzung) – Ergebnisse und Bewertung der Intervention

Die Patientin verzeichnete durchschnittlich sechs Trainingseinheiten pro Woche. Diese hohe Trainingshäufigkeit war aufgrund der oben beschriebenen wechselnden Belastungen gut realisierbar. Natürlich blieben – der Tagesform geschuldete – »harte« Trainingseinheiten nicht aus, der im Folgenden beschriebene, beträchtliche Erfolg der Maßnahme ist hier letztlich der Disziplin und Hartnäckigkeit der Patientin geschuldet.

Die Gehfähigkeit, subjektiv gemessen mit dem Walk-12, hat sich deutlich verbessert (von 60 auf 48 Punkte). Im MSIS-29 zeigten sich ebenfalls deutliche Verbesserungen im Bereich körperlicher (von 77 auf 37) und psychologischer Einschränkungen (von 58 auf 33). Auch die Fatigue verbesserte sich markant von 48 auf 26 Punkte des WEIMuS, somit ist die Fatigue unterhalb des Schwellenwerts von 32 gefallen!

Die Verteilung der absolvierten täglichen Schritte war sehr heterogen (▶ Abb. 11.1). Die Schrittzahl konnte aber im Mittel kontinuierlich gesteigert werden: von durchschnittlich 852 im ersten Monat über 1.220 im zweiten Monat und schließlich 1.711 im dritten Monat. Dem entsprach die subjektive Einschätzung der körperlichen Aktivität laut Fragebogen, diese stieg von 257 auf 475 Minuten pro Woche, plus der Aufnahme von sportlicher Aktivität von 275 Minuten pro Woche.

Auch die bewegungsbezogene Gesundheitskompetenz hat sich beachtlich gesteigert. Im Bereich Bewegungskompetenz stellten nach der Intervention anstrengende Aktivitäten ein deutlich geringeres Problem dar. Puls und Atmung konnten nun sinnvoll interpretiert und auch zur Steuerung des Trainings besser herangezogen werden. Des Weiteren gab sie an, jetzt deutlich besser die Signale nutzen zu können, um Unter- oder Überlastung vermeiden zu können (Steuerungskompetenz). Schließlich traute sie sich nun zu, auch anstrengende Aktivitäten umzusetzen und hatte eine positive Ergebniserwartung (Selbstregulationskompetenz). Daher wurde eine gute Basis geschaffen, auch nach der Intervention und ohne therapeutische Unterstützung weiterhin körperlich-sportlich aktiv zu bleiben und das Training aufrechtzuerhalten.

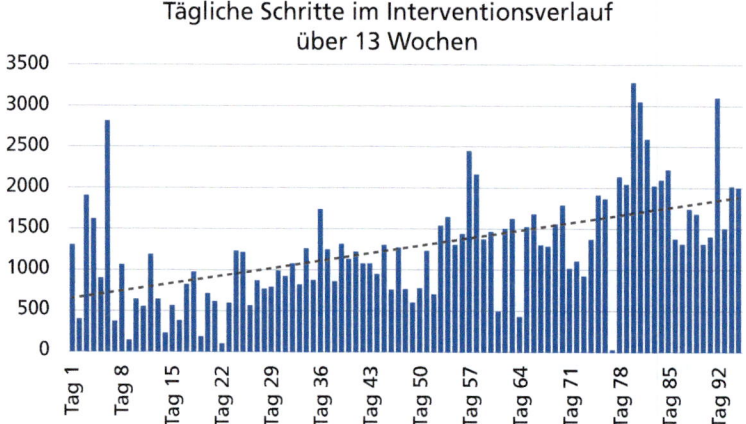

Abb. 11.1: Tägliche Schritte im Interventionsverlauf, gemessen mit dem Fitnesstracker Fitbit Inspire, getragen an der Hüfte. Gepunktet: lineare Trendlinie

Die Patientin zeigte eine sehr hohe Zufriedenheit mit der Intervention und der betreuenden Bewegungstherapeutin. Im Abschlussinterview gab sie an, dass es vor allem während des ersten COVID-19 Lockdowns (März/April 2020), als sie keine Physiotherapie erhielt, besonders wertvoll und hilfreich war, eine Bewegungstherapeutin online an der Seite zu haben. Vor allem wenn es buchstäblich »mal nicht so lief« war der therapeutische Rat sehr geschätzt. Als motivierend oder »pushend« wurde angesehen, dass ein Therapeut ständig kontrolliert und überwacht, ob die Trainingseinheiten auch durchgeführt werden. Kontaktmöglichkeiten per Telefon und Videokonferenz sowie die Lernmodule wurden sehr gerne wahrgenommen und als sehr hilfreich angesehen. Gegen Ende der Studie habe Sie sogar einen »Bewegungsdrang« entwickelt. Muskelwachstum beobachtete Sie vor allem im Bereich der Oberschenkel.

Die verabreichte dreimonatige, internetbasierte Therapie war vordergründig eine Patientenschulungsmaßnahme mit Elementen eines Funktionstrainings. Abschließend zeigte die Patientin neben beträchtlichen Symptomverbesserungen (Fatigue, Gehfähigkeit, indikationsspezifische Lebensqualität) auch einen deutlichen Kompetenzerwerb. Die Patientin ist nun im Vergleich zu vor der Intervention deutlich besser in der Lage, selbständig körperliche Aktivität und Training in ihren Alltag zu integrieren. Die Prognose für einen dauerhaft aktiveren Lebensstil ist daher sehr gut.

Trotz des beachtlichen Erfolgs bei der vorgestellten Kasuistik wäre für viele Betroffene die nachfolgende Zuführung zu einer Sportgruppe speziell für Personen mit MS sinnvoll. Neurologische Sportgruppen sind jedoch im Gegensatz zur Herz- oder Lungensportgruppen nur punktuell etabliert. Aus diesem Grund können und sollten internetbasierte Angebote eine sehr große Rolle spielen, wenn es darum geht, Bewegung dauerhaft in die Versorgung von Personen mit MS zu bringen.

11.5 Zusammenfassung

Regelmäßige körperliche Aktivität und Training bei MS spielen eine zentrale Rolle für die Aufrechterhaltung von körperlicher Funktionsfähigkeit und Lebensqualität. Krankheitssymptome wie Fatigue oder Einschränkung der Gehfähigkeit sind positiv beeinflussbar.

Gründe für den meist ausgeprägten Bewegungsmangel von Personen mit MS liegen im Bereich körperlicher Funktionsfähigkeit, vor allem bezogen auf die Gehfähigkeit, aber auch bei personbezogenen Faktoren wie Selbstwirksamkeit, Edukation, Motivation und Volition. In Bewegungsförderungsmaßnahmen sollten diese Faktoren ganzheitlich angesprochen werden.

Aufgrund der Heterogenität der Krankheitssymptome und jeweiligen Lebensumstände der Betroffenen ist ein individualisiertes Bewegungscoaching durch indikationsspezifisch erfahrene Bewegungstherapeuten nötig, um PmMS langfristig zu einem körperlich-aktiven Lebensstil hinzuführen.

Bewegungscoaching sollte

- Ausdauer- und Kräftigungstraining enthalten, um Symptome wie Fatigue und Muskelschwäche zu verbessern und die körperlichen Voraussetzungen für erhöhte Alltagsaktivität zu schaffen.
- durch gezielte Edukation Wissen zum Umgang mit Krankheitssymptomen beim Sport sowie Grundlagen zur generellen Gestaltung und Steuerung von Training vermitteln.
- gezielt Strategien vermitteln, um Trainingseinheiten sowie Bewegung in die Alltagsabläufe zu integrieren (realistische Ziele setzen, Handlungsplanung, Barrieremanagement).
- Jederzeit bereit und in der Lage sein, auf Änderungen der Symptomatik oder Tagesform der Betroffenen zu reagieren, ebenso wie auf Verbesserung der Funktionsfähigkeit (ständiger, einheitlicher therapeutischer Ansprechpartner, Flexibilisierung der Therapieinhalte)

Internetbasierte Interventionen bieten beste Voraussetzungen, die formulierten Ansprüche umsetzen zu können:

- Das Coaching kann direkt dort stattfinden, wo es benötigt wird: direkt in der Lebenswelt und im Alltag der der Betroffenen.
- Elektronische, teils automatische Dokumentation der umgesetzten Trainings- und Bewegungsinhalte liefern eine wichtige Quelle für Selbstwirksamkeit der Betroffenen und informieren gleichzeitig Therapeuten über Compliance und Umsetzung der Intervention.
- Wichtige Feedbackmechanismen wie Rückmeldung über die Zahl und Entwicklung der täglichen Schritte können über die Integration von Fitnesstrackern realisiert werden.
- Algorithmen können die Therapeuten bei der notwendigen Individualisierung der Trainingssteuerung unterstützen

- Lerninhalte können hervorragend über Online-Lernmodule angeboten werden. Die Akzeptanz hierfür ist aus eigenen Erfahrungen gut.

Literatur

Balto J M, Kinnett-Hopkins D L, Motl R W (2016) Accuracy and precision of smartphone applications and commercially available motion sensors in multiple sclerosis. Multiple Sclerosis Journal - Experimental, Translational and Clinical 2(0): 2055217316634754. (https://doi.org/10.1177/2055217316634754).

Block V, Bove R, Zhao C, Garcha P, Graves J, Romeo A R, Green A J, Allen D D, Hollenbach J A, Olgin J E, Marcus G M, Pletcher M J, Cree B A C, Gelfand J M (2019) Association of Continuous Assessment of Step Count by Remote Monitoring With Disability Progression Among Adults With Multiple Sclerosis. JAMA Network Open 2(3): e190570. (https://doi.org/10.1001/jamanetworkopen.2019.0570).

Block V, Pitsch E, Tahir P, Cree B A C, Allen D D, Gelfand J M (2016) Remote Physical Activity Monitoring in Neurological Disease: A Systematic Review. PloS One 11(4): e0154335. (https://doi.org/10.1371/journal.pone.0154335).

Dalgas U, Stenager E (2012) Exercise and disease progression in multiple sclerosis: Can exercise slow down the progression of multiple sclerosis? Therapeutic Advances in Neurological Disorders 5(2): 81–95. (https://doi.org/10.1177/1756285611430719).

Hartung V, Sarshar M, Karle V, Shammas L, Rashid A, Roullier P, Eilers C, Mäurer M, Flachenecker P, Pfeifer K, Tallner A (2020a) Validity of Consumer Activity Monitors and an Algorithm Using Smartphone Data for Measuring Steps during Different Activity Types. International Journal of Environmental Research and Public Health 17(9314): 1–16. (Doi: 10.3390/ijerph17249314).

Hartung V, Sarshar M, Rashid A, Roullier P, Mäurer M, Eilers C, Flachenecker P, Pfeifer K, Tallner A (2020b) Validity of step detection in persons with MS: evaluation of activity trackers and a disease-specific algorithm using smartphone data. Multiple Sclerosis Journal 26(2S): 38. (doi 10.1177/1352458520 969077).

Kalb R, Brown T R, Coote S, Costello K, Dalgas U, Garmon E, Giesser B, Halper J, Karpatkin H, Keller J, Ng A V, Pilutti L A, Rohrig A, Van Asch P, Zackowski K, Motl R W (2020) Exercise and lifestyle physical activity recommendations for people with multiple sclerosis throughout the disease course. Multiple Sclerosis Journal, 1–11. (https://doi.org/10.1177/1352458520915629).

Motl R W, Pilutti L A, Learmonth Y C, Goldman M D, Brown T (2013) Clinical Importance of Steps Taken per Day among Persons with Multiple Sclerosis. PLoS ONE 8(9): (https://doi.org/10.1371/journal.pone.0073247).

Motl R W, Sandroff B M, Kwakkel G, Dalgas U, Feinstein A, Heesen C, Feys P, Thompson A J (2017) Exercise in patients with multiple sclerosis. The Lancet Neurology 16(10): 848–856. (https://doi.org/10.1016/S1474-4422(17)30281-8).

Pfeifer K, Sudeck G, Geidl W, Tallner A (2013) Bewegungsförderung und Sport in der Neurologie – Kompetenzorientierung und Nachhaltigkeit. Neurologie Und Rehabilitation 19(1): 7–19.

Rimmer J H (2012) Getting beyond the plateau: Bridging the gap between rehabilitation and community-based exercise. PM and R 4(11): 857–861. (https://doi.org/10.1016/j.pmrj.2012.08.008).

Shammas L, Rashid A, Tallner A, Hartung V, Streber R, Wanner P, Roth B, Weiland A-C, Flachenecker P, Mäurer M, Pfeifer K (2019) Abhängigkeit eines indikationsspezifischen Algorithmus zur Schritterkennung bei Personen mit Multipler Sklerose von Gehgeschwindigkeit und Trageposition. 64. Jahrestagung Der Deutschen Gesellschaft Für Medizinische Informatik, Biometrie Und Epidemiologie e.V. (GMDS), 1. (https://doi.org/https://dx.doi.org/10.3205/19gmds132).

Streber R, Peters S, Pfeifer K (2016) Systematic Review of Correlates and Determinants of Physical Activity in Persons with Multiple Sclerosis. Archives of Physical Medicine and Rehabilitation 97(4): 633–645. (https://doi.org/10.1016/j.apmr.2015.11.020).

Tallner A, Mäurer M, Pfeifer K (2013a) Körperliche Aktivität bei Personen mit Multipler Sklerose in Deutschland. Neurologie Und Rehabilitation 19(4): 236–243.

Tallner A, Tzschoppe R, Peters S, Mäurer M, Pfeifer K (2013b) Internetgestützte Bewegungsförderung bei Personen mit Multipler Sklerose. Neurologie Und Rehabilitation 19(1): 35–46.

Tallner A (2012) Körperliche Aktivität und Körperliche Funktionsfähigkeit: Erfassung und Wechselwirkungen bei Personen mit Multipler Sklerose. Friedrich-Alexander-Universität Erlangen-Nürnberg.

Treacy D, Hassett L, Schurr K, Chagpar S, Paul S, Sherrington C (2017) Validity of Different Activity Monitors to Count Steps in an Inpatient Rehabilitation Setting. Physical Therapy 97: 581–588. (https://doi.org/10.1097/01.NAJ.0000445680.06812.6a).

12 Ausbildung, Studium, Bewerbung und berufliche Praxis mit Multipler Sklerose

Marianne Moldenhauer

Fallbeispiele 12.1

Die Abiturientin fragt sich nach der MS-Diagnose, ob sie den Belastungen eines Studiums überhaupt standhalten kann.

Die schwerbehinderte Bewerberin ist verunsichert, ob eine Pflicht zur Offenbarung der Schwerbehinderung bei einer schriftlichen Bewerbung oder im Vorstellungsgespräch besteht.

Der Verwaltungsangestellte, der gerade erst ein Haus gebaut hat, ist nach der Diagnosestellung verunsichert, ob er in seinem Beruf weiterarbeiten kann.

Der Mechatroniker, bei dem sich nicht direkt sichtbare Symptome bereits auf seine körperliche Leistungsfähigkeit auswirken, weiß nicht, ob er seinem Arbeitgeber von der Erkrankung erzählen soll.

Die alleinerziehende Buchhalterin leidet unter Bewegungseinschränkungen und Fatigue, ist nervlich schnell überlastet. In ihrer beruflichen Tätigkeit wurde sie bereits als zu langsam eingestuft und immer mehr ins Abseits gedrängt, weshalb sie nun Angst vor einer Kündigung hat.

Der MS-bedingt wiederholt arbeitsunfähig erkrankte Verkäufer, dem langes Stehen und Laufen nicht mehr möglich ist, möchte seine Arbeitszeit reduzieren und hat Angst vor dem Einkommensverlust.

12.1 Einleitung

Eine erfolgreich absolvierte Ausbildung, ein Studium, die Aufnahme der Berufstätigkeit und die Berufsausübung stärken das Selbstwertgefühl, ermöglichen finanzielle Unabhängigkeit und fördern die soziale Integration. Bei der Suche nach einem Ausbildungs- oder Arbeitsplatz, dem Versuch, nach längerer Arbeitsunfähigkeit oder Erwerbslosigkeit zurück ins Erwerbsleben zu gelangen oder wenn es darum geht, den Arbeitsplatz zu erhalten, haben an MS-Erkrankte jedoch immer wieder mit erheblichen Hindernissen zu kämpfen, denn Arbeitgeber und Personalverantwortliche haben regelmäßig nur vage oder schlimmstenfalls falsche Vorstellungen von der MS-Erkrankung im Kontext möglicher Auswirkungen auf den Arbeitsalltag.

Damit Menschen mit Behinderung und chronischen Erkrankungen die Eingliederung ins Erwerbsleben dennoch gelingen kann und sie an ihrem Arbeitsplatz nicht benachteiligt werden, hat der Gesetzgeber eigenständige rechtliche Grundlagen geschaffen. Im Vordergrund der Regelungen stehen dabei Ziele wie die volle, wirksame und gleichberechtigte Teilhabe am gesellschaftlichen Leben und die Selbstbestimmung, wobei es auch darum geht, die Vermittlungschancen Betroffener auf dem allgemeinen Arbeitsmarkt zu erhöhen, ungünstigen Konkurrenzsituationen auf dem Arbeitsmarkt zu begegnen und Arbeitsplätze sicherer zu machen.

12.2 Gesetzliche Regelungen

Das Neunte Buch Sozialgesetzbuch (SGB IX) – Rehabilitation und Teilhabe von Menschen mit Behinderungen – stellt behinderte oder von Behinderung bedrohte Menschen, die ihren Wohnsitz, ihren gewöhnlichen Aufenthalt oder ihre Beschäftigung auf einem Arbeitsplatz regelmäßig im Geltungsbereich des Gesetzes haben, in den Mittelpunkt. Bezogen auf schwerbehinderte Beschäftigte ist dies in § 164 Abs. 2 SGB IX geregelt. Der Schutz ist Ausfluss von Art. 3 Abs. 3 S. 2 des Grundgesetzes (GG), wonach niemand aufgrund einer Behinderung benachteiligt werden darf.

Niemand darf aufgrund einer Behinderung benachteiligt werden (GG Art. 3)

Darüber hinaus enthalten die §§ 151–175 SGB IX besondere Regelungen zur Teilhabe schwerbehinderter Menschen.

Was genau als Benachteiligung gewertet wird, konkretisiert das Allgemeine Gleichbehandlungsgesetz (AGG). Ein besonders großer Anwendungsbereich ist dabei das Arbeitsrecht, das für Arbeitnehmer, Auszubildende, arbeitnehmerähnliche Personen wie Heimarbeiter, Stellenbewerber, ehemalige Mitarbeiter und Leiharbeitnehmer der Privatwirtschaft gilt und für Beamte, Richter und Beschäftigte des Bundes und der Länder im Dienstrecht eine entsprechende Anwendung findet. Das AGG schützt vor Diskriminierung in allen Phasen der Beschäftigung.

12.3 Zentrale Begriffe

- Die zentrale sozialrechtliche Definition der Behinderung ist in § 2 Abs. 1 S. 1 SGB IX verankert: Menschen sind danach »*behindert, wenn sie körperliche, seelische, geistige oder Sinnesbeeinträchtigungen haben, die sie in Wechselwirkung mit einstellungs- und umweltbedingten Barrieren an der gleichberechtigten Teilhabe an der Gesellschaft mit hoher Wahrscheinlichkeit länger als sechs Monate hindern können. Eine Beeinträchtigung nach Satz 1*

liegt vor, wenn der Körper- und Gesundheitszustand von dem für das Lebensalter typischen Zustand abweicht.«
- Nach § 2 Abs. 1 S. 2 SGB IX sind sie *von Behinderung bedroht*, wenn eine Beeinträchtigung nach Satz 1 zu erwarten ist.
- *Schwerbehindert* nach § 2 Abs. 2 SGB IX sind Menschen mit einem Grad der Behinderung (GdB) ab 50.
- *Gleichgestellte behinderte Menschen* sind gemäß § 2 Abs. 3 SGB IX behinderte Menschen mit einem GdB von weniger als 50, aber wenigstens 30, die infolge ihrer Behinderung ohne die Gleichstellung einen geeigneten Arbeitsplatz i. S. d. § 156 SGB IX nicht erlangen und/oder behalten können. Zwischen der Behinderung und der Erforderlichkeit der Gleichstellung muss ein Ursachenzusammenhang bestehen.

Eine *Sonderregelung gilt für Jugendliche und junge Erwachsene mit Behinderung*, die eine Berufsausbildung oder eine Orientierungsmaßnahme durchlaufen. In dieser Zeit sind sie schwerbehinderten Menschen automatisch gleichgestellt, auch wenn ihr GdB unter 30 liegt oder noch nicht festgestellt ist, § 151 Abs. 4 S. 1 SGB IX. Als Nachweis reicht eine Stellungnahme der Agentur für Arbeit oder ein Bescheid über Leistungen zur Teilhabe am Arbeitsleben aus. Die Schutzvorschriften für schwerbehinderte Menschen kommen zwar nicht zur Anwendung, aber es ist eine Betreuung durch den Integrationsfachdienst und damit der Erhalt von Leistungen möglich.

12.3.1 Feststellung der Behinderung

Der Grad der Behinderung (GdB) wird auf Antrag des Betroffenen durch das Versorgungsamt (oder die nach Landesrecht zuständige Behörde) festgestellt

Auf Antrag des Betroffenen bzw. seines Vertreters (die Bevollmächtigung ist auf Verlangen der Behörde schriftlich nachzuweisen, § 13 Abs. 1 S. 3 des Zehnten Buches des Sozialgesetzbuches – Sozialverwaltungsverfahren und Sozialdatenschutz (SGB X)) stellen die zuständigen Versorgungsämter oder die nach Landesrecht zuständigen Behörden das Vorliegen einer Behinderung und den GdB – u. U. auch rückwirkend – fest, vgl. § 152 Abs. 1 S. 1 SGB IX. Das Antragsverfahren ist kostenfrei. In der Regel ist ein formloser Antrag ausreichend. Die Behörde sendet dann das amtliche Antragsformular zu. Dieses kann aber z. B. auch im Internet abgerufen werden.

Der GdB bezieht sich unabhängig von der Ursache auf alle Gesundheitsstörungen und wird nach Zehnergraden abgestuft von 20–100 festgestellt (§ 152 SGB IX). Details regelt die Versorgungsmedizin-Verordnung (VersMedV), die Grundlage für die Aufstellung der Versorgungsmedizinischen Grundsätze ist. Diese bestehen zu einem wesentlichen Teil aus einer Liste von medizinischen Befunden und Grunderkrankungen, denen abhängig von Auswirkungen und Schwere der Beeinträchtigungen ein Wert für den GdB zugewiesen wird.

Bei MS richtet sich der GdB »vor allem nach den zerebralen und spinalen Ausfallserscheinungen. Zusätzlich ist die aus dem klinischen Verlauf sich ergebende Krankheitsaktivität zu berücksichtigen.«

Entscheidend für die GdB-Feststellung ist also nicht die Diagnose »MS«, maßgebend sind vielmehr die Auswirkungen von Funktionsbeeinträchtigungen auf die Teilhabe am gesellschaftlichen Leben.

Im Feststellungverfahren wird zudem geprüft, ob neben der Behinderung weitere gesundheitliche Merkmale vorliegen, die Voraussetzung für die Inanspruchnahme von *Nachteilsausgleichen* sind, § 152 Abs. 4 SGB IX.

Für die Entscheidungsfindung hat die Behörde alle für den Einzelfall bedeutsamen und günstigen Umstände berücksichtigen, *sog. Amtsermittlungsgrundsatz*, § 20 SGB X.

Da die der Entscheidung zugrunde liegende *behördeninterne ärztliche Stellungnahme* regelmäßig auf den bei Antragstellung übersandten bzw. im Verfahren beigezogenen ärztlichen Unterlagen basiert, welche zumeist nicht unter gutachterlichen, sondern unter therapeutischen Aspekten erhoben wurden und daher oft keinerlei Ausführungen dazu enthalten, wie sich die diagnostizierte MS im individuellen Fall im (Arbeits-)Alltag auswirkt, bleiben die Feststellungen nicht selten hinter den Erwartungen der Antragsteller zurück.

Liegt ein GdB von wenigstens 20 vor, erteilt die Behörde dem Antragsteller einen schriftlichen *Feststellungsbescheid*, § 152 Abs. 1 S. 6 SGB IX.

Bei Vorliegen *mehrerer Funktionsbeeinträchtigungen* wird der GdB nach den Auswirkungen der Beeinträchtigungen in ihrer Gesamtheit unter Berücksichtigung ihrer wechselseitigen Beziehungen festgestellt, § 152 Abs. 3 S. 1 SGB IX. Die Auswirkungen der einzelnen Beeinträchtigungen können ineinander aufgehen, sich überschneiden, sich verstärken oder beziehungslos nebeneinanderstehen. Eine schlichte Addition von Einzelwerten findet nicht statt, weshalb bei drei Behinderungen mit Einzel-GdB von 20, 20 und 30 nicht automatisch ein Gesamt-GdB von 70 gegeben ist.

Falls ein GdB von mindestens 50 vorliegt, dient der Feststellungsbescheid zur Ausstellung des bundesweit einheitlichen Nachweises über den Status als schwerbehinderter Mensch – den *Schwerbehindertenausweis*. Zuerkannte Merkzeichen für spezifische Behinderungen und bestimmte gesundheitliche Einschränkungen werden ebenfalls im Ausweis eingetragen. Die in § 3 Abs. 1 der Schwerbehindertenausweisverordnung (SchbAwV) aufgeführten *Merkzeichen* berechtigen zu besonderen Hilfen, um behinderungsbedingte Nachteile auszugleichen. Bei der MS-Erkrankung geht es zumeist um die Merkzeichen »G« (erhebliche Gehbehinderung) »aG« (außergewöhnliche Gehbehinderung) und »B« (Berechtigung zur Mitnahme einer Begleitperson).

Die *Gültigkeitsdauer des Ausweises* soll befristet werden, § 152 Abs. 5 S. 3 SGB IX. Wenn wesentliche Änderungen der gesundheitlichen Verhältnisse nicht zu erwarten sind, kann er aber auch unbefristet ausgestellt werden.

Eine *Neufestsetzung des GdB* erfolgt regelmäßig, wenn der Betroffene aufgrund einer Krankheitsverschlimmerung bzw. dem Hinzutreten weiterer Behinderungen einen neuen Antrag stellt. Sie ist aber auch von Amts wegen (§ 20 SGB X) zulässig, wenn eine Besserung der bislang bei der Feststellung berücksichtigten Beeinträchtigungen eingetreten ist (§ 48 SGB X).

Verringert sich der festgestellte Behinderungsgrad auf unter 50, endet der Schwerbehindertenschutz am Ende des dritten Kalendermonats nach dem Eintritt der formellen Bestandskraft des die Verringerung feststellenden Bescheides (§ 199 Abs. 1 Hs. 1 SGB IX).

12.3.2 Gleichstellung

Die Gleichstellung behinderter Menschen mit einem schwerbehinderten Menschen (§ 2 Abs. 3 SGB IX) erfolgt *auf Antrag* des behinderten Menschen bzw. seines Vertreters durch die örtliche *Agentur für Arbeit*. Steht der Antragsteller in einem Beschäftigungsverhältnis, führt die Agentur für Arbeit zur Aufklärung des Sachverhaltes regelmäßig eine Befragung des Arbeitgebers, ggf. des Betriebs- oder Personalrates und der Schwerbehindertenvertretung durch. Dafür ist jeweils die vorherige Zustimmung des behinderten Menschen notwendig.

Die Gleichstellung kann befristet oder auf unbestimmte Zeit ausgesprochen werden (§ 151 Abs. 2 Satz 3 SGB IX).

Mit dem Instrument der Gleichstellung behinderter Menschen mit schwerbehinderten Menschen werden behinderte Menschen in den Anwendungsbereich des Schwerbehindertenrechts (SGB IX, Teil 3) nahezu vollständig einbezogen

Für Gleichgestellte ausgenommen sind nach § 151 Abs. 3 SGB IX der § 208 SGB IX (Zusatzurlaub) und das Kapitel 13 SGB IX (unentgeltliche Beförderung im öffentlichen Personenverkehr). Außerdem haben sie keinen Anspruch auf die vorgezogene Altersrente für schwerbehinderte Menschen (§ 37 und § 236a Sechstes Buch des Sozialgesetzbuches – Gesetzliche Rentenversicherung (SGB VI) bzw. den vorzeitigen Ruhestand (§ 52 Bundesbeamtengesetz (BBG)).

12.4 Arbeitsrechtliche Regelungen

12.4.1 Einstellungspflicht und Ausgleichsabgabe

Private und öffentliche Arbeitgeber mit mindestens 20 Arbeitsplätzen sind verpflichtet, mindestens 5 % ihrer Arbeitsplätze mit schwerbehinderten Menschen zu besetzen

Private und öffentliche Arbeitgeber mit im Jahresdurchschnitt mindestens 20 Arbeitsplätzen sind grundsätzlich verpflichtet, mindestens 5 % ihrer Arbeitsplätze mit schwerbehinderten oder gleichgestellten Menschen zu besetzen, § 154 Abs. 1 SGB IX. Erfüllen sie diese Mindestquote nicht, haben sie eine je nach Erfüllungsquote gestaffelte sog. *Ausgleichsabgabe* zu entrichten, § 160 SGB IX. Die Ausgleichsabgabe hat sowohl eine Antriebsfunktion für die Arbeitgeber, schwerbehinderte Menschen zu beschäftigen, als auch eine Ausgleichsfunktion gegenüber Arbeitgebern, die ihre Beschäftigungspflicht erfüllen und denen daraus erhöhte Kosten entstehen. Warum der Arbeitgeber seiner Beschäftigungspflicht nicht nachgekommen ist, ob er daran ein Verschulden trägt oder nicht, bleibt unberücksichtigt.

Bei der Einstellungspflicht des Arbeitgebers handelt es sich um eine öffentlich-rechtliche Verpflichtung, die gegenüber dem Staat besteht. Ein individueller Anspruch auf einen Arbeitsplatz in einem bestimmten Betrieb ergibt sich für den schwerbehinderten Bewerber nicht.

Arbeitgeber sind verpflichtet zu prüfen, ob freie Arbeitsplätze mit schwerbehinderten Menschen, insbesondere mit bei der Agentur für Arbeit arbeitslosen oder arbeitsuchend gemeldeten schwerbehinderten Menschen, besetzt werden können, § 164 Abs. 1 S. 1 SGB IX. In Zusammenarbeit mit der

Agentur für Arbeit oder einem Fachintegrationsdienst sind entsprechende Bewerbungen in einem vorgegebenen Verfahren ggf. unter Einbeziehung der betrieblichen Schwerbehindertenvertretung zu prüfen und möglichst zum Erfolg zu bringen.

12.4.2 Fragerecht und Offenbarungspflicht

Fragerecht des Arbeitgebers

Rechtsprechung und Literatur unterscheiden zwischen zulässigen und unzulässigen Fragen im Einstellungsgespräch und/oder beim Personalfragebogen sowie im bestehenden Arbeitsverhältnis.

Grundvoraussetzung für die Zulässigkeit einer Frage bei Einstellungsverhandlungen ist, ob diese in konkreter Beziehung zum vorgesehenen Arbeitsplatz bzw. zur ausgeübten Tätigkeit steht. Das Fragerecht und seine Grenzen ergeben sich aus der Abwägung der Arbeitgeberinteressen an möglichst umfassender Information über den Bewerber und dem verfassungsrechtlich geschützten Persönlichkeitsrecht des Bewerbers.

Danach sind grundsätzlich alle Fragen nach beruflichen und fachlichen Fähigkeiten, dem beruflichen Werdegang, zur Verrichtung der beabsichtigten vertraglichen Tätigkeit, Berufserfahrung, Zeugnisse und Prüfungsnoten, Art und Umfang von Nebentätigkeiten und zum Zeitpunkt eines möglichen Arbeitsbeginns erlaubt. Es gibt aber eine Vielzahl unzulässiger Fragen, die Bewerber grundsätzlich nicht beantworten müssen. § 7 Abs. 1 iVm. § 1 AGG verbietet eine Benachteiligung wegen einer Behinderung. Damit sind jedenfalls alle iSv. § 2 Abs. 1 SGB IX behinderten Menschen vor einer Ungleichbehandlung aufgrund dieses Merkmals geschützt.

Das Bundesarbeitsgericht (BAG) hat zwar ein grundsätzliches Fragerecht des Arbeitgebers nach einer Schwerbehinderung bei der Einstellung in einem obiter dictum abgelehnt (BAG v. 18.09.2014 – 8 AZR 759/13). Fragen können aber zulässig sein, wenn wesentliche berufliche Gründe dies erfordern, § 8 AGG. Der Arbeitgeber darf dann nach einer *(Schwer-)Behinderung* fragen, wenn deren Abwesenheit eine zwingende Voraussetzung für eine ordnungsgemäße Erledigung der mit der angestrebten Tätigkeit übertragenen Aufgaben darstellt (Landesarbeitsgericht (LAG) Hessen v. 24.03.2010 – 6/7 Sa 1373/09). Dies ist z. B. bei Beschäftigten im Polizeivollzugsdienst, an die erhöhten gesundheitlichen Anforderungen gestellt werden, der Fall (Oberlandesgericht (OLG) Nordrhein-Westfalen v. 17.11.2011 – 6 B 1241/11).

Die Zulässigkeit von Fragen nach dem *Gesundheitszustand* ist abhängig davon, ob Krankheiten den Einsatz auf dem vorgesehenen Arbeitsplatz einschränken oder sogar ausschließen oder aufgrund einer erheblichen Ansteckungsgefahr eine Gefährdung anderer Arbeitnehmer oder Dritter nach sich ziehen können.

Der Arbeitgeber darf deshalb fragen, ob der Bewerber eine akute oder chronische gesundheitliche Beeinträchtigung hat,

> Fragen bei Einstellungsverhandlungen sind zulässig, wenn diese in konkreter Beziehung zum vorgesehenen Arbeitsplatz bzw. zur ausgeübten Tätigkeit stehen

- die ihn in bestimmten Abständen oder auf Dauer immer wieder in seiner Tätigkeit einschränkt,
- wegen der er bei oder nach Arbeitsantritt arbeitsunfähig sein wird (z. B. wegen einer geplanten Rehabilitationsmaßnahme) oder
- die ihn selbst nicht bei seiner Tätigkeit einschränkt, aber ansteckend ist und eventuell andere Personen gefährdet.

Im *bestehenden Arbeitsverhältnis* ist die Frage nach dem Vorliegen einer Schwerbehinderung oder nach einem gestellten Antrag allerdings erst nach sechs Monaten (Frist des § 173 Abs. 1 Nr. 1 SGB IX) erlaubt, um dem Arbeitgeber ein rechtstreues Verhalten im Hinblick auf seine Pflichten zur behinderungsgerechten Beschäftigung (§ 165 Abs. 4 S. 1 SGB IX), Zahlung einer Ausgleichsabgabe (§ 160 SGB IX) und auf Gewährung von Zusatzurlaub (§ 208 SGB IX) zu ermöglichen (BAG v. 16.02.2012 – 6 AZR 553/10). Im Vorfeld einer beabsichtigten Kündigung ist die Frage ebenfalls zulässig, damit der Arbeitgeber diese bei der Sozialauswahl nach § 1 Abs. 3 Kündigungsschutzgesetz (KSchG) beachten kann.

Offenbarungspflicht des Bewerbers

Eine Pflicht zur Offenbarung der Schwerbehinderung schon bei einer Bewerbung besteht grundsätzlich ebenso wenig wie ein grundsätzliches Fragerecht des Arbeitgebers (BAG v. 18.09.2014 – 8 AZR 759/13).

Erkennt der Bewerber vor Abschluss des Arbeitsvertrages, dass seine Krankheit die Ausführung der angestrebten Tätigkeit unmöglich macht oder einschränkt, muss er den Arbeitgeber von sich aus über seine Einschränkungen informieren

Erkennt der Bewerber allerdings vor *Abschluss des Arbeitsvertrages* oder müsste er erkennen, dass seine Krankheit oder Behinderung die Ausführung der angestrebten Tätigkeit unmöglich macht oder einschränkt, muss er den Arbeitgeber von sich aus, also ungefragt, über seine Einschränkungen informieren (etwa über MS-bedingte Einschränkungen feinmotorischer Fähigkeiten bei Tätigkeiten als Laborant, Uhrmacher, Pianist oder Goldschmied; Gleichgewichtsstörungen bei Tätigkeiten an unfallgefährdeten Arbeitsplätzen auf Treppen, Leitern und Gerüsten mit Absturzgefahr als Dachdecker, Fensterputzer oder Schornsteinfeger; wenn Hitze die MS-Symptome verstärkt, Berufe, bei denen man hohen Umgebungstemperaturen ausgesetzt ist; Fatigue und kognitive Probleme bei Tätigkeiten an laufenden Maschinen oder im Außendienst; Sehstörungen oder fehlender Muskelkontrolle bei Tätigkeiten als Berufskraftfahrer).

Abgeleitet aus seiner Fürsorgepflicht unterliegt nicht nur der Arbeitgeber sog. Schutzpflichten gegenüber dem Arbeitnehmer (§ 618 Bürgerliches Gesetzbuch (BGB) ergänzt durch zahlreiche Arbeitsschutzvorschriften). Dieselbe hat der Arbeitnehmer auch gegenüber seinem Arbeitgeber (§§ 241 Abs. 2, 242 BGB). Das beinhaltet, dass dieser verpflichtet ist, etwaige Schäden und Nachteile für den Arbeitgeber abzuwenden.

Nach der Einstellung besteht keine Offenbarungspflicht des Arbeitnehmers in Bezug auf eine Schwerbehinderung. Diese kann auch nicht damit begründet werden, dass der Arbeitgeber gegebenenfalls die gesetzliche

Ausgleichsabgabe entrichtet, obwohl er eigentlich die Beschäftigungspflicht nach § 154 SGB IX erfüllt.

Kann ein erkrankter Arbeitnehmer seine Arbeitsleistung aber nicht mehr in gewohnter Weise erledigen und sind Anpassungen am Arbeitsplatz notwendig oder gefährdet er sich und andere Personen, dann muss er diesen Umstand dem Arbeitgeber unaufgefordert mitteilen.

Rechtsfolgen

Beantwortet der Bewerber eine berechtigte Frage falsch oder offenbart er von sich aus zu offenbarenden Umstand nicht, dann ist der Arbeitgeber berechtigt, den Arbeitsvertrag ab Bekanntwerden der Täuschung binnen Jahresfrist *wegen arglistiger Täuschung anzufechten*, § 123 BGB.

Die rechtswirksame Anfechung hat weitreichende Konsequenzen, denn

- sie beendet das Arbeitsverhältnis ohne Einhaltung einer Kündigungsfrist.
- eine Anhörung des Betriebsrates (§ 102 Betriebsverfassungsgesetz – BetrVG) ist nicht erforderlich.
- sie kann formfrei erklärt werden.
- beim Sonderkündigungsschutz ist eine Zustimmung der jeweiligen Behörde nicht erforderlich.

Die Anfechtungsmöglichkeit gilt aber nicht für alle Zeiten. Sie ist ausgeschlossen, wenn aufgrund der Entwicklung des Arbeitnehmers in der Vergangenheit der Anfechtungsgrund an Bedeutung verloren hat (BAG v. 11.11.1993 – 2 AZR 467/93).

12.4.3 Arbeitgeberpflichten bei der Stellenbesetzung

Bevorzugte Einstellung und Beschäftigung

Der gesamte *Bewerbungsprozess* muss diskriminierungsfrei sein. Das betrifft sowohl die Formulierungen in der Stellenausschreibung als auch die Auswahl der eingegangenen Bewerbungen und die Gestaltung des persönlichen Vorstellungsgespräches und/ oder des Personalfragebogens.

Öffentliche Arbeitgeber sind verpflichtet, schwerbehinderte und gleichgestellte Stellenbewerber zu einem Vorstellungsgespräch einzuladen, § 165 SGB IX. Nur wenn eine fachliche Eignung offensichtlich fehlt, ist eine Einladung entbehrlich.

> Öffentliche Arbeitgeber sind verpflichtet, schwerbehinderte und gleichgestellte Stellenbewerber zu einem Vorstellungsgespräch einzuladen

Wünscht der Bewerber, dass die Eigenschaft als behinderter oder schwerbehinderter Mensch bei der Behandlung der Bewerbung berücksichtigt wird, muss sein Bewerbungsschreiben aber einen klaren Hinweis hierauf enthalten. Lediglich »eingestreute« und unauffällige Informationen, indirekte Hinweise in beigefügten Dokumenten oder eine Kopie des Schwerbehindertenausweises oder Gleichstellungsbescheides in weiteren Bewerbungsunterlagen stellen keine klare und deutliche Information dar (BAG v. 26.09.2013 – 8 AZR 650/12).

Die Ablehnung eines schwerbehinderten Bewerbers

Erfüllt der Arbeitgeber die Schwerbehindertenquote, genügt eine formlose Absage – wie bei allen anderen Bewerbern auch. Arbeitgeber, die die Beschäftigungspflicht (▶ Kap. 12.4.1) nicht erfüllen, sind jedoch nach § 164 Abs. 1 SGB IX dazu verpflichtet, die Ablehnung eines schwerbehinderten oder gleichgestellten Menschen in einem Absageschreiben zu begründen, und zwar unabhängig davon, ob eine Schwerbehindertenvertretung oder Personalvertretung vorhanden ist oder nicht.

Abgelehnte Bewerber, die eine Benachteiligung im Auswahlverfahren vermuten, können Entschädigungsansprüche innerhalb einer Frist von zwei Monaten geltend machen. Die Frist beginnt mit dem Zugang der Ablehnung.

Der Abschluss des Arbeitsvertrages

Das Arbeitsverhältnis beginnt mit dem *Abschluss des Arbeitsvertrages*, dessen Inhalt sich nach zwingenden gesetzlichen Vorschriften (Bürgerliches Gesetzbuch, Handelsgesetzbuch, Gewerbeordnung, Arbeitsschutzgesetz, SGB IX usw.), ggf. nach Tarifvertrag und Betriebsvereinbarung sowie nach den Vereinbarungen im Einzelarbeitsvertrag bestimmt. Dabei gilt im Arbeitsrecht grundsätzlich das *Rangfolgeprinzip* (▶ Abb. 12.1).

> Im Arbeitsrecht gilt das Rangfolgeprinzip, Ausnahmen werden dort gemacht, wo die niedrigere Regelung für den Arbeitnehmer günstiger ist (Günstigkeitsprinzip)

Von zwei oder mehreren Normen die einen Sachverhalt regeln können, gilt prinzipiell immer die höherrangige Norm. Die Vereinbarung einer Arbeitszeit, die über der gesetzlich zugelassenen Grenze liegt, oder die Vereinbarung eines Lohnes, der unter dem gesetzlich festgeschriebenen Mindestlohn liegt, sind somit unwirksam.

Eine Ausnahme von Rangfolgeprinzip wird dort gemacht, wo die rangniedrigere Regelung eine günstigere Regelung für den Arbeitnehmer enthält *(Günstigkeitsprinzip)*. Sehen tarifliche, betriebliche oder sonstige Regelungen einen längeren Zusatzurlaub zugunsten schwerbehinderter Beschäftigter vor, so gelten diese Sonderregelungen, § 208 Abs. 1 S. 2 SGB IX. Z. B. wird Beamten mit einem GdB von weniger als 50 in einzelnen Bundesländern ein zusätzlicher Urlaub von bis zu drei Arbeitstagen im Urlaubsjahr gewährt, § 13 Hessische Urlaubsverordnung (HUrlVO), § 23 Arbeitszeit- und Urlaubsverordnung Baden-Württemberg (AzUVO).

Neben der Arbeitspflicht hat der Arbeitnehmer noch eine Reihe allgemeiner Pflichten zu beachten, die unter den Begriff sog. *Treuepflicht* fallen, z. B. die Verschwiegenheitspflicht, das Wettbewerbsverbot im bestehenden Arbeitsverhältnis, keine Weitergabe von Firmeninterna oder die Pflicht, im Krankheitsfall alles zu unterlassen, was einer schnellen Genesung schadet. Durch den Arbeitsvertrag unterwirft er sich zugleich dem Weisungsrecht des Arbeitgebers.

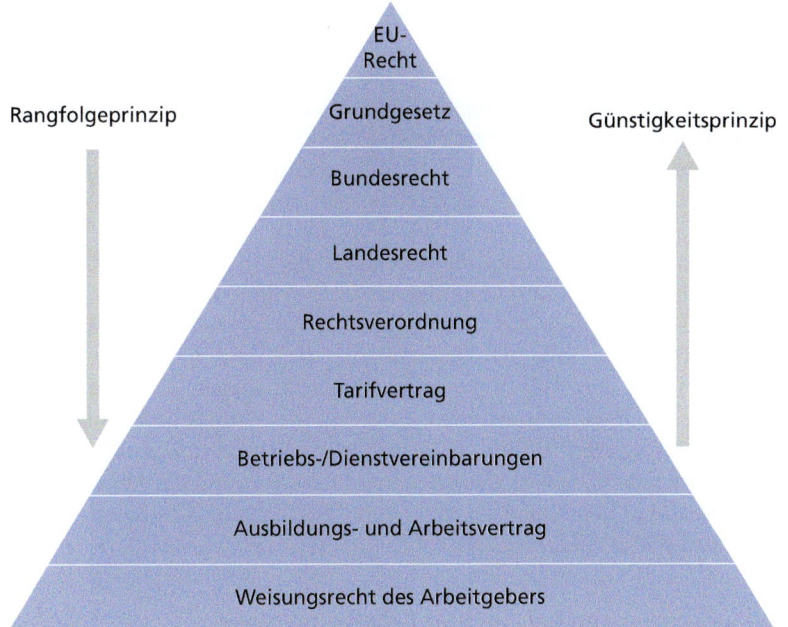

Abb. 12.1: Arbeitsrechtliche Normenhierarchie

Im Gegenzug treffen den Arbeitgeber neben der Pflicht zur Lohnzahlung vor allem umfangreiche *Fürsorgepflichten*. § 164 SGB IX zeigt auf, dass und worauf schwerbehinderte Menschen gegenüber ihrem Arbeitgeber einen Gesetzesanspruch haben.

12.4.5 Rechte und Pflichten im bestehenden Arbeitsverhältnis

Behinderungsgerechte Beschäftigung

Arbeitgeber sind nach § 164 Abs. 4 Nrn. 1–4 SGB IX dazu verpflichtet, schwerbehinderte oder gleichgestellte Arbeitnehmer so einzusetzen, dass sie ihre Fähigkeiten und Kenntnisse möglichst voll verwerten und weiterentwickeln können. Dabei haben sie darauf zu achten, dass keine Unter- oder Überforderung auftritt. Außerdem sind schwerbehinderte oder gleichgestellte Arbeitnehmer bei betrieblichen und außerbetrieblichen Berufsbildungsmaßnahmen in besonderem Maße zu berücksichtigen. Der Arbeitgeber hat ferner dafür zu sorgen, dass der entsprechende Arbeitsplatz behindertengerecht gestaltet wird. Auch bei der Arbeitsorganisation und bei der Arbeitszeit ist Rücksicht auf die Art der Behinderung zu nehmen. Schwerbehinderte Menschen haben gegenüber dem Arbeitgeber darüber hinaus einen Rechtsanspruch auf berufliches Fortkommen.

Der Arbeitgeber hat dafür zu sorgen, dass der Arbeitsplatz behindertengerecht gestaltet wird

Zusatzurlaub für schwerbehinderte Arbeitnehmer

Zusatzurlaub wird zum vertraglich vereinbarten Urlaubsanspruch hinzuaddiert, nicht nur zum gesetzlichen Mindesturlaub

Zur langfristigen Gesundheitssicherung haben schwerbehinderte Arbeitnehmer Anspruch auf bezahlten Zusatzurlaub von fünf Arbeitstagen im Urlaubsjahr; verteilt sich die regelmäßige Arbeitszeit des schwerbehinderten Menschen auf mehr oder weniger als fünf Arbeitstage in der Kalenderwoche, erhöht oder vermindert sich der Zusatzurlaub entsprechend, § 208 Abs. 1 S. 1 SGB IX.

Der Zusatzurlaub wird zum vertraglich vereinbarten Urlaubsanspruch hinzuaddiert, also nicht nur zum gesetzlichen Mindesturlaub.

Im Übrigen gelten die allgemeinen Urlaubsgrundsätze. Hinsichtlich seines Entstehens folgt der Zusatzurlaub also dem Grundurlaub (z. B. Anspruch auf den vollen gesetzlich vorgeschriebenen Erholungsurlaub erstmalig nach sechsmonatigem Bestehen des Arbeitsverhältnisses, § 4 Bundesurlaubsgesetz (BurlG), Teilurlaub bei nicht voll erfülltem Urlaubsjahr (= Kalenderjahr); der Gewährung, seines Erlöschens und des Abgeltungsanspruchs nach Ausscheiden aus dem Beschäftigungsverhältnis (BAG v. 07.08.2012 - 9 AZR 353/10)).

Urlaubsansprüche bei längerer Arbeitsunfähigkeit

Der gesetzliche Mindesturlaub und der Zusatzurlaub für schwerbehinderte Menschen entstehen unabhängig davon, ob der Arbeitnehmer eine Arbeitsleistung erbracht hat oder nicht (BAG v. 07.08.2012 - 9 AZR 353/10). Nicht genommener Urlaub verfällt daher erst 15 Monate nach dem Ende des Urlaubsjahres, und zwar auch dann, wenn dies nicht explizit in einem Arbeits- oder Tarifvertrag festgehalten ist.

Betriebliches Eingliederungsmanagement (BEM)

Arbeitgeber müssen ein Betriebliches Eingliederungsmanagement (BEM) anbieten

Arbeitgeber müssen allen – nicht nur schwerbehinderten, gleichgestellten und von Behinderung bedrohten – Beschäftigten, die innerhalb der vergangenen zwölf Monate länger als sechs Wochen ununterbrochen oder wiederholt arbeitsunfähig sind, ein BEM anbieten, § 167 Abs. 2 SGB IX (Ausnahme: Kündigung in der Probezeit). Dabei kommt es nicht darauf an, auf welcher Ursache die Arbeitsunfähigkeit beruht.

Leistungen zur Rehabilitation, die der Wiederherstellung der Erwerbsfähigkeit dienen, sollen frühzeitig erkannt und die notwendigen Leistungen rechtzeitig eingeleitet werden, um erneute Erkrankung vorzubeugen.

Die Durchführung des BEM ist zwar nicht zwingende Voraussetzung für die Wirksamkeit einer Kündigung, verzichtet der Arbeitgeber allerdings darauf, mildere Alternativen zu einer krankheits- oder behinderungsbedingten Kündigung zu identifizieren, muss er beweisen, dass auch bei Durchführung eines BEM das Arbeitsverhältnis nicht hätte erhalten werden können.

Ein BEM ist nur möglich, wenn der BEM-berechtigte Arbeitnehmer zustimmt und aktiv daran mitwirkt. Für ihn gilt der Grundsatz der Freiwilligkeit. Verweigert er seine Zustimmung oder zieht er diese später zurück, ist der Arbeitgeber nicht mehr dazu verpflichtet (BAG v. 24.03.2011 - Az. 2 AZR 170/10).

Begleitende Hilfe im Arbeitsleben

Bei auftretenden Schwierigkeiten im Arbeitsleben kann das Integrationsamt *begleitende Hilfe* gewähren, § 185 Abs. 1 Nr. 3 SGB IX. Die begleitende Hilfe wird in enger Zusammenarbeit mit der Bundesagentur für Arbeit und den anderen Rehabilitationsträgern durchgeführt. Diese umfasst *persönliche Hilfen* (insbesondere bei persönlichen Schwierigkeiten, bei Arbeitsplatzproblemen, bei Umsetzungen, bei Fragen im Zusammenhang mit der Schwerbehinderung, bei Konflikten mit Kollegen, Vorgesetzten und dem Arbeitgeber, bei Gefährdung des Arbeitsplatzes bis hin zur psychosozialen Betreuung) und auch *Geldleistungen* an schwerbehinderte Menschen (u. a. für technische Arbeitshilfen, zum Erreichen des Arbeitsplatzes, zur Gründung und Erhaltung einer selbständigen beruflichen Existenz, zur Beschaffung, Ausstattung und Erhaltung einer behinderungsgerechten Wohnung, zur beruflichen Weiterbildung sowie eine notwendige Arbeitsassistenz als arbeitsbezogene personale Hilfestellung für schwerbehinderte Beschäftigte mit besonderem Unterstützungsbedarf) und an Arbeitgeber (u. a. zur Schaffung neuer Ausbildungs- und Arbeitsplätze, zur behindertengerechten Einrichtung vorhandener Arbeitsplätze, Prämien zur Einführung eines BEM).

Im öffentlichen Dienst ist die begleitende Hilfe oft in sog. *Inklusions- oder Schwerbehindertenrichtlinien* konkretisiert.

Mehrarbeit, Sonn- oder Feiertagsarbeit, Nacht- und Schichtarbeit

Auf Verlangen können schwerbehinderte Arbeitnehmer von *Mehrarbeit freigestellt werden*, § 207 SGB IX. Mehrarbeit ist jede über acht Stunden werktäglich hinausgehende Arbeitszeit (BAG v. 21.11.2006 – 9 AR 176/06). Tariflich abweichende Arbeitszeiten sind unerheblich (BAG v. 03.12.2002 – 9 AZR 462/01). Schwerbehinderten Arbeitnehmern ist es somit erlaubt, eventuelle Überstunden gegenüber ihrem Arbeitgeber zu verweigern, wenn sie an diesem Tag bereits acht Stunden gearbeitet haben. Sie haben aber kein generelles *Recht, Sonn- oder Feiertagsarbeit, Nacht- und Schichtarbeit* abzulehnen.

> Schwerbehinderte haben kein generelles Recht, Sonn- oder Feiertagsarbeit, Nacht- und Schichtarbeit abzulehnen

Gleichwohl hat der Arbeitgeber gegenüber allen Beschäftigten eine Fürsorgepflicht, woraus sich bei einem an MS erkrankten Arbeitnehmer im Einzelfall durchaus eine Unzumutbarkeit aus gesundheitlichen Gründen ergeben kann.

Recht auf Arbeitszeitverkürzung

Schwerbehinderte Arbeitnehmer haben zudem das Recht auf Arbeitszeitverkürzung. Sie können Teilzeit beantragen, ohne auf Fristen oder andere

> Schwerbehinderte Arbeitnehmer haben das Recht auf Arbeitszeitverkürzung

Voraussetzungen zu achten. Ein arbeitgeberseitiges Einverständnis ist nicht nötig. Allerdings müssen sie nachweisen können, dass die Art oder Schwere ihrer Behinderung der Grund für die Arbeitszeitverkürzung ist, z. B. durch Vorlage eines ärztlichen Attests.

Die verkürzte Arbeitszeit kann auch vorübergehend eingefordert werden (BAG v. 14.10.2003 - 9 AZR 1000/03).

Bei Lehrkräften, Lehrern mit Schwerbehinderung sind Stundenermäßigungen vorgesehen. Hierbei kommen landesrechtliche Regelungen zum Tragen.

Die Maßnahme, zu der der Arbeitgeber verpflichtet ist, darf für ihn aber nicht unzumutbar sein. Ist es z. B. aufgrund der Art der Tätigkeit oder der Art des Betriebes gar nicht möglich, in Teilzeit zu arbeiten, dann hat der schwerbehinderte Arbeitnehmer auch keinen Anspruch darauf.

Kraftfahrzeughilfeleistungen

Nach § 20 Schwerbehinderten-Ausgleichsabgabeverordnung (SchwbAV) können schwerbehinderte Menschen Leistungen zum Erreichen des Arbeitsplatzes erhalten. Voraussetzungen, Antragstellung und Leistungsumfang sind durch die Kraftfahrzeughilfe-Verordnung (KfzHV) geregelt.

Die – je nach Zuständigkeit – durch die Rehabilitationsträger oder auch durch das Integrationsamt gewährten Leistungen, können umfassen:

- Zuschüsse zur Beschaffung eines Kraftfahrzeuges (wurde am 10.06.2021 von 9.500 Euro auf max. 22.000 Euro erhöht)
- Übernahme der Kosten für eine behinderungsbedingte Zusatzausstattung
- Zuschüsse zum Erwerb der Fahrerlaubnis
- Leistungen in Härtefällen (z. B. Kosten für Reparaturen oder Beförderungsdienste)

Hilfen zur Gründung bzw. Erhaltung einer selbständigen beruflichen Existenz

Zur Gründung und zur Erhaltung einer selbständigen beruflichen Existenz können schwerbehinderte Menschen auch Darlehen oder Zinszuschüsse erhalten, § 21 SchwbAV.

12.4.6 Kündigung und Kündigungsschutz

Zustimmungserfordernis für schwerbehinderte Arbeitnehmer

Bei schwerbehinderten Arbeitnehmern bedarf eine Kündigung der vorherigen Zustimmung des Integrationsamts

Bei schwerbehinderten Arbeitnehmern besteht zwar kein *generelles Kündigungsverbot*, jedoch bedarf eine Kündigung – außerordentlich, ordentlich, Änderungskündigung – der *vorherigen Zustimmung des Integrationsamts*. D. h.

der Arbeitgeber muss die *Zustimmung* bereits vor Ausspruch der Kündigung bei dem zuständigen Integrationsamt *einholen*. Das Zustimmungserfordernis erstreckt sich auch auf die Beendigung des Arbeitsverhältnisses wegen teilweiser Erwerbsminderung, der Erwerbsminderung auf Zeit, der Berufsunfähigkeit oder der Erwerbsunfähigkeit auf Zeit.

Nach Antragstellung seitens des Arbeitgebers prüft das Integrationsamt von Amts wegen (§ 20 des Ersten Buches des Sozialgesetzbuches – Allgemeiner Teil, SGB I), ob die geplante Kündigung aufgrund der Behinderung oder aus einem anderen Grund erfolgt. Dies soll einer Diskriminierung aufgrund der Behinderung entgegenwirken. Dazu hört es den schwerbehinderten Arbeitnehmer an und holt ggf. die Stellungnahmen des Betriebs- oder Personalrats sowie der Schwerbehindertenvertretung ein.

Verweigert das Integrationsamt die Zustimmung, darf der Arbeitgeber nicht kündigen. Er kann allerdings versuchen, die Zustimmung auf dem Klageweg zu erstreiten. Während dieses Verfahrens bleibt das Kündigungsverbot bestehen.

Wird die Zustimmung erteilt, darf der Arbeitgeber kündigen. Dabei hat er die ordentliche Kündigungsfrist einzuhalten. D. h. aber nicht, dass die Kündigung als solche wirksam ist, denn das Integrationsamt hat nur über spezifisch sozialrechtliche Fragen entschieden; über die rechtliche Wirksamkeit einer Kündigung kann nur das zuständige Arbeitsgericht entscheiden.

Der Arbeitnehmer hat nun die Wahl. D. h., er kann Kündigungsschutzklage vor dem zuständigen Arbeitsgericht erheben oder – außerdem – auch der Zustimmung des Integrationsamts widersprechen.

Die *Kündigungsfrist* beträgt mindestens vier Wochen. Etwaige aus dem Arbeitsvertrag, einem anwendbaren Tarifvertrag oder dem Gesetz sich ergebene Fristen müssen eingehalten werden.

Handelt es sich um eine »*personenbedingte Kündigung*«, ist der Arbeitgeber mit Zustimmung des Betroffenen zusätzlich verpflichtet, ein »*Betriebliches Eingliederungsmanagement (BEM)*« durchzuführen (▶ Kap. 12.4.5), bei dem ggf. auch die Schwerbehindertenvertretung zu beteiligen ist. Wird das BEM nicht durchgeführt, führt das nicht zwangsläufig zur Unwirksamkeit der Kündigung.

Sofern der Arbeitgeber bei Ausspruch der Kündigung noch keine Kenntnis von der Behinderung hat, kommt es darauf an, ob der Arbeitnehmer bis zur Kündigung zumindest einen Antrag Feststellung der Schwerbehinderteneigenschaft gestellt hat oder ob eine Schwerbehinderung nach objektiven Maßstäben vorgelegen hat, unabhängig davon, ob diese bereits festgestellt wurde. Dies hat den Hintergrund, dass zwischen dem Antrag und der behördlichen Entscheidung einige Monate liegen können. Im Sinne des § 168 SGB IX soll der Arbeitnehmer auch dann vollumfänglich geschützt sein.

Der *Arbeitnehmer muss allerdings handeln*, d. h. er muss dem Arbeitgeber einen Nachweis dafür vorlegen, dass er den Antrag auf Feststellung eines GdB mindestens *drei Wochen vor Zugang der Kündigung eingereicht* hat, bzw. den Arbeitgeber spätestens *innerhalb von drei Wochen nach der Kündigung* über die rechtzeitige Antragstellung bzw. eine bereits festgestellte Schwerbehinderung informieren. Ansonsten hat er das Recht auf Berücksichtigung des besonderen Kündigungsschutzes verwirkt (§ 242 BGB) und die Kündigung gilt als wirksam.

Folgende Fallkonstellationen in Tabelle 12.1 sind zu unterscheiden:

Tab. 12.1: Übersicht möglicher Fallkonstellationen (nicht abschließend) (s. hierzu auch § 173 Abs. 3 SGB IX)

Fallkonstellation	Besonderer Kündigungsschutz
GdB von mindestens 50 ist festgestellt, Feststellungsbescheid des Versorgungsamtes liegt vor.	Ja
Gleichstellungsbescheid der Agentur für Arbeit liegt vor.	Ja
Schwerbehinderung ist offenkundig.	Ja (BAG v. 13.02.2008 – 2 AZR 864/06)
Feststellungsbescheid über Schwerbehinderteneigenschaft liegt vor, der abgelaufene Ausweis wurde aber noch nicht verlängert.	Ja, es ist auf den Bescheid abzustellen
Antrag auf Feststellung der Schwerbehinderteneigenschaft ist gestellt, Bescheid liegt aber noch nicht vor, Drei-Wochen-Frist des § 152 Abs. 1 S. 3 SGB IX noch *nicht* erreicht.	Nein
Antrag auf Feststellung der Schwerbehinderteneigenschaft* wurde vollständig und formgerecht mindestens drei Wochen vor Zugang der Kündigung gestellt, aber Feststellungsbescheid liegt noch nicht vor (keine fehlende Mitwirkung).	Ja BAG v. 29.11.2007 – 2 AZR 613/06
Antrag auf Gleichstellung* wurde vollständig und formgerecht mindestens drei Wochen vor Zugang der Kündigung gestellt, aber Entscheidung darüber liegt noch nicht vor.	Ja (BAG v. 01.03.2007 - 2 AZR 217/96)
Antrag auf Feststellung der Schwerbehinderteneigenschaft wurde vollständig und formgerecht gestellt, aber Feststellungsbescheid liegt noch nicht vor, die Drei-Wochen-Frist ist erreicht, *aber:* Feststellung kann allein aufgrund fehlender Mitwirkung des Antragstellers nicht getroffen werden.	Nein
Antrag auf Feststellung der Schwerbehinderteneigenschaft wurde vollständig und formgerecht mindestens drei Wochen vor Zugang der Kündigung gestellt, aber ablehnender Bescheid und Widerspruch bzw. Klageverfahren ist anhängig.	Ja (BAG v. 06.09.2007 - AZR 324/06; Oberverwaltungsgericht (OVG) Münster v. 27.07.2007 - 12 E 1497/06; a. A. OVG Koblenz v. 07.03.2006 - 7 A 11298/05)

12.4 Arbeitsrechtliche Regelungen

Fallkonstellation	Besonderer Kündigungsschutz
GdB von mindestens 50 ist festgestellt, Verschlimmerungsantrag wurde mindestens drei Wochen vor Zugang der Kündigung gestellt, aber Entscheidung liegt noch nicht vor.	Ja
GdB von mindestens 50 ist festgestellt. Widerspruch oder Klage ist erhoben, Ziel: höherer GdB. Entscheidung liegt noch nicht vor.	Ja

Tab. 12.1: Übersicht möglicher Fallkonstellationen (nicht abschließend) (s. hierzu auch § 173 Abs. 3 SGB IX) – Fortsetzung

* Arbeitnehmer, die eine Anerkennung als schwerbehinderter Mensch anstreben, können – und sollten – von Beginn an vorsorglich den Gleichstellungsantrag bei der örtlichen Agentur für Arbeit für den Fall stellen, dass ihr Antrag wegen der Feststellung eines GdB unter 50 erfolglos bleiben sollte, um sich auf diese Weise den besonderen Kündigungsschutz zu sichern.

Außerdem gilt:
Gibt es einen Betriebs- oder Personalrat, ist dieser vor der Kündigung anzuhören. Die Anhörung kann vor, während oder nach dem Zustimmungsverfahren durchgeführt werden, muss aber binnen Monatsfrist des § 171 Abs. 3 SGB IX erfolgen. Eine ohne Anhörung ausgesprochene Kündigung ist unwirksam. Die Zustimmung kann nicht nachträglich eingeholt werden.

Falls vorhanden muss der Arbeitgeber auch die Schwerbehindertenvertretung über die geplante Kündigung in Kenntnis setzen. Diese muss der Kündigung zwar nicht ausdrücklich zustimmen, sie ist aber zuvor anzuhören. Diese Verpflichtung gilt unabhängig von der Dauer des Arbeitsverhältnisses. Die Sechs-Monats-Regel, wie bei der Zustimmung des Integrationsamts, gilt hier nicht. Kündigt der Arbeitgeber, ohne zuvor mit der Schwerbehindertenvertretung gesprochen zu haben, ist die Kündigung unwirksam, § 178 Abs. 2 S. 3 SGB IX.

Vor der Kündigung ist der Betriebs-/Personalrat anzuhören, eine ohne Anhörung ausgesprochene Kündigung ist unwirksam

Zustimmungsfreies Ende des Arbeitsverhältnisses

Eine Zustimmung des Integrationsamtes ist nicht erforderlich, wenn

- der schwerbehinderte Arbeitnehmer selbst kündigt, denn das Schwerbehindertenrecht bezweckt nur den Schutz vor einer Beendigung des Arbeitsverhältnisses ohne oder gegen den Willen des schwerbehinderten Arbeitnehmers.
- ein Aufhebungsvertrag geschlossen wird, denn dieser beendet das Arbeitsverhältnis einvernehmlich.
- ein Abwicklungsvertrag geschlossen wird, denn dieser regelt nur die Folgen der Kündigung.
- die Frist eines befristeten Arbeitsvertrages abläuft, denn dann endet er automatisch.

Weitere Ausnahmen enthält § 173 SGB IX. Hiernach ist u. a. die Kündigung eines schwerbehinderten Menschen innerhalb von sechs Monaten seit Bestehen des Arbeitsverhältnisses zustimmungsfrei (Abs. 1 Nr. 1), wobei es ausreicht, dass der Arbeitgeber die Kündigung innerhalb der Sechs-Monats-Frist erklärt, selbst wenn die Kündigungsfrist danach endet. Zustimmungsfrei sind unter bestimmten Voraussetzungen auch Kündigungen von schwerbehinderten Menschen, die sozial abgesichert sind, § 173 Abs. 1 Nr. 3 SGB IX; ferner Kündigungen der in § 173 Abs. 1 Nr. 2 und Abs. 2 SGB IX genannten Beschäftigungsverhältnisse.

Sonderkündigungsschutz von Auszubildenden

Nach Ablauf der Probezeit, die zwischen einem und vier Monaten bestehen und unter bestimmten Voraussetzungen verlängert oder verkürzt werden kann, darf das Ausbildungsverhältnis vom Ausbilder nicht mehr ordentlich gekündigt werden. Eine außerordentliche Kündigung ist dagegen möglich, sie unterliegt jedoch strengen gesetzlichen Vorgaben, § 22 Berufsbildungsgesetz (BBiG). Besonderheiten gibt es auch bei der Insolvenz des Ausbilders. Bei Fortbestehen der Ausbildungsmöglichkeit, weil der Betrieb vom Insolvenzverwalter fortgeführt wird, kann nicht gekündigt werden. Veräußert der Insolvenzverwalter den Betrieb, so geht das Ausbildungsverhältnis analog § 613a BGB auf den Erwerber über.

12.5 Zusammenarbeitsgebot

Arbeitgeber, sein Inklusionsbeauftragter (§ 181 SGB IX), die Schwerbehindertenvertretung (§ 177 SGB IX) und die betrieblichen Interessenvertretungen (§ 176 SGB IX) sind zur engen Zusammenarbeit verpflichtet, § 182 SGB IX.

12.6 Zusammenfassung

Ausbildung, Studium, berufliche Tätigkeit und MS schließen sich somit nicht aus. Die Sicherung der Arbeitsfähigkeit MS-Erkrankter hängt regelmäßig vom richtigen Umgang mit der eigenen Belastbarkeit ab und auch davon, dass ihnen Dritte unterstützend entgegenkommen, wenn es z. B. um Arbeitsplatzanpassungen und/oder Fördermöglichkeiten in diesem Bereich geht.

13 Übersicht der MS-Therapeutika

Mathias Mäurer

In diesem Kapitel findet sich eine Übersicht der zum Zeitpunkt der Veröffentlichung des Buches zugelassenen MS-Medikamente in Tabellenform. Die Auflistung der Substanzen erfolgt alphabetisch. Hinsichtlich des praktischen Einsatzes der unterschiedlichen Wirkstoffe und der individuellen Wirkstärken sei auf die vorrangegangenen Kapitel verwiesen.

Insgesamt erheben die Tabellen keinen Anspruch auf Vollständigkeit, insbesondere was das Nebenwirkungsspektrum angeht. Es wurde versucht, die wichtigsten Nebenwirkungen aufzuführen, die auch Einfluss auf die praktische Anwendung der Medikamente haben. Für eine detaillierte Darstellung wird auf die jeweilige Fachinformation oder auf die Therapiehandbücher des Kompetenznetzwerks Multiple Sklerose (KKNMS) verwiesen, welche durch diese Übersichtsdarstellung nicht ersetzt werden können.

Alemtuzumab

Lemtrada®

Anwendungsgebiet

Krankheitsmodifizierende Monotherapie bei Erwachsenen mit hochaktiver schubförmig-remittierender Multipler Sklerose (RRMS) bei folgenden Patientengruppen:

- Patienten mit hochaktiver Erkrankung trotz vollständiger und angemessener Behandlung mit mindestens einer krankheitsmodifizierenden Therapie (DMT) oder
- Patienten mit rasch fortschreitender schwerer schubförmig-remittierender Multipler Sklerose, definiert durch zwei oder mehr Schübe mit Behinderungsprogression in einem Jahr, und mit einer oder mehr Gadolinium-anreichernden Läsionen in der MRT des Gehirns oder mit einer signifikanten Erhöhung der T2-Läsionen im Vergleich zu einer kürzlich durchgeführten MRT

Dosis

Initiale Behandlung in zwei Phasen:

- Erste Behandlungsphase: 12 mg/Tag an fünf aufeinander folgenden Tagen (60 mg Gesamtdosis)
- Zweite Behandlungsphase: 12 mg/Tag an drei aufeinander folgenden Tagen (36 mg Gesamtdosis), verabreicht zwölf Monate nach der ersten Behandlungsphase.

Bis zu zwei zusätzlichen Behandlungsphasen können nach Bedarf in Betracht gezogen werden:

- Dritte oder vierte Behandlungsphase: 12 mg/Tag an drei aufeinander folgenden Tagen (36 mg Gesamtdosis), verabreicht mindestens zwölf Monate nach der vorherigen Behandlungsphase

Gegenanzeigen

- Humane Immunodefizienz-Virus-Infektion (HIV-Infektion)
- Patienten mit einer schweren aktiven Infektion, bis diese vollständig abgeklungen ist
- Patienten mit unkontrollierter Hypertonie
- Patienten mit Dissektionen zervikozephaler Arterien in der Anamnese
- Patienten mit Schlaganfall in der Anamnese
- Patienten mit Angina pectoris oder Myokardinfarkt in der Anamnese
- Patienten mit bekannter Koagulopathie, unter Therapie mit Thrombozytenaggregationshemmern oder Antikoagulanzien
- Patienten mit bestehenden Autoimmunerkrankungen (außer MS)

Wichtige Nebenwirkungen

- Infusionsreaktion
- Sekundäre Autoimmunität – insbesondere autoimmune Schilddrüsenfunktionsstörungen und Immunthrombozytopenie
- Erhöhtes Infektionsrisiko, insbesondere Herpes zoster

Besondere Maßnahmen, Monitoring

- Prämedikation zur Verhinderung der Infusionsreaktionen (Antipyrexie, Antihistaminika, Steroid)
- Monatliche Laborkontrolle (v. a. Thrombozyten) 48 Monate nach der letzten Infusion
- TSH alle drei Monate für mind. 48 Monate nach der letzten Infusion
- Selbstbeobachtung auf Blutungsneigung

- Aciclovir 2 x 200 mg tgl. für 28 Tage nach Infusion
- Jährliches HPV-Screening bei Frauen

Cladribin

Mavenclad®

Anwendungsgebiet

Behandlung von erwachsenen Patienten mit hochaktiver schubförmiger Multipler Sklerose (MS), definiert durch klinische oder bildgebende Befunde.

Dosis

3,5 mg/kg Körpergewicht über zwei Jahre, angewendet als eine Behandlungsphase von 1,75 mg/kg pro Jahr. Jede Behandlungsphase besteht aus zwei Behandlungswochen, eine zu Beginn des ersten Monats und eine zu Beginn des zweiten Monats des jeweiligen Behandlungsjahres. Jede Behandlungswoche besteht aus vier oder fünf Tagen, an denen ein Patient abhängig vom Körpergewicht 10 mg oder 20 mg (eine oder zwei Tabletten) als tägliche Einmaldosis erhält.

Gegenanzeigen

- Überempfindlichkeit gegen den Wirkstoff oder sonstige Bestandteile
- Infektion mit dem Humanen Immundefizienz-Virus (HIV)
- Aktive chronische Infektion (Tuberkulose oder Hepatitis)
- Immunschwäche (z. B. aktuelle immunsuppressive oder myelosuppressive Therapie)
- Aktive maligne Erkrankungen
- Mittelschwere oder schwere Einschränkung der Nierenfunktion (Kreatinin-Clearance < 60 ml/min) Schwangerschaft und Stillzeit

Wichtige Nebenwirkungen

- Lympho- und Leukopenie
- Herpes Infektionen (Gürtelrose, Lippenherpes)

Besondere Maßnahmen, Monitoring

- Kontrollen des Differenzialblutbildes vor, zwei Monate und sechs Monate nach jedem Zyklus (bei schwerer Lymphopenie häufiger)
- Strikte Kontrazeption, während der Behandlung mit Cladribin sowie für mindestens vier Wochen nach der letzten Dosis eines jeden Behandlungsjahres zusätzlich eine Barrieremethode anwenden
- Schwangerschaft/Zeugung eines Kindes frühesten sechs Monate nach letzter Gabe
- Nach Abschluss der zwei Behandlungsphasen ist keine weitere Behandlung mit Cladribin in den Jahren drei und vier erforderlich

Dimethylfumarat

Tecfidera®

Anwendungsgebiet

Behandlung von erwachsenen Patienten mit schubförmig remittierender Multipler Sklerose.

Dosis

Die Anfangsdosis beträgt 120 mg zweimal täglich. Nach sieben Tagen sollte die Dosis auf die empfohlene Erhaltungsdosis von 240 mg zweimal täglich erhöht werden (bei empfindlichen Patienten längere Eindosierungsphase).

Gegenanzeigen

- Überempfindlichkeit gegen den Wirkstoff (Dimethylfumarat) und die sonstigen Bestandteile
- Vermutete oder bestätigte PML
- Schwerere Lymphopenie (Lymphozytenwerte $< 0,5 \times 10^9/l$)

Wichtige Nebenwirkungen

- Beschwerden des Magen-Darm-Systems, wie Übelkeit, Sodbrennen und Durchfälle.
- Vorübergehendes Erröten der Haut (häufig als »Flush« bezeichnet)
- Deutliche Abnahme der weißen Blutkörperchen, Lymphopenie
- Sehr selten PML (Risiko Lymphopenie?!)

Besondere Maßnahmen, Monitoring

- Ausgangs-MRT (nicht älter als drei Monate)
- Alle drei Monate ein großes Blutbild, einschließlich Lymphozyten
- Tecfidera sollte bei Patienten, bei denen eine schwere Lymphopenie (Lymphozytenwerte $< 0{,}5 \times 10^9/l$) auftritt, die mehr als sechs Monate andauert, abgesetzt werden

Fingolimod

Gilenya®

Anwendungsgebiet

Krankheitsmodifizierende Monotherapie von hochaktiver schubförmig-remittierend verlaufender Multipler Sklerose bei folgenden Gruppen erwachsener Patienten und Kindern und Jugendlichen ab einem Alter von zehn Jahren:

- Patienten mit hochaktiver Erkrankung trotz Behandlung mit einem vollständigen und angemessenen Zyklus mit mindestens einer krankheitsmodifizierenden Therapie
oder
- Patienten mit rasch fortschreitender schwerer schubförmig-remittierend verlaufender Multipler Sklerose, definiert durch zwei oder mehr Schübe mit Behinderungsprogression in einem Jahr, und mit einer oder mehr Gadolinium anreichernden Läsionen im MRT des Gehirns oder mit einer signifikanten Erhöhung der T2-Läsionen im Vergleich zu einer kürzlich durchgeführten MRT

Dosis

Bei Erwachsenen tägliche orale Einmalgabe von 0,5 mg Fingolimod, bei Kindern und Jugendlichen mit einem Körpergewicht ≤ 40 kg tägliche orale Einmalgabe von 0,25 mg, bei Körpergewicht > 40 kg Einmalgabe von 0,5 mg.

Gegenanzeigen

- Überempfindlichkeit gegen den Wirkstoff oder einen der sonstigen Bestandteile
- Immundefizienzsyndrom
- Patienten mit einem erhöhten Risiko für opportunistische Infektionen

- Schwere aktive Infektionen (Hepatitis, Tuberkulose) Aktive maligne Erkrankungen
- Schwere Leberfunktionsstörungen
- Myokardinfarkt (MI), instabile Angina pectoris, Schlaganfall/TIA, dekompensierte Herzinsuffizienz NYHA Klasse III/IV in den letzten sechs Monaten
- Schwere Herzrhythmusstörungen, anti-arrhythmische Behandlung mit Antiarrhythmika der Klasse Ia oder Klasse III erfordern
- AV-Block 2. Grades (Mobitz), AV-Block 3. Grades, Sick-Sinus-Syndrom (ohne Herzschrittmacher)
- QTc-Intervall ≥ 500 ms
- Während der Schwangerschaft und bei Frauen im gebärfähigen Alter, die keine zuverlässige Verhütungsmethode anwenden

Wichtige Nebenwirkungen

- Abfall der Herzfrequenz bei Eindosierung
- Lymphopenie
- Herpes Infektionen
- Makulaödem
- Hauttumoren
- Selten progressive multifokale Leukenzephalopathie (PML)
- Posteriores reversibles Enzephalopathiesyndrom (PRES)

Besondere Maßnahmen, Monitoring

- Überwachung für sechs Stunden nach der ersten Dosis, EKG vor und nach Erstgabe
- Ausgangs-MRT (nicht älter als drei Monate)
- Regelmäßige RR Kontrollen
- Diff.-BB und Transaminasen nach einem Monat und dann alle drei Monate
  - bei bestätigter Lymphopenie $< 200/\mu l$ Fingolimod pausieren
  - bei Transaminase > 5 x oberer Normwert Fingolimod absetzen
- Augenärztliche Kontrolle ca. vier Monate nach Ersteinnahme z.A. Makulaödem sowie bei Visusstörung im Verlauf
- Regelmäßiges dermatologisches Screening sinnvoll

Glatirameracetat

Copaxone®, Clift®

Anwendungsgebiet

Behandlung der schubförmigen Multiplen Sklerose. Nicht indiziert bei primär oder sekundär progredienter MS.

Dosis

Parenterale Therapie mit 20 mg einmal täglich oder 40 mg dreimal pro Woche subkutan injiziert.

Gegenanzeigen

- Überempfindlichkeit gegen den Wirkstoff (Glatirameracetat) und die Lösungsbestandteile

Wichtige Nebenwirkungen

- Lokale Reaktionen an der Einstichstelle
- Systemischen Postinjektionsreaktion (SPIR: Brustschmerzen, Dyspnoe, Palpitationen oder Tachykardie) – hierbei handelt es sich nicht um eine Anaphylaxie

Besondere Maßnahmen, Monitoring

- Kontrollen von Differenzialblutbild, Leber- und Nierenwerten sind im Verlauf sind ratsam

Interferon-beta

Betaferon®, Extavia®, Avonex®, Rebif®, Plegridy®

Anwendungsgebiet

- Patienten mit erstmaligem demyelinisierendem Ereignis
- Behandlung von erwachsenen Patienten mit schubförmig remittierender Multipler Sklerose

- Behandlung der sekundär progredient verlaufenden Multiple Sklerose im akuten Krankheitsstadium (d. h. mit klinischen Schüben) (nur Betaferon®, Extavia®)

Dosis

Interferon-beta liegt in verschiedenen Varianten, Dosierungen und Darreichungsformen vor: Interferon beta 1b 250 µg jeden 2. Tag s.c. (Betaferon®, Extavia®), Interferon-beta 1a 22 und 44 µg 3 x/Woche s.c. (Rebif®) oder mit 30 µg 1 x/Woche i. m. (Avonex®), pegyliertes Interferon-beta 1a 125 µg alle zwei Wochen (Plegridy®).

Gegenanzeigen

- Überempfindlichkeit gegen den Wirkstoff (natürliches und rekombinantes Interferon) und die Lösungsbestandteile
- Schwere Depression
- Cave bei schweren Leberfunktionsstörungen

Wichtige Nebenwirkungen

- Lokale Reaktionen an der Einstichstelle
- ca. 2–4 Stunden (bei PEG IFN häufig später) nach Interferongabe (v. a. zu Beginn der Behandlung) Grippe-ähnliche Nebenwirkungen
- Blutbild und Leberwertveränderungen möglich
- Depressionsverstärkung möglich

Besondere Maßnahmen, Monitoring

- Einschleichende Gabe mit Starterpackungen
- In den ersten Monaten Begleitmedikation mit 500 mg PCM oder 400 mg Ibuprofen sinnvoll
- Kontrollen von Differenzialblutbild, Leberwerten (GOT, GPT, GGT, Bilirubin) und Nierenwerten sind im Verlauf ratsam

Natalizumab

Tysabri®

Anwendungsgebiet

Krankheitsmodifizierende Monotherapie bei Erwachsenen mit hochaktiver, schubförmig remittierend verlaufender Multipler Sklerose (MS) bei folgenden Patientengruppen:

- Patienten mit hochaktiver Erkrankung trotz Behandlung mit einem vollständigen und angemessenen Zyklus mit mindestens einer krankheitsmodifizierenden Therapie (DMT)
oder
- Patienten mit rasch fortschreitender schubförmig remittierend verlaufender Multipler Sklerose, definiert durch zwei oder mehr Schübe mit Behinderungsprogression in einem Jahr, und mit einer oder mehr Gadolinium-anreichernden Läsionen in der MRT des Gehirns oder mit einer signifikanten Erhöhung der T2-Läsionen im Vergleich zu einer kürzlich durchgeführten MRT

Dosis

Infusion mit 300 mg Natalizuab alle vier Wochen i.v. (bei Sicherheitserwägungen nach Aufsättigung extendiertes Dosisintervall alle sechs Wochen i.v.).

Gegenanzeigen

- Überempfindlichkeit gegen den Wirkstoff oder die Lösungsbestandteile
- Progressive multifokale Leukenzephalopathie (PML)
- Patienten mit einem erhöhten Risiko für opportunistische Infektionen
- Kombination mit anderen krankheitsmodifizierenden Therapien
- Bekannte aktive Malignome mit Ausnahme von Patienten mit einem Basaliom

Wichtige Nebenwirkungen

- Selten allergische Reaktionen/Infusionsreaktionen (v. a. bei der 2./3. Gabe)
- PML bei JC-Virus positiven Patienten (cave falsch negative Patienten und Serokonversion)

Besondere Maßnahmen, Monitoring

- Ausgangs-MRT (nicht älter als drei Monate)
- Alle drei Monate Blutbild und Leberwerte sinnvoll
- Bei JCV negativ alle sechs Monate JCV Index
- Bei JCV positiv ab Monat 18 dreimonatliche Kontrolle MR mit Kurzprotokoll FLAIR/DWI, jedes Jahr komplette Sequenz, KM Gabe nach Indikation.
- Bei V. a. PML sofortiges Stoppen von Natalizumab und Intensivierung der Diagnostik
- Bei Infusionsreaktion (selten) Testung auf anti-Natalizumab Ak empfohlen

Ocrelizumab

Ocrevus®

Anwendungsgebiet

- Behandlung erwachsener Patienten mit schubförmiger Multipler Sklerose (RMS) mit aktiver Erkrankung, definiert durch klinischen Befund oder Bildgebung
- Behandlung erwachsener Patienten mit früher primär progredienter Multipler Sklerose (PPMS), charakterisiert anhand der Krankheitsdauer und dem Grad der Behinderung sowie mit Bildgebungsmerkmalen, die typisch für eine Entzündungsaktivität sind

Dosis

Die Initialdosis von 600 mg wird in Form von zwei getrennten intravenösen Infusionen à 300 mg im Abstand von zwei Wochen gegeben. Folgedosen werden als intravenöse Einmalinfusionen zu 600 mg alle sechs Monate gegeben.

Gegenanzeigen

- Überempfindlichkeit gegen den Wirkstoff und die Lösungsbestandteile
- Aktuell vorliegende, aktive Infektion
- Schwer immunsupprimierter
- Bekannte aktive Malignome

Wichtige Nebenwirkungen

- Infusionsreaktionen
- Erniedrigung der Serum-Immunglobuline im Verlauf

Besondere Maßnahmen, Monitoring

- Prämedikation zur Verhinderung der Infusionsreaktionen (Antipyrexie, Antihistaminika, Steroid)
- Regelmäßige Kontrollen des Differenzialblutbildes und der Serum Immunglobuline (IgG, IgA, IgM)

Ofatumumab

Kesimpta®

Anwendungsgebiet

- Behandlung erwachsener Patienten mit schubförmig verlaufender multipler Sklerose (Relapsing Multiple Sclerosis, RMS) mit aktiver Erkrankung, definiert durch klinischen Befund oder Bildgebung

Dosis

Die empfohlene Dosis beträgt 20 mg Ofatumumab als subkutane Injektion mit:

- Initialdosen in den Wochen 0, 1 und 2, gefolgt von
- anschließenden monatlichen Dosen beginnend ab Woche 4.

Gegenanzeigen

- Überempfindlichkeit gegen den Wirkstoff oder die Sonstigen Bestandteile
- Stark immungeschwächte Patienten
- Schwere aktive Infektion, bis diese abgeklungen ist
- Bekannte aktive maligne Erkrankung

Wichtige Nebenwirkungen

- Infektionen der oberen Atemwege (39,4 %)
- Systemische injektionsbedingte Reaktionen (20,6 %)
- Reaktionen an der Injektionsstelle (10,9 %)
- Harnwegsinfektionen (11,9 %)

Besondere Maßnahmen, Monitoring

- Keine Prämedikation notwendig
- Regelmäßige Kontrollen des Differenzialblutbildes und der Serum Immunglobuline (IgG, IgA, IgM)

Ozanimod

Zeposia®

Anwendungsgebiet

Behandlung erwachsener Patienten mit schubförmig remittierender Multipler Sklerose (RRMS) mit aktiver Erkrankung, definiert durch klinische oder bildgebende Befunde.

Dosis

Dosissteigerung (1.–4. Tag 0,23 mg einmal täglich, 5.–7. Tag 0,46 mg einmal täglich) auf 0,92 mg einmal täglich als Tablette.

Gegenanzeigen

- Überempfindlichkeit gegen den Wirkstoff oder einen der sonstigen Bestandteile
- Immunschwäche
- Myokardinfarkt (MI), instabile Angina pectoris, Schlaganfall/TIA, dekompensierte Herzinsuffizienz NYHA Klasse III/IV in den letzten sechs Monaten
- Schwere Herzrhythmusstörungen, anti-arrhythmische Behandlung mit Antiarrhythmika der Klasse Ia oder Klasse III erfordern
- AV-Block 2. Grades (Mobitz), AV-Block 3. Grades, Sick-Sinus-Syndrom (ohne Herzschrittmacher)
- QTc-Intervall ≥ 500 ms
- Während der Schwangerschaft und bei Frauen im gebärfähigen Alter, die keine zuverlässige Verhütungsmethode anwenden
- Schwere aktive Infektionen, aktive chronische Infektionen wie Hepatitis und Tuberkulose
- Aktive maligne Erkrankungen
- Schwere Leberfunktionseinschränkung (Child-Pugh-Klasse C)

Wichtige Nebenwirkungen

- Abfall der Herzfrequenz bei Eindosierung
- Lymphopenie
- Herpes Infektionen
- Makulaödem
- Hauttumoren
- Progressive multifokale Leukenzephalopathie (PML)
- Posteriores reversibles Enzephalopathiesyndrom (PRES)

Besondere Maßnahmen, Monitoring

- EKG bei allen Patienten vor Gabe
- Überwachung nach Erstgabe bei Patienten mit kardialen Vorerkrankungen
- Ausgangs-MRT (nicht älter als drei Monate)
- Regelmäßige RR Kontrollen
- Diff.-BB und Transaminasen nach einem Monat und dann alle drei Monate
  - bei bestätigter Lymphopenie < 200/µl Ozanimod pausieren
  - bei Transaminase > 5 x oberer Normwert Ozanimod absetzen
- Augenärztliche Kontrolle ca. vier Monate nach Ersteinnahme z. A. Makulaödem sowie bei Visusstörung im Verlauf
- Regelmäßiges dermatologisches Screening

Ponesimod

Ponvory®

Anwendungsgebiet

Behandlung erwachsener Patienten mit schubförmiger Multipler Sklerose (RMS) mit aktiver Erkrankung, definiert durch klinischen Befund oder Bildgebung.

Dosis

Die Behandlung beginnt mit Einnahme einer 2 mg Tablette einmal täglich an Tag 1. Danach folgt eine langsame Dosissteigerung nach Titrationsschema über zwei Wochen auf die Erhaltungsdosis von 20 mg/Tag.

Gegenanzeigen

- Überempfindlichkeit gegen den Wirkstoff oder einen der sonstigen Bestandteile
- Immunschwäche
- Myokardinfarkt (MI), instabile Angina pectoris, Schlaganfall/TIA, dekompensierte Herzinsuffizienz NYHA Klasse III/IV in den letzten sechs Monaten
- Patienten mit Vorliegen eines AV-Blocks 2. Grades vom Mobitz-Typ II, AV-Block 3. Grades oder eines Sick-Sinus-Syndroms, es sei denn, der Patient hat einen funktionstüchtigen Herzschrittmacher

- Schwere aktive Infektionen, aktive chronische Infektionen
- Während der Schwangerschaft und bei Frauen im gebärfähigen Alter, die keine zuverlässige Verhütungsmethode anwenden
- Aktive maligne Erkrankungen
- Schwere Leberfunktionseinschränkung (Child-Pugh-Klasse C)

Wichtige Nebenwirkungen

- Abfall der Herzfrequenz bei Eindosierung
- Lymphopenie
- Herpes Infektionen
- Makulaödem
- Hauttumoren
- Dosisabhängige Verminderungen des forcierten exspiratorischen Volumens über eine Sekunde – Cave Atemwegserkrankungen
- Progressive multifokale Leukenzephalopathie (PML)
- Posteriores reversibles Enzephalopathiesyndrom (PRES)

Besondere Maßnahmen, Monitoring

- EKG bei allen Patienten vor Gabe
- Kardial vorerkrankte Patienten sind für vier Stunden nach der Erstdosis auf Anzeichen und Symptome einer Bradykardie mit mindestens stündlichen Puls- und Blutdruckmessungen zu überwachen. Am Ende der vierstündigen Überwachungsphase muss bei diesen Patienten ein EKG aufgezeichnet werden
- Ausgangs-MRT (nicht älter als drei Monate)
- Regelmäßige RR Kontrollen
- Diff.-BB und Transaminasen nach einem Monat und dann alle drei Monate
    - bei bestätigter Lymphopenie < 200/μl Ponesimod pausieren
    - bei Nachweis einer wesentlichen Leberschädigung (z. B. übersteigt der Wert der ALT (Alanin-Aminotransferase) das Dreifache der oberen Normgrenze und das Gesamtbilirubin das Zweifache der oberen Normgrenze) Ponesimod absetzen.
- Augenärztliche Kontrolle ca. vier Monate nach Ersteinnahme z. A. Makulaödem sowie bei Visusstörung im Verlauf
- Regelmäßiges dermatologisches Screening

Siponimod

Mayzent®

Anwendungsgebiet

Behandlung von erwachsenen Patienten mit sekundär progredienter Multipler Sklerose (SPMS) mit Krankheitsaktivität, nachgewiesen durch Schübe oder Bildgebung der entzündlichen Aktivität.

Dosis

Die Dosis beträgt je nach Metabolisierungsstatus entweder 2 mg oder 1 mg bzw. keine Anwendung bei CYP2C9*3*3-Genotyp. Die Behandlung muss mit einer Titrationspackung über fünf Tage begonnen werden. Die Behandlung beginnt mit 0,25 mg einmal täglich an den Tagen 1 und 2, gefolgt von einmal-täglichen Dosen von 0,5 mg an Tag 3, 0,75 mg an Tag 4 und 1,25 mg an Tag 5, sodass der Patient ab Tag 6 seine verordnete Erhaltungsdosis erreicht. Für die Erhaltungsdosis von 1 mg stehen derzeit nur 4 x 0,25 mg Tabletten zur Verfügung.

Gegenanzeigen

- Überempfindlichkeit gegen den Wirkstoff, Erdnüsse, Soja oder einen der sonstigen Bestandteile
- Patienten, die homozygot für das CYP2C9*3-Allel sind (CYP2C9*3*3-Genotyp; langsame Metabolisierer)
- Immunschwäche
- Anamnestisch bekannte PML oder Kryptokokkenmeningitis
- Myokardinfarkt (MI), instabile Angina pectoris, Schlaganfall/TIA, dekompensierte Herzinsuffizienz NYHA Klasse III/IV in den letzten sechs Monaten
- Schwere Herzrhythmusstörungen, anti-arrhythmische Behandlung mit Antiarrhythmika der Klasse Ia oder Klasse III erfordern
- AV-Block 2. Grades (Mobitz), AV-Block 3. Grades, Sick-Sinus-Syndrom (ohne Herzschrittmacher)
- QTc-Intervall ≥ 500 ms
- Während der Schwangerschaft und bei Frauen im gebärfähigen Alter, die keine zuverlässige Verhütungsmethode anwenden
- Schwere aktive Infektionen, aktive chronische Infektionen wie Hepatitis und Tuberkulose
- Aktive maligne Erkrankungen
- Schwere Leberfunktionseinschränkung (Child-Pugh-Klasse C)

Wichtige Nebenwirkungen

- Abfall der Herzfrequenz bei Eindosierung
- Lymphopenie
- Herpes Infektionen
- Makulaödem
- Hauttumoren
- Progressive multifokale Leukenzephalopathie (PML)
- Posteriores reversibles Enzephalopathiesyndrom (PRES)

Besondere Maßnahmen, Monitoring

- EKG bei allen Patienten vor Gabe
- Überwachung nach Erstgabe bei Patienten mit kardialen Vorerkrankungen
- Ausgangs-MRT (nicht älter als drei Monate)
- Regelmäßige RR Kontrollen
- Diff.-BB und Transaminasen nach einem Monat und dann alle drei Monate
    - bei bestätigter Lymphopenie < 200/µl Dosis auf 1 mg/Tag reduzieren bzw. wenn < 200/µl unter 1 mg Therapie absetzen.
    - bei Transaminase > 3 x oberer Normwert mit Symptomen oder > 5 x oberer Normwert Siponimod absetzen
- Augenärztliche Kontrolle ca. vier Monate nach Ersteinnahme z. A. Makulaödem sowie bei Visusstörung im Verlauf
- Regelmäßiges dermatologisches Screening

Teriflunomid

Aubagio®

Anwendungsgebiet

Behandlung erwachsener Patienten mit schubförmig-remittierender Multipler Sklerose (MS).

Dosis

Tägliche orale Einmalgabe von 14 mg Teriflunomid.

Gegenanzeigen

- Überempfindlichkeit gegen den Wirkstoff oder einen der sonstigen Bestandteile
- Schwerer Beeinträchtigung der Leberfunktion (Child-Pugh-Stadium C)
- Schwangere oder Frauen im gebärfähigen Alter, die während der Behandlung mit Teriflunomid und so lange, wie die Plasmaspiegel über 0,02 mg/l liegen, keine zuverlässige Verhütungsmethode anwenden
- Stillende Frauen
- Patienten mit schwer beeinträchtigtem Immunstatus, z. B. erworbenes Immunschwächesyndrom (AIDS)
- Patienten mit signifikant beeinträchtigter Knochenmarkfunktion oder signifikanter Anämie, Leukopenie, Neutropenie oder Thrombozytopenie
- Patienten mit schwerer aktiver Infektion, bis diese sich zurückgebildet hat
- Patienten mit schweren Nierenfunktionsstörungen, die sich Dialysen unterziehen, da die klinische Erfahrung bei dieser Patientengruppe unzureichend ist
- Patienten mit schwerer Hypoproteinämie, z. B. beim nephrotischen Syndrom

Wichtige Nebenwirkungen

- (vorrübergehende) Übelkeit und Durchfall
- Haarausdünnung
- Leberwerterhöhung
- Selten Polyneuropathie

Besondere Maßnahmen, Monitoring

- Transaminasen alle zwei Wochen für sechs Monate, danach alle acht Wochen, BB Kontrollen bei Anzeichen einer Infektion
- Regelmäßige RR-Kontrollen
- Fakultatives PNP-Screening
- Enterohepatisches Recycling, lange Halbwertszeit Substanz kann bei Bedarf ausgewaschen werden – wirksamste Dosierung: Colestyramin, 8 g, 3 x täglich (tid) über elf Tage
- Potente Cytochrom-P450 (CYP)-Induktoren können den Teriflunomid-Spiegel erniedrigen. (Cave: Rifampicin, Carbamazepin, Phenobarbital, Phenytoin und Johanniskraut)
- Teriflunomid und Warfarin führte zu einer 25%igen Reduktion des International-Normalized-Ratio (INR)-Werts im Vergleich zur alleinigen Einnahme von Warfarin. INR überwachen

Stichwortverzeichnis

A

Achtsamkeit 89
ADEM (akute demyelinisierende Enzepahlomyelitis) 128
ADEM (akute demyelinisierende Enzephalomyelitis) 125
Adipositas 123
Agentur für Arbeit 182
Aktivierende therapeutische Pflege 104
Akuter Schub 132
Akzelerometrie 166
Alemtuzumab 156, 195
Allgemeines Gleichbehandlungsgesetz (AGG) 179
Amantadin 89
Anschlussheilbehandlung 99
Antidepressiva 90
Arbeitsrecht 182, 186
Arbeitszeitverkürzung 189
Ataxie 84
Atrophie 56
Ausdauersport 89
Ausdauertraining 172
Ausgleichsabgabe 182
Auszubildende 194
Autoimmune Schilddrüsenerkrankungen 156

B

Beckenbodentraining 86
Begleitende Hilfe 189
Behinderung 179
Berufsbildungsmaßnahmen 187
Betriebliches Eingliederungsmanagement (BEM) 188
Bewegungsbezogenes Gesundheitskompetenz 169
Bewerbung 185
Biomarker 56
Biotin 61

Blasenfunktionsstörungen 85
Blut-Hirn Schranke 57
Botulinumtoxin 87
Botulinumtoxin A 83
Brief International Cognitive Assessment for MS (BICAMS) 91

C

Cannabinoide 83, 85
Cladribin 42, 156, 158, 197
Clemastin 61
Coimbra Protokoll 118

D

Darmmikrobiom 124
Demyelinisierende Plaques 58
Depression 126, 140, 165
Diagnosekriterien
– McDonald 17, 55, 68, 125
Diagnoseprävalenz 32
Differenzialdiagnosen 19, 129, 141
Dimethylfumarat 36, 154, 198
Dysbiose 112

E

EBV-Infektion 123
EDSS 56
Einstellungspflicht 182
Entbindung 152
Entscheidungsfindung
– partizipativ 22
Ergotherapie 85, 104
Ernährung 111
Erstdiagnose 20
Extendiertes Infusionsprotokoll 42

F

Familienplanung 150, 156
Fampridin 84, 89
Fatigue 87, 126, 165
Fertilität 158
Fettsäuren 113
Fingolimod 39, 60, 133, 142, 199
Fitnesstracker 167
Fragerecht 183
Fürsorgepflicht 184, 189

G

GdB 180
Gehtests 165–166
Gepulste
    Immunrekonstitutionstherapie 156
Gesetzliche Rentenversicherung 98
Gesetzliche Unfallversicherung 99
Glatirameracetat 35, 60, 132, 153, 201
Gleichgestellte behinderte
    Menschen 180

H

Harnwegsinfekte 86

I

Ibudilast 61
Immunoseneszenz 139
Immuntherapie 33
Imperativer Harndrang 86
Indikation zur Rehabilitation 97
Inflammaging 139
Integrationsamt 191
Interferon-beta 34, 132, 153, 201
Interferon-beta 1a 60
- Avonex 34
- Rebif 34
Interferon-beta 1b
- Betaferon® 34
- Extavia® 34
Intermittierender
    Selbstkatheterismus 87
Internationale Klassifikation von
    Funktionsfähigkeit, Behinderung
    und Gesundheit (ICF) 101
Intravenöse Immunglobuline (IVIG)
    153
Inzidenz 32

J

JCV Antikörper-Index 42
JC-Virus 133

K

Kinderwunsch 150
- Männer 158
Klinisch isoliertes Syndrom (CIS) 18, 32
Kochsalzaufnahme 114
Kognition 133
Kognitive Defizite 126
Kognitive Störung 90
Komorbidität 140
Komplementärmedizin 110
Körperliche Aktivität 82, 144, 166
Kraftfahrzeughilfeleistung 190
Krafttraining 173
Kündigung 190
Kündigungsfrist 191

L

Late onset MS (LOMS) 137
Lebensqualität 166
Leistungen nach § 40 SGB V 99
Leukodystrophien 129
Liquorbefunde 140
Logopädie 104

M

Magnetresonanztomografie (MRT) 67
MAGNIMS 70
- Kriterien 68
Mehrarbeit 189
Meningeale Infiltration 58
Methylprednisolon 132, 152
Migräne 70, 129
Mikrobiom 112
Mitoxantron 158
Mobilität 165
Modafinil 89
MOG-Antikörpern 128
MOG-assoziierten Erkrankungen
    (MOGAD) 128
MRT 125
MSBase-Register 46
MSFC 56
Multimodale Rehabilitation 96
- Wirksamkeit 105

N

Nachteilsausgleichen 181
Natalizumab 41, 133, 155, 202
NEDA (No Evidence of Disease Activity) 33, 46, 48
Neurofilament Leichtketten 57
Neuromyelitis optika Spektrum Erkrankungen (NMOSD) 128
Neuropsychologische Testung 69, 92

O

Ocrelizumab 60, 204
Ofatumumab 45, 205
Offenbarungspflicht 184
Oligoklonale Banden 72, 124
Opicinumab 61
Oralen Antispastika 83
Örtliche Dissemination 68
Oxidativer Stress 59
Ozanimod 59, 206

P

Pädiatrische Multiple Sklerose 122
Pathophysiologie 57
Peridurale Anästhesie 152
Phasenmodell der neurologischen Rehabilitation 100
Physiotherapie 82, 104
Plasmaaustausch 132, 152
PML 40
Postpartaler Schubaktivität 150
Primär chronisch progrediente MS 53, 55
Primär progrediente MS 138
Prodromalphase 75
Prognosefaktoren 26
Progressive multifokale Leukenzephalopathie (PML) 37, 42, 143
Propionat 113
Psychologische Behandlung 104

R

Radiologisch isoliertes Syndrom (RIS) 67, 69
Rebound 155
Regulatorische T-Zellen 113
Rehabilitation 96

Remyelinisierung 61
Retrobulbärneuritis 16
Risikofaktoren 123
Risikoschwangerschaft 152
Rituximab 60, 133, 157

S

S1P-Modulatoren 39, 155
Schubförmig verlaufende MS (RRMS) 32
Schwangerschaft 150
Schwangerschaftsabbruch 154, 157
Schwerbehinderte 180
Schwerbehindertenausweis 181
Schwerbehindertenvertretung 191
Schwerbehinderung 183
Sekundär chronisch progrediente MS (SPMS) 46
Siponimod 40, 209
Sozialdienst 105
Spastik 81
Stillzeit 154
Suprapubischer Katheter 87
Symbol Digit Modalities Test (SDMT) 91
Symptomatische Therapie 144
Symptombezogene Therapie 79
Systemische Postinjektionsreaktion 36

T

Teilhabe 96, 102
Teriflunomid 38, 158, 210
Therapieadhärenz 23
Therapiealgorithmus 22
Therapieleitlinien 21
Training 172
Tremor 85
Triamcinolon 84

U

Uhthoff-Phänomen 87
Umweltfaktoren 111
Urlaubsanspruch 188
Urodynamik 86

V

Visuell evoziertes Potenzial (VEP) 73

Vitamin A 116
Vitamin C 116
Vitamin D 115, 123

W

Wahlrecht nach § 9 SGB IX 100

Z

Zeitliche Dissemination 68
Zusatzurlaub 188